U0121658

大展好書　好書大展
品嘗好書　冠群可期

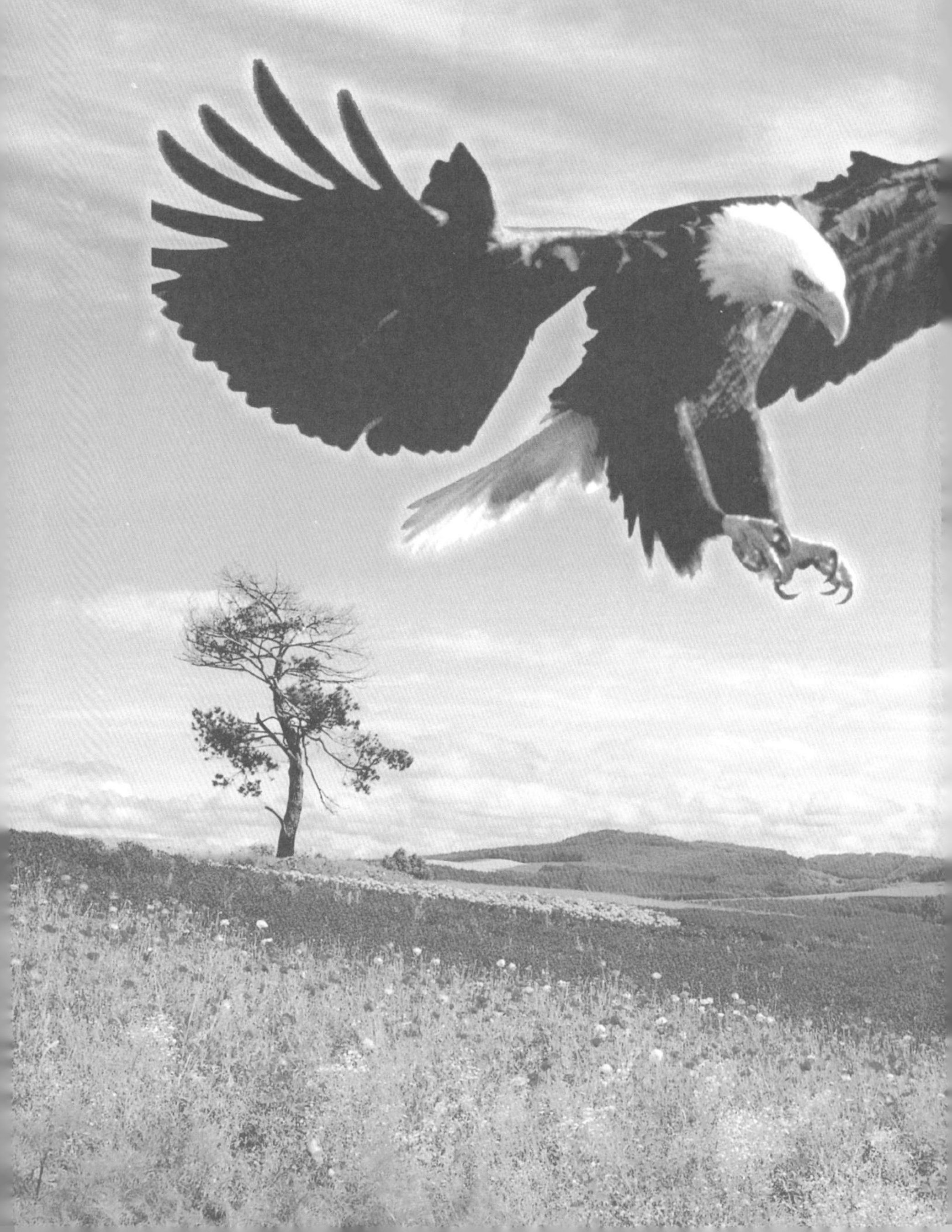

大展好書　好書大展

品嘗好書　冠群可期

休閒保健叢書43

點穴止痛絕招

附VCD

王穎 主編

品冠文化出版社

前言

點穴療法是古代勞動人民在長期的與疾病鬥爭的過程中逐漸發現並形成的一種簡便易行、療效顯著的治療疾病的方法。在中國古代，先人們在勞作過程中，在各種疾病沒有更多藥物治療的情況下，而針具還不是很普及，不自覺或者有意識地透過一些簡單的點按、揉摸等方法進行自我治療或者相互治療。以後這種原始的方法在延續的過程中，逐步與中醫理論相結合，日趨完善，形成今天的點穴療法。因為該法主要用手指點按治療，所以亦稱「指針療法」。

點穴療法由手指的點壓等方法對身體的穴位及其他部位進行刺激，可以促進患者身體的局部和整體的良性反應，從而激發穴位的良性雙向調節作用，能達到通經活絡，活血化瘀，調整陰陽，補益氣血等目的，從而起到治療的作用。

點穴療法在臨床施術過程中，主要對一些疼痛性疾病，能起到治療和緩解的作用，同時也可以用於一些急性疾病的救治和慢性疾病的調理，更可以應用於亞健康狀態，經由調整經絡、臟腑功能，改善身體狀況，取得相當

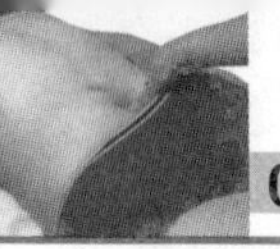

滿意的療效。此外，點穴療法還是一種經濟實用的自我保健方法，患者可以自我穴位按壓，達到強身延年的效果。因此，我們組織有關專家，編寫了《點穴止痛絕招》。

本書系統介紹了點穴療法的特點、手法、操作流程和取穴方法。重點介紹了點穴緩解身體各部位疼痛、點穴治療常見病、點穴美容美體、點穴緩解各種症狀的方法，包括頭痛、胃痛、腰痛、落枕、感冒、慢性支氣管炎、慢性胃炎、膽囊炎、心律失常、高血壓、高血脂、青春痘、皺紋多、白髮、脫髮、大腦疲勞、睡眠不好、聽力減退、手足冰冷、大便不暢等，對這些症狀和疾病的取穴、操作方法、治療時間、日常保健等進行了詳細的介紹。配有光碟，光碟中介紹了點穴療法的動態演示，包括各種點穴手法以及各種疾病的取穴定位、穴位圖示等。全書內容實用，可操作性強。

點穴療法緩解疼痛的作用特色與現代社會人群亞健康狀態難於治療實現了高度契合，剛好可以發揮點穴療法的獨特優勢，願所有的人都能透過點穴療法，達到身體健康。

編著者

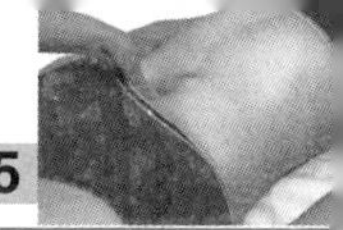

目錄

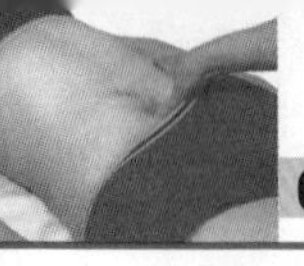

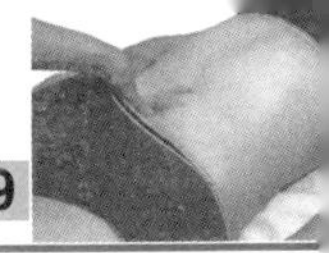

第一章

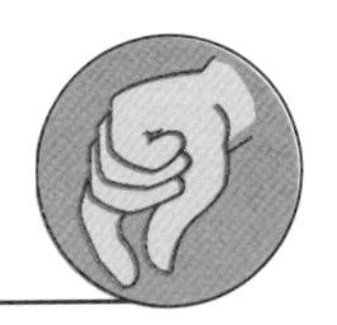

點穴止痛很有效

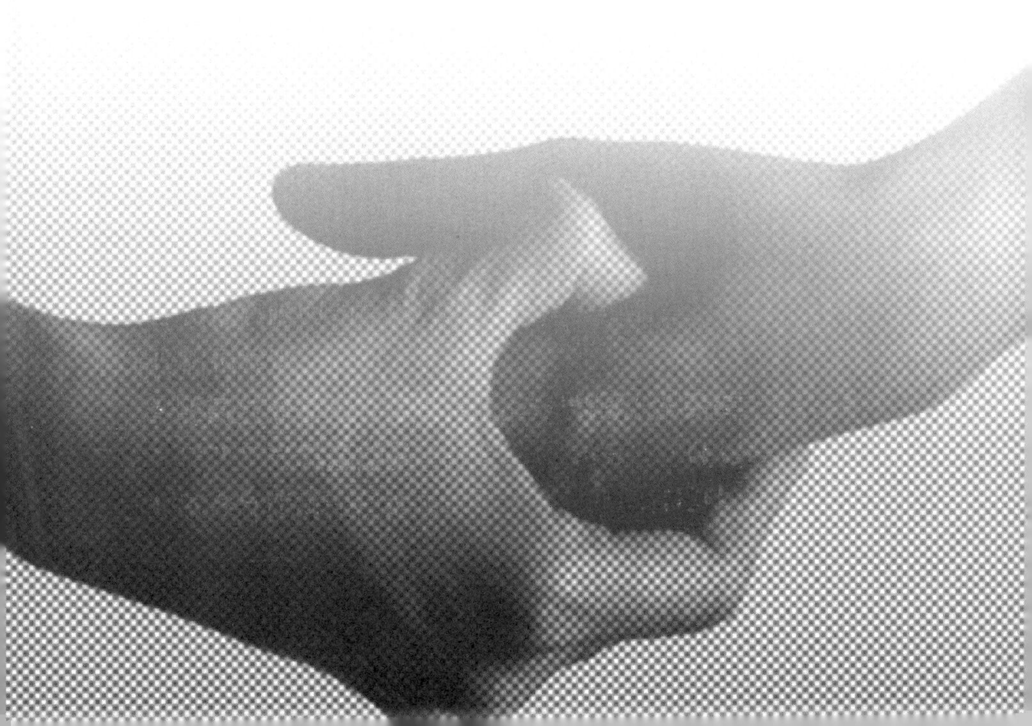

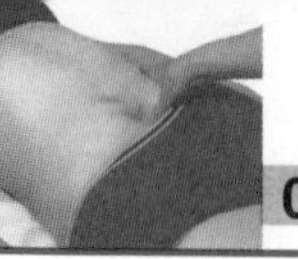

「點穴」作為武俠小說裡的一招制勝的功夫，為大眾所津津樂道。武俠小說裡面的描述往往是點到特定的穴位後，被點穴者保持一個姿勢不能活動，甚者連話都不能講；或者大笑不止，直到點穴者再點幾個穴方能解除。這種情況在中醫針灸經絡學說裡是否真的存在呢？應該說武俠小說裡面的描述基本是虛構的，雖然某些特殊穴位非常敏感，用力敲點或擊打可能產生短時間的疼痛，以致影響活動（比如說肩胛骨正中的天宗穴），但絕不會使人保持一個姿勢不動，也不會大笑不止。

澄清了武俠小說裡的虛構點穴功夫，那麼所謂「點穴」的本來面目是什麼？點穴就是用手指或者指關節，以不同力度作用於人體某些穴位，產生相應的治療作用的一種方法。

點穴療法是古代勞動人民在長期的與疾病鬥爭過程逐漸發現並形成的一種簡便易行、療效顯著的治療疾病的方法。在中國古代，先人們勞作過程中，在各種疾病沒有更多藥物治療的情況下，而針具還不是很普及，不自覺或者有意識地透過一些簡單的點按、揉摸等方法進行自我治療或者相互治療。以後這種原始的方法在延續的過程中，逐步與中醫理論相結合，日趨完善，形成今天的點穴療法。因為主要用手指點按治療，所以亦稱「指針療法」。

早在中國最早的中醫典籍《內經》中就有關於點穴療法的雛形，比如《靈樞・癲狂》：「厥逆腹脹滿，腸鳴，胸滿不得息，取之下胸二脅咳而動手者，與背俞以手按之立快者是也。」《素問・舉痛論》中也說：「寒氣客於腸胃之間，膜原之下，血不得散，小絡急引故痛，按之則血氣散，故按之痛止。」晉代葛洪《肘後備急方》中說：「令爪病人人中，取

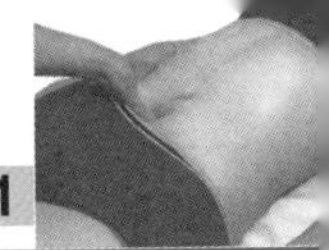

醒。」論述了點穴急救昏厥的方法。明代楊繼洲在《針灸大成》的醫案中，有給許敬齋治腰痛的記述中說：「性畏針，遂以手指於腎俞穴行補瀉之法。」

總之，儘管點穴療法的歷史很久遠，但由於其技法經常混淆於按摩中，所以很難形成獨立的一門學科。隨著科學的不斷發展進步和現代人生活需求的觀念改變，點穴療法正在不斷地被挖掘整理，已經不再僅僅是「民間秘法」，而成為一種很有研究價值和臨床應用價值的簡便易行且傷害極小的醫療方法。

●點穴療法的功效與特點

點穴療法的應用範圍相當廣泛，從內、外、婦、兒、五官疾病，到亞健康狀態，其治療範圍幾乎囊括了所有的針灸有效病證，其主要功效如下：

①疏經活絡，決凝開滯。②活血化瘀，消腫止痛。③消食導滯，和胃健脾。④開竅醒神，息風止痙。⑤調經止痛，溫潤氣血。⑥發散表邪，調和營衛。⑦培補元氣，強身健體。

點穴療法具有以下特點：

①簡單易學。②便於推廣。③節約成本。④適應證多。⑤安全高效。

●點穴療法的適應證與禁忌證

1. 適應證

（1）頭面身體病症

頭痛、面痛、落枕、肩周炎、肘勞、腰痛、痹證等。

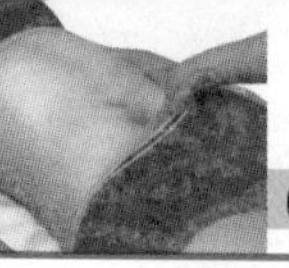

（2）內科病證

眩暈、面癱、痿證、不寐、鬱證、心悸、感冒、咳嗽、哮喘、胃痛、嘔吐、腹痛、泄瀉、便秘、癃閉、陽痿、遺精、消渴等。

（3）婦兒科病證

月經不調、痛經、經閉、崩漏、絕經期前後諸症、帶下病、不孕症、胎位不正、滯產、缺乳、陰挺、遺尿、驚風、疳證、積滯、幼兒腦性癱瘓、注意力缺乏多動症等。

（4）皮外骨傷科病症

癮疹、腮腺炎、乳癰、乳癖、腸癰、脫肛、痔瘡、疝氣、各種扭傷等。

（5）五官科病症

目赤腫痛、麥粒腫、近視、耳鳴耳聾、鼻淵、牙痛、咽喉腫痛等。

（6）急 症

暈厥、虛脫、高熱、抽搐、膽絞痛、腎絞痛、心絞痛、各種出血症等。

（7）其他病症

慢性疲勞綜合徵、戒斷綜合徵、肥胖等。

2. 禁忌證

（1）新生兒頭部囟門部位禁忌點穴。

（2）急性傳染病，如白喉、猩紅熱、痲疹、皮膚病、腫瘤等皆禁止點穴。

（3）過饑、過飽、酒醉、驚怒、勞累過度時不宜點穴。

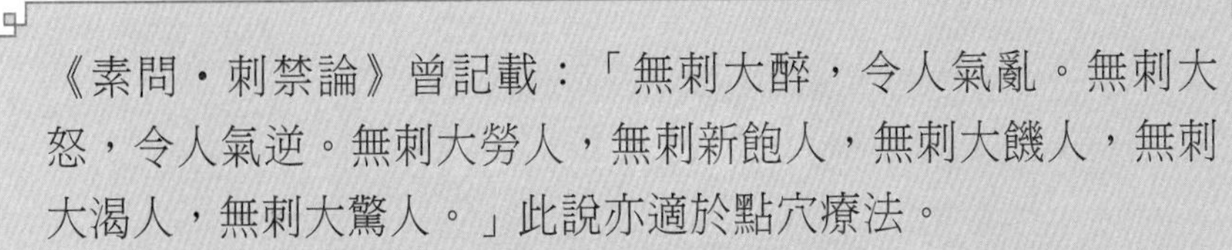

《素問・刺禁論》曾記載：「無刺大醉，令人氣亂。無刺大怒，令人氣逆。無刺大勞人，無刺新飽人，無刺大饑人，無刺大渴人，無刺大驚人。」此說亦適於點穴療法。

（4）妊娠婦女禁忌指壓合谷、三陰交及下腹部穴位。

3.注意事項

（1）施術前首先辨明適應證與禁忌證，切勿草率施術。

（2）施術者應經常修剪指甲，不使過長，以免施術時損傷患者皮膚。但也不必剪得過短，因切法時需用。

（3）如果治療是在冬季進行，那麼醫者一定要在治療前將兩手搓熱再對患者進行治療，以免手涼引起患者反感。

（4）點穴同針灸一樣，也可能發生暈針。病人虛弱或疲勞過度、初次點穴精神過度緊張、施術者手法較重等原因均可發生暈針。其表現為顏面蒼白、頭暈目眩、心煩或嘔吐、汗出，嚴重時有暈厥、四肢厥冷等。此時宜停止點穴治療，安慰病人，解除顧慮，使病人靜臥，然後少飲溫開水，即可恢復。嚴重者可指切人中、內關、足三里等穴。

●點穴療法常用手法

1.基本手法

（1）點按法

是用手指點按腧穴或身體一定部位的手法。將手指端按壓至皮下組織深部，此手法較重，比較適合病情較重者，一般以患處感到酸麻脹重為度，其感覺略同於針刺的得氣。點按的時

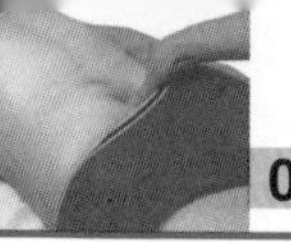

間較其他手法稍長，一般每個穴位3分鐘左右。此法有通經活絡、舒筋活血之功效。

運用點按法時，當指端按入皮膚深部，逐漸施加壓力，不可突然用力。本法一般都配合其他手法，如在點法後可配合揉法，以緩和強烈刺激後的反應，若在點按法前配合揉法，可使患者有逐漸加力的感覺，這樣可使點按之力較輕易達到組織深部。但在頭部、手指及足趾等皮肉淺薄處，就宜單獨使用。

點按法可分為單指法和雙指法兩種。

①單指法

用中指時，中指伸直，食指和無名指的指端抵止在中指遠端兩側，拇指尖端抵止在中指遠端指間關節的掌側面。

此法常適用於胸腹部的穴位，如氣海、中脘等。亦可用於頭頸部，如點印堂、太陽等。

用拇指時，指端按在腧穴上，拇指指間關節伸直，其他四指的近端指間關節屈曲，拇食二指分開約45°，可將其餘四指伸直。

還可以將中指屈曲，以中指的指指關節處點按，此法施力最大，適合肌肉豐厚處穴位，或者需要強烈得氣感時。

此法可用於腹部，如天樞、中脘等；亦可用於背部，如腎俞、腰眼等；也可用於四肢部位，如足三里、絕骨等穴。手的姿勢根據腧穴的部位，在點按法既方便而又有力的情況下，可以適當調整。

②雙指法

即用兩個手指同時點按兩個穴位的療法。此時可用兩拇指、一側拇指及中指或一側拇指及食指等。

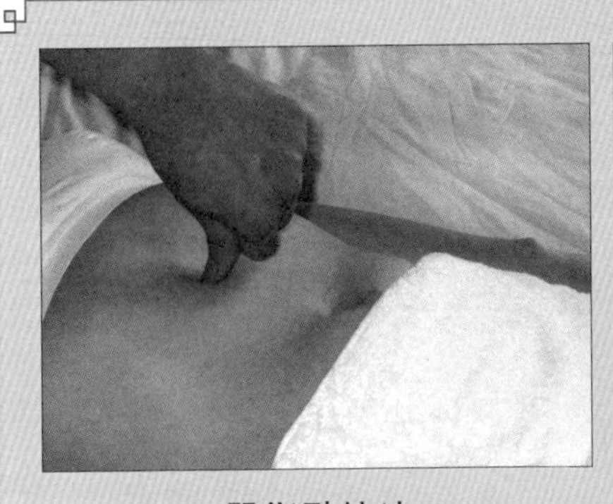

單指點按法

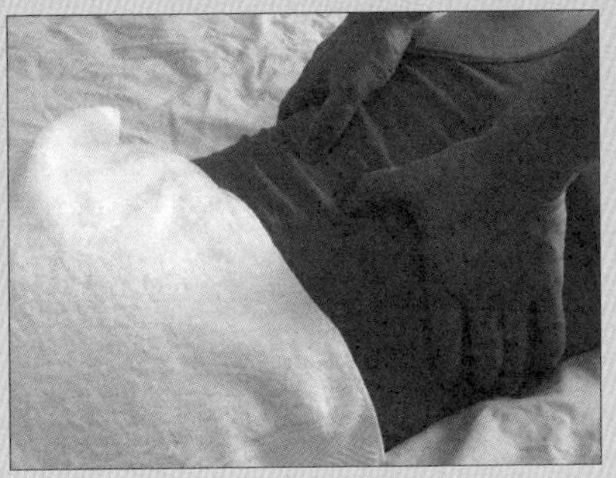

雙指點按法

用兩手做點按時，操作方法與前述單指法相同。但手指的指勢，則因穴位的不同而略有不同，如點按風池、陽白等穴時，則兩指尖略向內斜，其他四指伸直放在顳部。雙指法多用於風池、肩井等穴位。

（2）揉 法

是用手指的尖端，輕按選定的穴位，做環形平揉的一種緩慢手法。揉動時手指的尖端不能離開所接觸的皮膚，手指連同皮膚及皮下組織做一小圓形轉動，勿使手指與皮膚呈摩擦狀態，否則便成了按摩中的摩法。

手指每轉動1周為1次，一般揉法以80～120次/分為佳，每穴揉2～3分鐘。但時間長短以病情輕重而定。更主要的是針對主穴和配穴的治療時間，應有顯著不同。

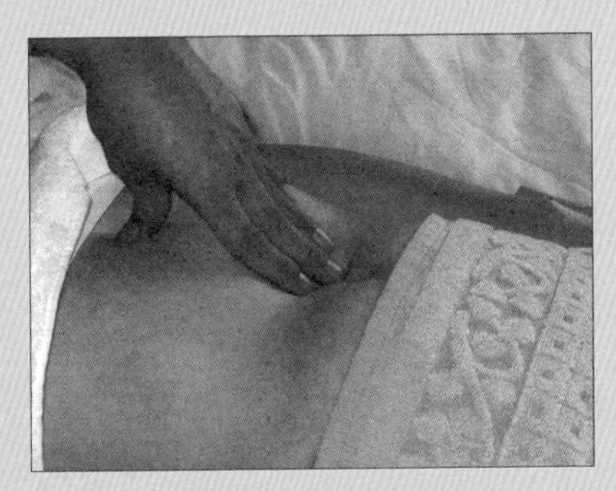

揉 法

揉法在點穴中應用較廣。一般適合用於體質虛弱者。病

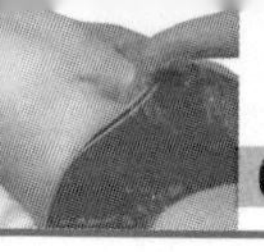

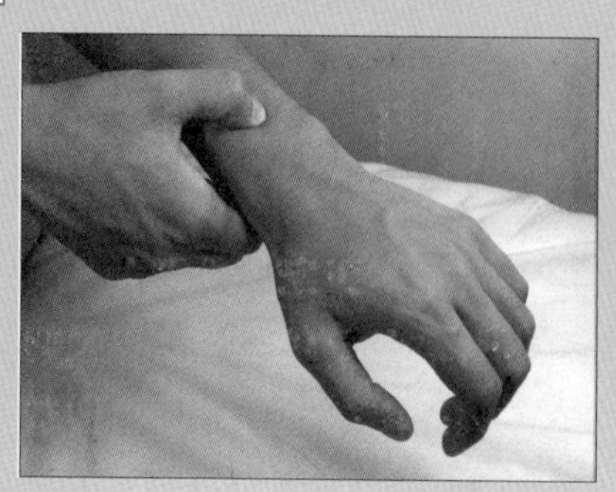

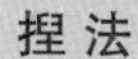
捏 法

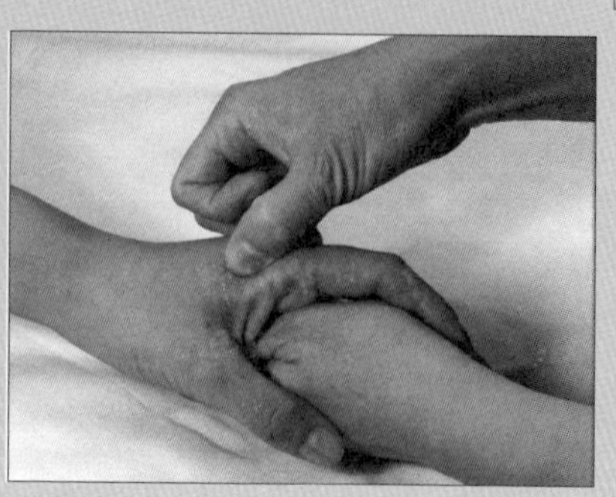

切 法

重體壯者，一般揉法與點按法相結合應用。

（3）捏 法

是用兩個手指對稱捏壓穴位的手法。可用拇、食二指及拇、中二指，或者拇指與其他各指，在上下方或左右方對稱相向用力，捏壓在兩個穴位或一個穴位上，另一指或其他各指則在對稱的地方。例如捏合谷、曲池等穴。此外，治療鼻炎時所用的捏項法亦屬此類。

（4）切 法

屬於單指法。用拇指甲切按腧穴。指切時用力需要輕而緩慢，特別在壓痛處更應該注意儘量避免切處劇烈疼痛。本法多用於狹窄部位的穴位。如切迎香、少商等穴。

2. 輔助手法

（1）摩 法

點穴的摩法，主要以食、中、無名指的指腹面，附著於體表所摩的部位上，以腕關節連同前臂做環形的有節律的撫摩。運用摩法要注意腕關節的放鬆，四指伸直，著力部位要隨著腕

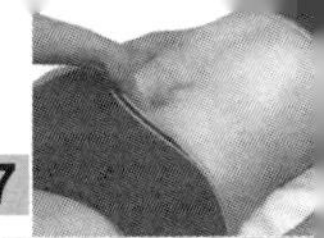

關節連同前臂做環形運動，用力自然，不急不緩，不輕不重，每分鐘100次左右。

本法刺激輕柔和緩，既可作為上述幾種方法後的局部放鬆，也可作為在胸、腹、脅肋部的手法。

常用於腹部冷痛、納呆、脹痛、氣滯及胸脅外傷等症，有行氣活血、消積導滯、散瘀消腫等作用。如摩膻中穴治療胸痛、胸悶；摩章門穴治脅痛。

（2）推 法

點穴推法是以大拇指、中指或食、中、無名指三指併攏進行單方向的直線推動。運用推法時，應注意推力要穩，速度緩慢，著力部分要緊貼皮膚。

運用本法時，要注意上肢肌肉放鬆，肘關節微屈，腕關節自然懸屈，推動次數每分鐘80次左右。

本法接觸面積較小，但深透力度較大，適用於全身各部位，多用於幾個穴位或一條經絡上，有通經活絡、散瘀消腫、健脾和胃的作用。常用於頭痛、胃痛、腹痛及關節筋骨酸痛等症。如推上肢手陽明大腸經。

（3）工具法

在點穴過程中，大家不難發現，有時候我們僅僅靠手指刺激量是不夠的，或者說個別位置手指是不方便達到的。比如在點穴腎俞的過程中，往往需要很大的力刺激患者才會感覺到舒服，而在這個時候很多醫生尤其是初學者可能就會力不從心了。如果有一個工具幫助可能就會起到事半功倍的效果。

工具以醫生使著順手、用得上力就可以，最好是水牛角尖，也可以是木質的，甚至是金屬製品乃至水性筆。在微小的

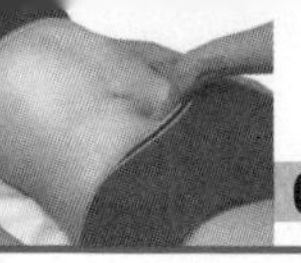

局部比如耳朵，也可以用火柴頭代替手指。

●點穴操作流程

1. 準備工作

（1）體位的選擇

①仰臥位

適用於腹部的腧穴。

②俯臥位

適用於背部的腧穴。

③側臥位

適用於體側部的腧穴。

④仰靠坐位

適用於前頭、顏面、頸前、上胸部以及肩部與上、下肢前面、側面的腧穴。

⑤俯伏坐位

適用於頭頂、後頭、項背、肩部的腧穴。

⑥側伏坐位

適用於側頭、面頰、頸側、耳部的腧穴。

（2）定穴和揣穴

定穴主要根據骨度法，結合其他定位方法進行。醫生以手指在穴位處揣、摸、按、循，找出感覺強烈的穴位，叫揣穴。臨床上定穴與揣穴相輔相成，不可分割。透過定穴與揣穴，將腧穴位置定準，是點穴獲得療效的基礎。

①骨度分寸定位法

是指主要以骨節為標誌，將兩骨節之間的長度折量為一定

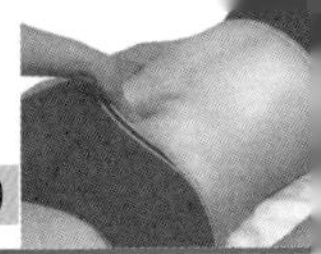

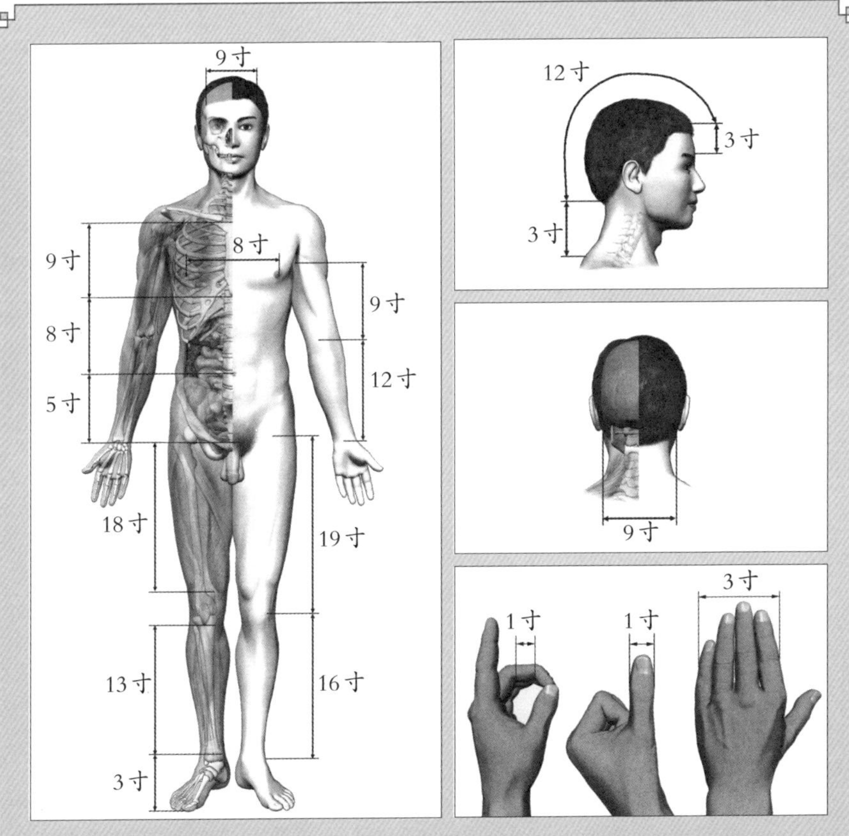

骨度分寸圖

的分寸，用以確定腧穴位置的方法。不論男女、老少、高矮、胖瘦，均可按一定的骨度分寸在其自身測量。現時採用的骨度分寸是以《靈樞・骨度》所規定的人體各部的分寸為基礎，結合歷代醫家創用的折量分寸而確定的。

②體表解剖標誌定位法

是以人體解剖學的各種體表標誌為依據來確定腧穴位置的方法，俗稱自然標誌定位法。可分為固定的標誌和活動的標誌

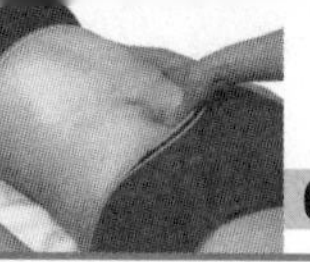

兩種。

a.固定的標誌

指各部位由骨節和肌肉所形成的突起、凹陷、五官輪廓、髮際、指（趾）甲、乳頭、肚臍等，是在自然姿勢下可見的標誌。可以藉助這些標誌確定腧穴的位置，如腓骨小頭前下方1寸定陽陵泉；足內踝尖上3寸，脛骨內側緣後方定三陰交；眉頭定攢竹；臍中旁開2寸定天樞等。

b.活動的標誌

指各部的關節、肌肉、肌腱、皮膚隨著活動而出現的空隙、凹陷、皺紋、尖端等，是在活動姿勢下才會出現的標誌。據此亦可確定腧穴的位置。如在耳屏與下頜關節之間微張口呈凹陷處取聽宮；下頜角前上方約一橫指當咀嚼時咬肌隆起，按之凹陷處取頰車等。

③手指同身寸定位法

是指依據患者本人手指所規定的分寸來量取腧穴的定位方法，又稱「指寸法」。常用的手指同身寸有以下3種。

a.中指同身寸

以患者中指中節橈側兩端紋頭（拇、中指屈曲成環形）之間的距離作為1寸。

b.拇指同身寸

以患者拇指的指間關節的寬度作為1寸。

c.橫指同身寸

令患者將食指、中指、無名指和小指併攏，以中指中節橫紋為標準，其四指的寬度作為3寸。四指相併名曰「一夫」；用橫指同身寸量取腧穴，又名「一夫法」。

④簡便定位法

是臨床中一種簡便易行的腧穴定位方法。如立正姿勢，手臂自然下垂，其中指端在下肢所觸及處為風市；兩手虎口自然平直交叉，一手食指壓在另一手腕後高骨的上方，其食指盡端到達處取列缺等。此法是一種輔助取穴方法。

2.點穴的方法

（1）方 向

不論病人體位怎樣，指壓的方向都是醫者的手指正對著患者的所取穴位的中心部位。

（2）輕 重

根據病人體質的強弱，病勢虛實以及年齡、性別來區分手法輕或重。簡而言之就是體質強的人手法稍重些，而體質弱的人力度要輕些；實證要力度大些，虛證要力度小些；成年人力度稍微大些，老年人和未成年人力度要小些；男性一般力度要大於女性。

（3）時 間

點穴的揉法、按法、捏法、切法施術的時間，以1～3分鐘為標準。由於選穴的主次不同，主穴時間稍長，配穴時間稍短。為了使皮膚局部不受到傷害，整個點穴的過程不要超過30分鐘。

（4）補 瀉

指壓手法有補瀉之分，根據「補虛瀉實」的原則，可以採用不同的手法，手法的補瀉一般可分為以下幾方面：

①順經絡循行方向進行指壓屬於補法，逆經絡循行方向進

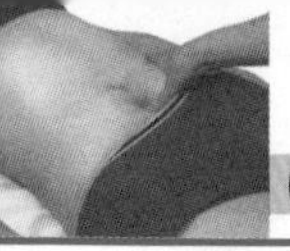

行的指壓屬於瀉法。

②根據指壓經穴的力度，重手法，用力相對較大屬於瀉法，輕手法，用力相對較小，屬於補法，而用力適中則屬於平補平瀉。

③根據血液流動的方向，按血液流入心臟方向由遠及近指壓經穴的方法為補法；指壓穴位順序同心臟流出血液方向相同為瀉法。

④根據手法的旋轉方向，逆時針旋轉按壓為補，順時針旋動按壓經穴為瀉。順時針方向和逆時針方向旋動按壓經穴同時進行則屬於平補平瀉法。

●如何提高點穴療法的療效

1. 掌握紮實的醫學相關理論

要想做一名好醫生，應該掌握紮實的理論基礎，如此才能準確辨證，在臨床過程中才能找到最適宜的治療方法。

像點穴療法，因為是以經絡腧穴學為理論基礎的，所以要想熟練地應用點穴療法，必須明確經絡的功能與主治、各經絡的病候及治療方法等，腧穴的主治規律及每個常用腧穴的功效等；還要掌握常見疾病的鑒別與診斷等。

總之，醫者掌握的理論知識越多，在臨症過程中就越有「底」，醫生就會更加的自信。

2. 準確取穴

因為所有的點穴療法都是在穴位上進行的，無論診斷得多麼準確，辨證得多麼貼切，如果取穴不準的話，一切都是沒有

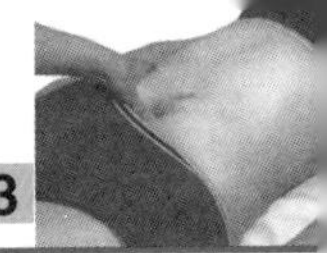

意義的。所以，醫者必須要熟練掌握常用腧穴的定位及常用點穴方法。

3. 指力相關練習

有了準確的辨證和取穴，在進行點穴治療的時候，醫生必須有熟練的手法。雖然點穴手法的運用需要一個全身的整體力量的協調配合，比如要有穩定的根基，紮實的馬步基礎，靈活的腰部，但是最基本的是要具備一定的指力和臂力。

指力的提高可以分為兩部分，首先進行單純的指力的練習。為醫者可以進行握力器練習以增加指力；也可以進行指插練習，即找一盛器（如盆、缸之類）放入大米、小米或者細沙等物，將手指反覆插入進行練習，每次練習10～15分鐘，長期堅持必然會使手指的力量和靈活性大大增強。其次也可以進行一些單雙槓、伏地挺身等練習，以增強臂力和身體的耐力。

4. 傳統功法的練習

在臨床實踐中我們發現，醫者的身體狀態、精神狀態與治療效果存在著一個正比的關係，所以醫生本身保持充足的精力，良好的心理狀態至關重要。

中國一些傳統的健身方法對保證醫者身體健康，精氣充足具有莫大的作用，比如太極拳、八段錦、五禽戲、站樁及氣功等，醫者如果能堅持長期練習其中一種，久之在臨床中必會起到事半功倍的效果。

（1）站樁法

兩腳分開，保持雙腳平行，寬度與肩同寬，兩腳著地平均

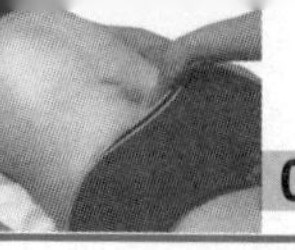

用力，全身力量放於腳掌稍後處。兩膝微屈，最大限度不過腳尖（如果體弱者可以稍屈或不屈）。上體保持正直，臂半圓，腋半虛，肩稍後張，使心胸開闊，呈虛靈挺拔之勢。雙手手指自然張開，相隔三拳左右，與胸部同高，掌心相對，有如抱一大氣球，頭正，雙目自然睜開，舌抵上齶，全身放鬆，但鬆而不懈，保持似笑非笑，似尿非尿的放鬆狀態。

此種方法屬於靜功的一種，醫者在練習靜功的同時如果能配合一種動功練習效果會更佳。

（2）背誦經脈循行原文法

背誦《靈樞・經脈》中經脈循行原文，並以意念隨所背誦經脈走行，久而久之，可使體內經脈暢通，氣血充沛，精力旺盛。也可以在進行點穴治療時，提高療效。

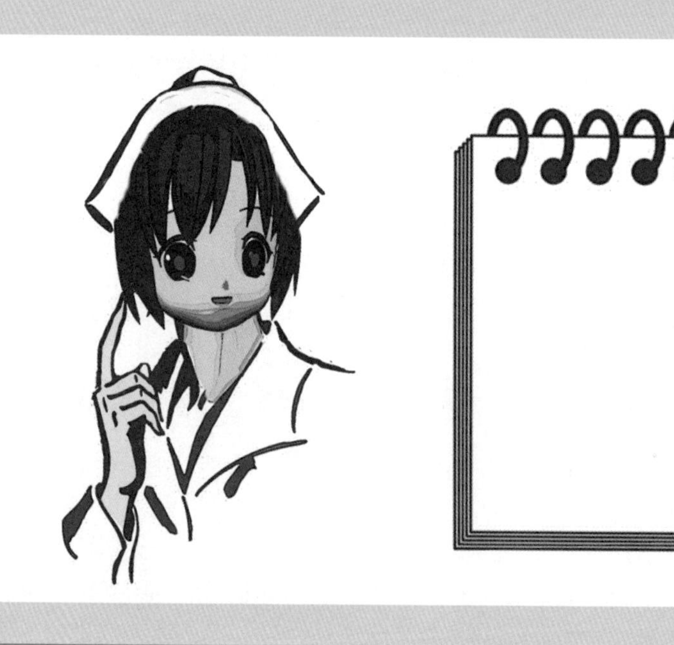

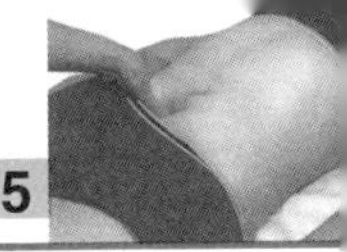

第二章

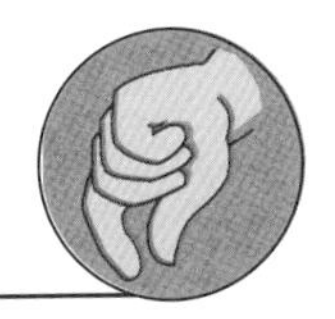

點穴緩解疼痛

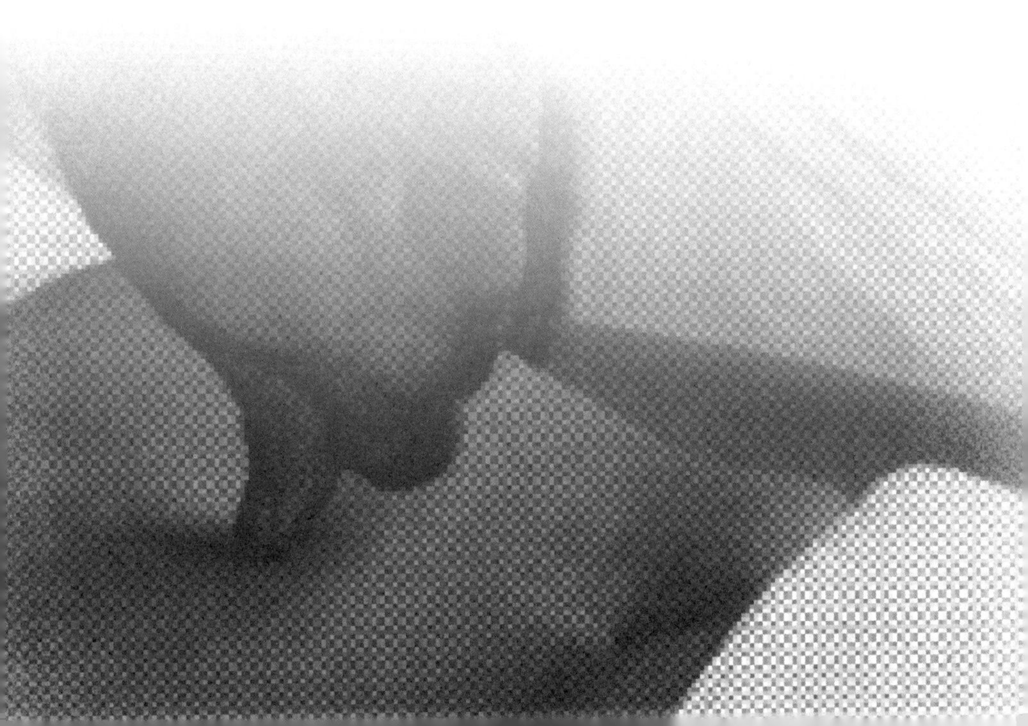

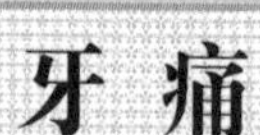

牙痛

牙痛是指牙齒因各種原因引起的疼痛，為口腔疾患中常見的症狀之一，可見於西醫學的齲齒、牙髓炎、根尖周圍炎和牙本質過敏等疾病。中醫認為，手、足陽明經脈分別入下齒、上齒，而大腸、胃腑積熱，或風邪外襲經絡，鬱於陽明而化火，火邪循經上炎而發牙痛，另外腎主骨，齒為骨之餘，腎陰不足，虛火上炎亦可引起牙痛。亦有多食甘酸之物，口齒不潔，垢穢蝕齒而作痛者。

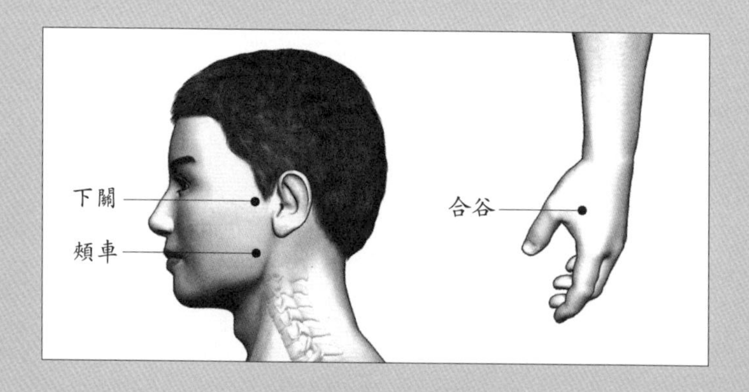

【取穴】

合谷：位於手背，於第1掌骨與第2掌骨間，當第2掌骨橈側中點處。

頰車：下頜角前上方約1橫指（中指），當咀嚼時咬肌隆起高點處，按之凹陷處。

下關：面部耳前方，當顴弓與下頜切跡所形成的凹陷中，閉口取穴。

【操作】

以點、揉、捏為主，患者仰臥位或坐位，點揉合谷、下關、頰車各3分鐘左右，整個過程不超過30分鐘。

療程：牙痛時點按。

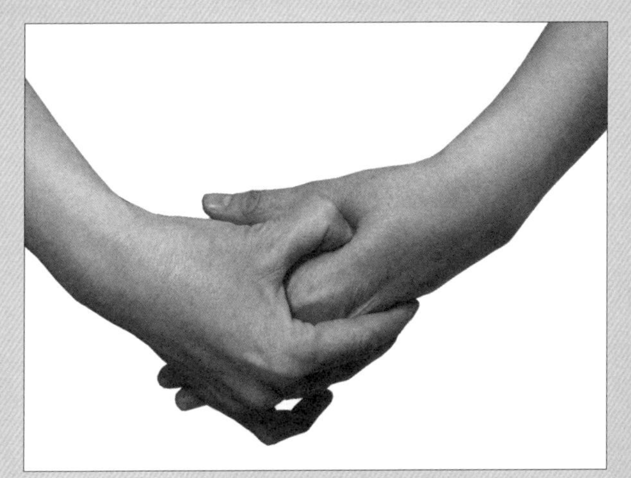

按合谷

【按語】

1. 點穴治療牙痛除齲齒為暫時止痛外，對一般牙痛效果良好。

2. 牙痛應與三叉神經痛相鑒別。

3. 平時注意口腔衛生，飯後刷牙，如無條件亦應漱口。有牙周病的患者應選擇軟毛牙刷，刷牙時間適當延長。睡前可用手指蘸細鹽，按摩牙齦15分鐘。

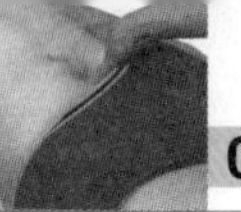

頭痛

頭痛是指患者自覺眉毛以上至枕下部範圍內的疼痛，可見於西醫學的血管性頭痛、緊張性頭痛、偏頭痛等疾病。中醫認為，起居不慎，感受風、寒、濕等外邪，擾及清竅，發為外感頭痛；情志不遂、飲食勞倦、體虛久病、跌仆損傷、房勞過度等內傷因素，使肝、脾、腎功能失調，亦可導致頭痛。

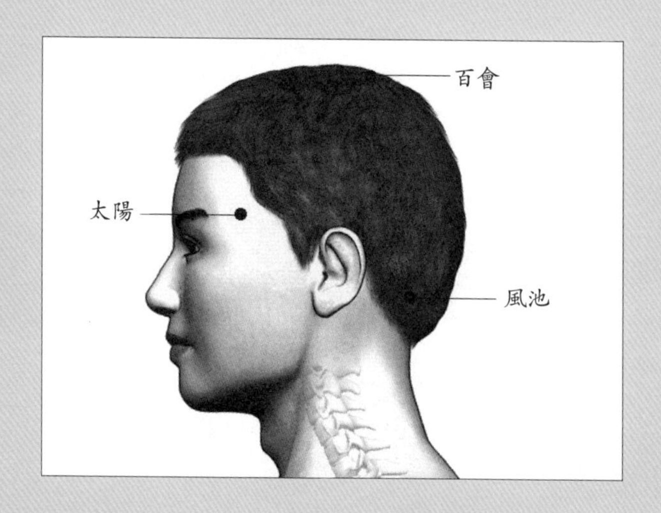

【取穴】

風池：在項部，當枕骨之下，與風府相平，胸鎖乳突肌與斜方肌上端之間的凹陷中。

百會：頭部正中，兩耳尖連線的交點處取穴，入前髮際5寸。

太陽：在顳部，當眉梢與目外眥之間，向後約1橫指的凹陷處。

阿是穴：疼痛點。

【操作】

以點、揉、按為主，患者坐位，身體放鬆，點按風池、百會、太陽各3分鐘左右，力度均以患者耐受為度，整個過程約30分鐘。

療程：每日1次，5次為1個療程，2個療程之間休息1天。

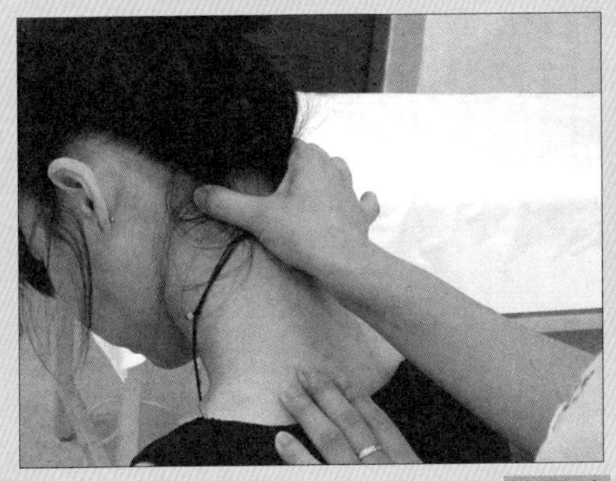

按風池

【按語】

1. 點穴治療頭痛效果良好。

2. 突發頭痛者或點穴效果不佳者，應及時去醫院進行檢查，與顱內腫瘤等疾病進行鑒別，以免耽誤病情。

3. 平時注意調整自己的心態，保持良好心情，有助於預防頭痛。

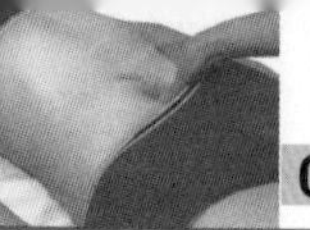

腰痛

腰痛是指腰部的一側或兩側局部疼痛，背部十二肋骨以下至髂嵴以上統稱為腰部，可見於西醫學的腰肌勞損引發的腰痛。

中醫認為腰部感受風寒濕熱等外邪，或外傷，以致經絡阻滯，不通則痛；年老肝腎虧虛，「腰為腎之府」，腰府失養，不榮則痛。

臨床表現：腰部疼痛。其中腰部冷痛，痛處喜暖，遇陰雨天或腰部感寒後加重，為寒濕腰痛；痛處固定如錐刺，拒按，日輕夜重，為瘀血腰痛；腰部隱痛，喜按喜揉，遇勞加重，為腎虛腰痛。

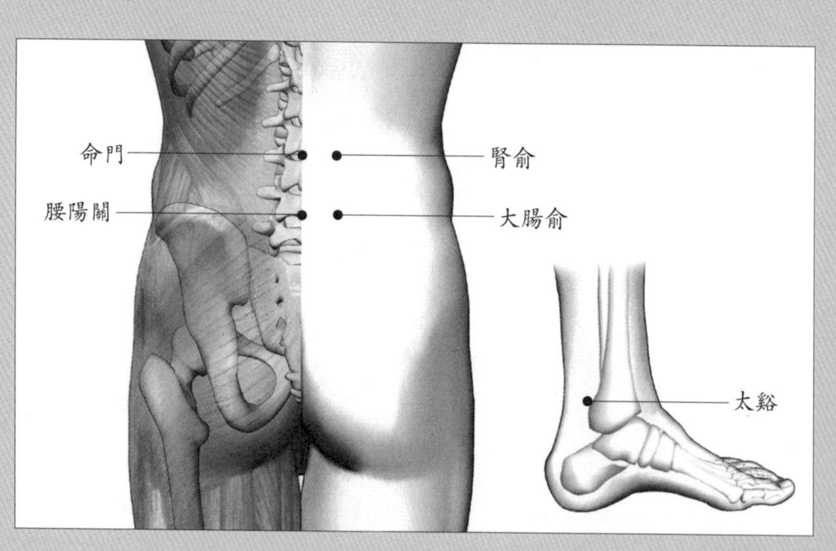

【取穴】

阿是穴：疼痛點。

腰陽關：在腰部，當後正中線上，第4腰椎棘突下凹陷中。

腎俞：第2腰椎棘突下，旁開1.5寸。

大腸俞：第4腰椎棘突下，旁開1.5寸。

命門：位於腰部，當後正中線上，第2腰椎棘突下凹陷中。

太谿：在足內側，內踝後方，當內踝尖與跟腱之間的凹陷處。

【操作】

以點、揉、按為主，患者俯臥位，用雙手掌反覆揉按背腰部脊柱兩側肌肉3～5遍，放鬆肌肉，之後點壓穴位，每穴操作3分鐘左右，最後點按阿是穴，點按穴位時力度由輕到重，以患者耐受為度。重複以上操作3～5遍，敲打腰背，結束操作，整個過程30分鐘左右。

療程：每日1次，7次為1個療程，2個療程之間休息1天。

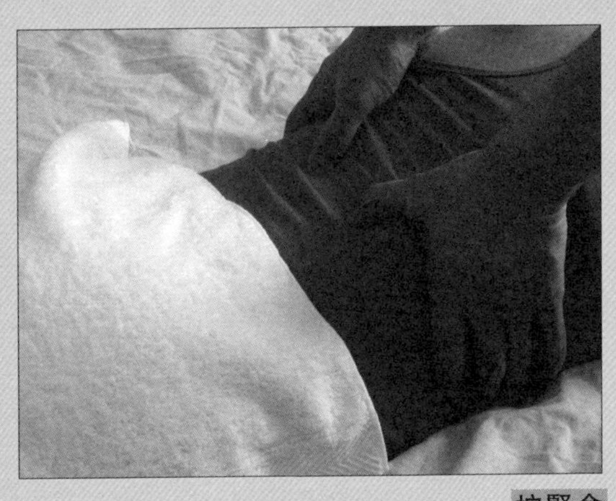

按腎俞

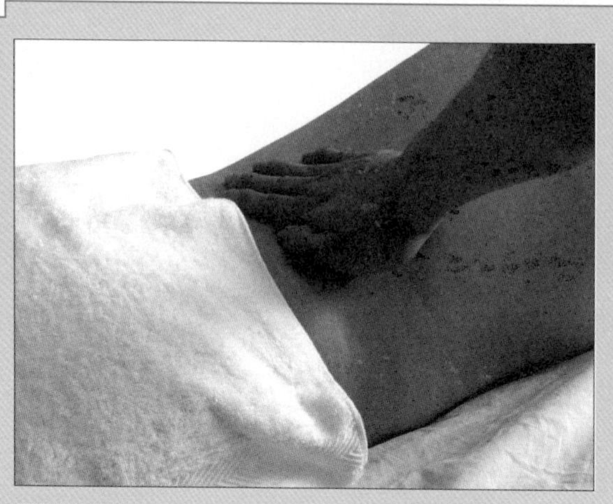

按腰陽關

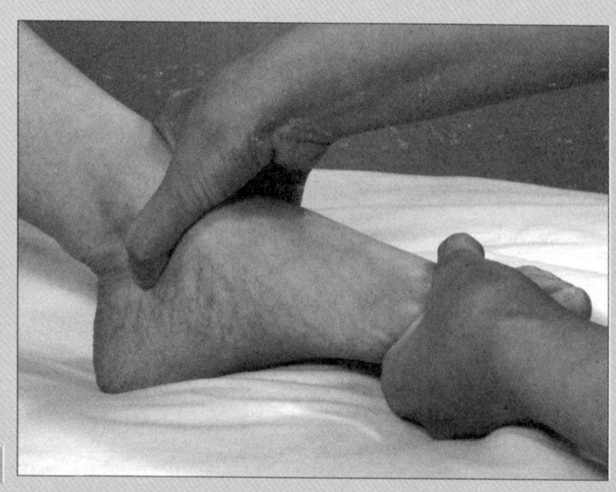

按太谿

【按語】

1. 點穴治療急慢性腰痛效果良好。

2. 平時注意腰部防寒保暖，勿坐臥濕地及冒雨涉水等，防止寒濕、濕熱侵襲。勞逸應適度，常做腰部體操，活動腰部肌肉，還應節制房事。

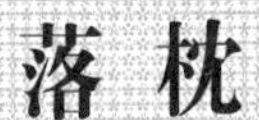

落枕

落枕是指無明顯外傷史，而出現頸項部肌肉痙攣、強直、酸痛，轉動失靈等症狀，好發於青壯年。

中醫認為本病因頸肩受風寒侵襲，或睡覺時睡姿不正，致使氣血凝滯，經絡痹阻，發為本病。或因素體虧虛，氣血不足，虛邪賊風乘虛而入所致。

臨床表現：頸項部酸痛不適，不能自如轉頭。頭多歪向一側，患側肩背及上肢也可出現疼痛。

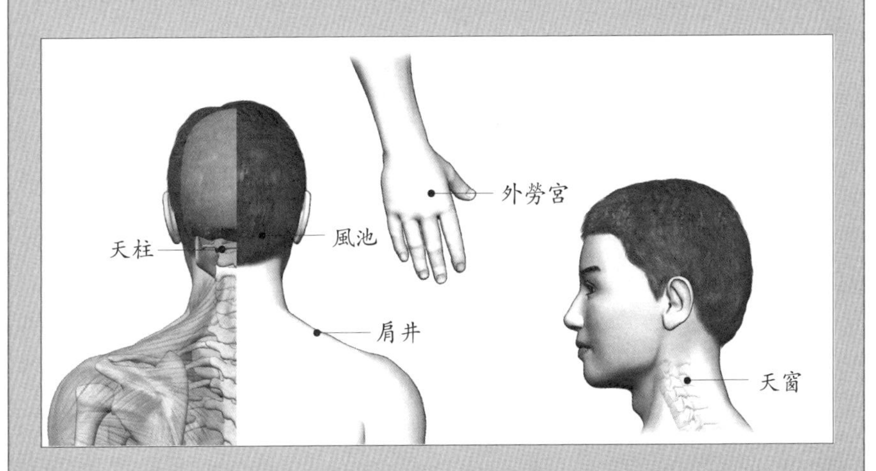

【取穴】

阿是穴：疼痛點。

風池：在項部，當枕骨之下，與風府相平，胸鎖乳突肌與斜方肌上端之間的凹陷處。

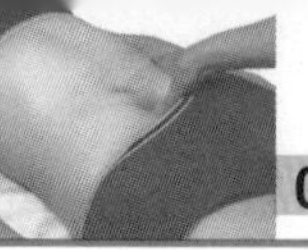

天柱：斜方肌外緣之後入髮際0.5寸，約當後髮際正中旁開1.3寸。

天窗：頸外側部，胸鎖乳突肌的後緣，扶突穴後，與喉結相平。

肩井：在肩上，前直乳中，當大椎穴與肩峰端連線的中點上。

外勞宮：在手背側，第2、3掌骨之間，掌指關節後0.5寸。

【操作】

以點、揉、按為主，患者坐位，捏拿揉放鬆頸部兩側肌肉，重點放鬆疼痛側肌肉3～5分鐘，依次點按穴位，每穴操作2分鐘左右，最後點按阿是穴。

注意：點按阿是穴以及外勞宮時，囑咐患者配合頸部向疼痛側轉動，重複以上操作3～5遍，捏拿肩背，結束操作，整個過程30分鐘左右。

療程：每日1次，3次為1個療程。

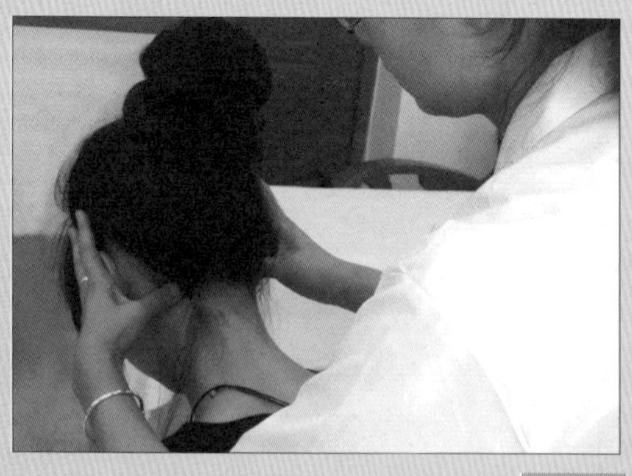

按風池

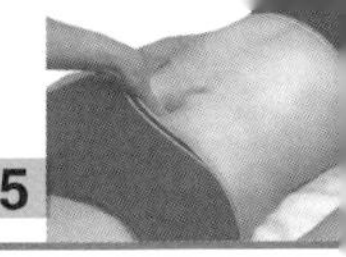

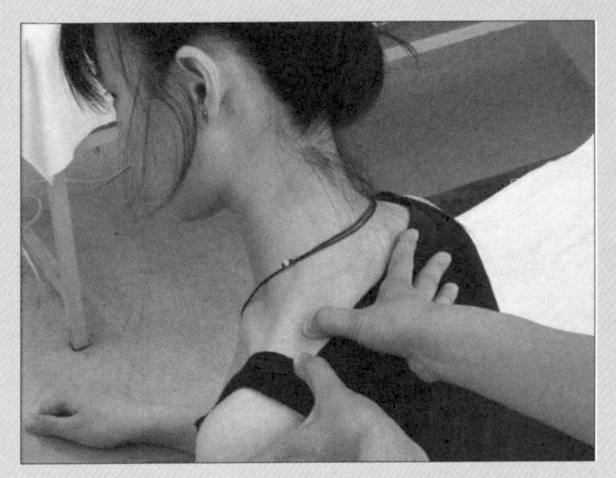

按肩井

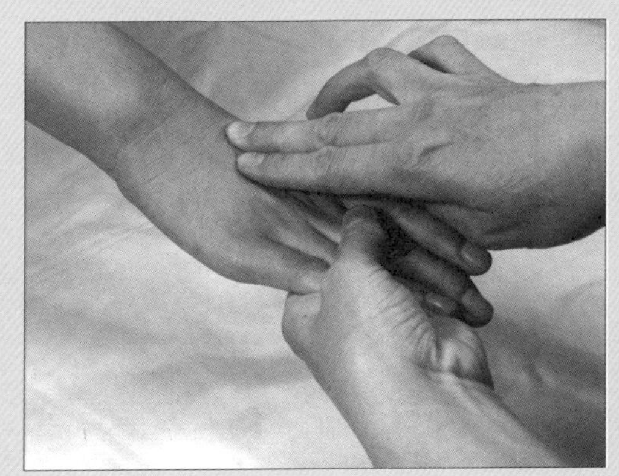

按外勞宮

【按語】

1. 點穴治療落枕效果良好。

2. 平時注意睡覺姿勢，枕頭不要過低或過高，睡前注意把窗戶關閉，避免邪風傷人。

3. 頻繁落枕往往是頸椎病的早期表現，應經常活動頸部，尤其是伏案工作、玩電腦遊戲、打麻將時，每隔一兩個小時需起身活動頸部。

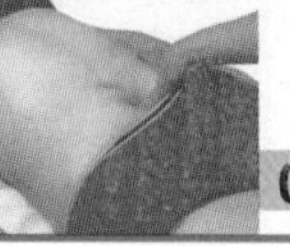

頸肩綜合徵

頸肩綜合徵是指由於慢性勞損或頸椎退行性病變，導致頸肩部疼痛強硬，伴上肢麻木或疼痛，症狀常以頸部疼痛明顯，頸部活動受限為主。長期低頭工作者易得此病，如司機、常在電腦旁工作者、教師以及辦公室人員。

中醫認為，肝腎虧虛，氣血不足，復加風寒濕等外邪侵襲，導致氣血凝滯，經絡痹阻，發為本病。

臨床表現：早期為頸肩部易疲勞，但適當運動放鬆後即可恢復；中後期為頸部疼痛，活動受限，伴肩背部酸痛，上肢麻木、疼痛。

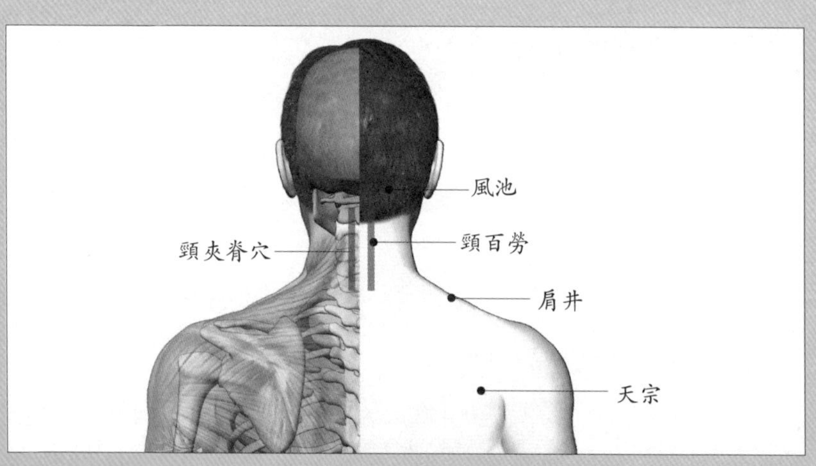

【取穴】

阿是穴：疼痛點。

風池：在項部，當枕骨之下，與風府相平，胸鎖乳突肌與斜方肌上端之間的凹陷處。

頸夾脊穴：各頸椎棘突下旁開0.5寸。

頸百勞：在項部，當大椎直上2寸，後正中線旁開1寸。

肩井：在肩上，前直乳中，當大椎穴與肩峰端連線的中點上。

天宗：在肩胛部，大致在肩胛骨的正中，岡下窩中央凹陷處，與第4胸椎相平。

【操作】

以點、揉、按、捏拿為主，患者坐位，操作者捏拿點揉，放鬆其頸部脊柱兩側肌肉，之後點按穴位，每穴操作3分鐘左右，點按阿是穴1～2分鐘，同時囑咐患者配合頸部運動，最後捏拿拍打肩頸部肌肉，結束操作。整個過程30分鐘左右。

療程：每日1次，7次為1個療程，2個療程之間休息1天。

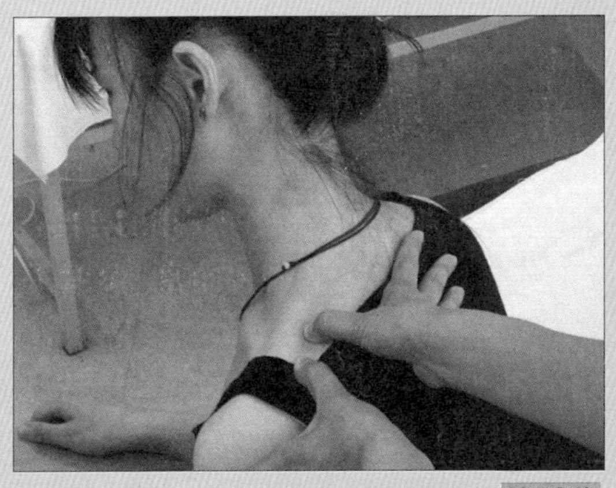

按肩井

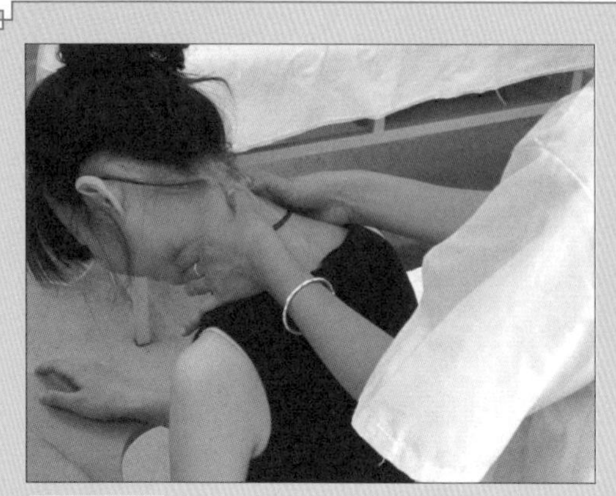

按頸百勞

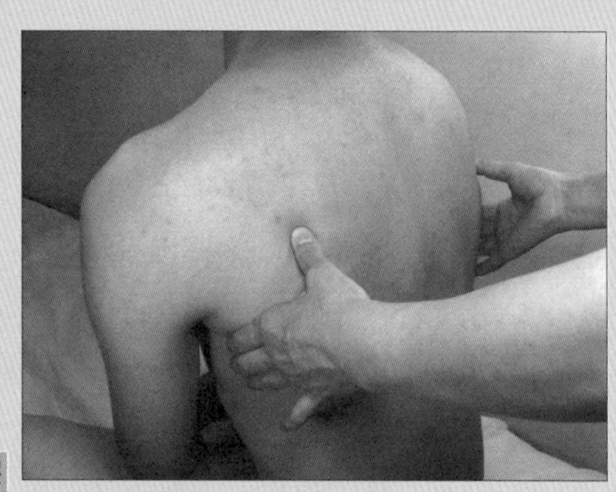

按天宗

【按語】

1. 點穴治療頸肩綜合徵頸部疼痛效果良好，若嚴重者3個療程仍效果不佳，應及時採取其他治療方法，以免耽誤病情。

2. 頸肩綜合徵頸部疼痛應與頸椎病相鑒別。

3. 平時注意改正不良工作姿勢，不要連續工作、學習太長時間，每隔1小時進行一下頸部運動，休息至少5分鐘，睡覺時枕頭高度要適宜，側臥位時保證脊柱呈水平位。

頸椎病

頸椎病是由於頸椎增生刺激或壓迫頸神經根、頸部脊髓、椎動脈或交感神經而引起的頸椎綜合徵。

臨床表現：輕者頭、頸、肩臂麻木疼痛，重者可致肢體酸軟無力，甚至大小便失禁，癱瘓。頸椎病臨床可分6種症型：

（1）頸型頸椎病：表現為患者頸部前屈、旋轉幅度明顯減小，項部有僵硬感，易疲勞，肩胛有酸痛感和沉重感，勞累後加重，休息後減輕，經常出現「落枕」現象，且持久不癒。

（2）神經根型頸椎病：表現為頸項部或肩背部疼痛，上肢伴有放射性痛、麻感，或發沉、肢冷、無力、握力減弱，頸部活動受限或發硬。

（3）脊髓型頸椎病：表現為下肢症狀明顯，上肢症狀有時輕微，可表現為單純下肢感覺或運動障礙，如下肢無力，走路不穩或有踩棉花感，麻木，酸脹等，呈進行性加重的趨勢。重者四肢癱瘓，二便障礙。

（4）椎動脈型頸椎病：表現為持續性眩暈、耳鳴、偏頭痛等，頭部旋轉時可出現位置性眩暈、噁心，可出現猝然摔倒、持物失落，但摔倒時神志多清醒。

（5）交感神經型頸椎病：表現為有慢性頭痛史，可出現頭暈、嘔吐、心率失常、心悸、多汗等症狀，不易診斷。

（6）混合型頸椎病：表現為同時具有以上兩種類型以上症狀的頸椎病。

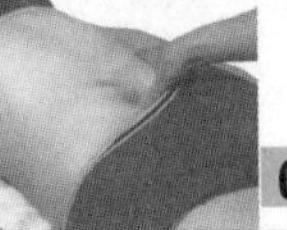

【取穴】

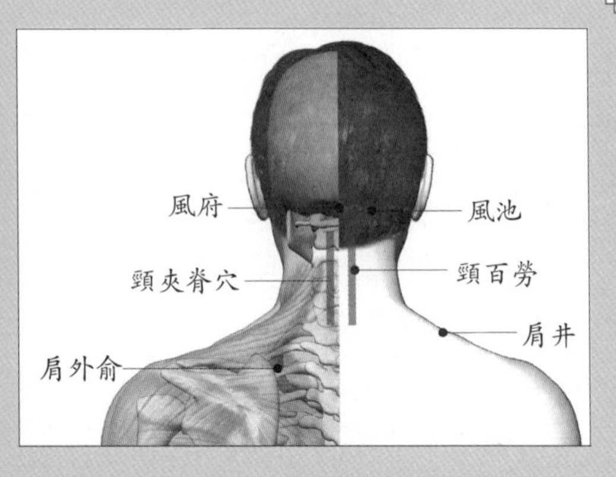

阿是穴：疼痛點。

頸夾脊穴：各頸椎棘突下旁開0.5寸。

頸百勞：在項部，當大椎直上2寸，後正中線旁開1寸。

風池：在項部，當枕骨之下，與風府相平，胸鎖乳突肌與斜方肌上端之間的凹陷處。

風府：後髮際正中直上1寸，枕外隆凸直下凹陷中，兩側斜方肌之間凹陷處。

肩井：在肩上，前直乳中，當大椎穴與肩峰端連線的中點上。

肩外俞：在背部，當第1胸椎棘突下，旁開3寸。

【操作】

以點、按、揉、撥、捏拿為主，患者坐位，先捏拿按揉肩背及上肢肌肉，點揉阿是穴，按揉頸夾脊、頸百勞、風池、風府、肩井、肩外俞各3分鐘左右，然後彈撥頸部兩側肌肉，最後捏拿放鬆肌肉，結束操作。整個

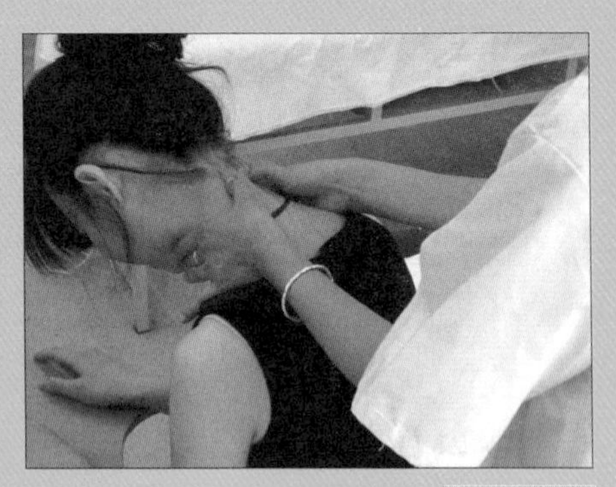

按頸百勞

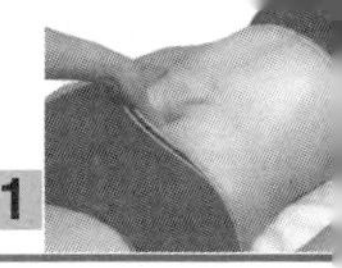

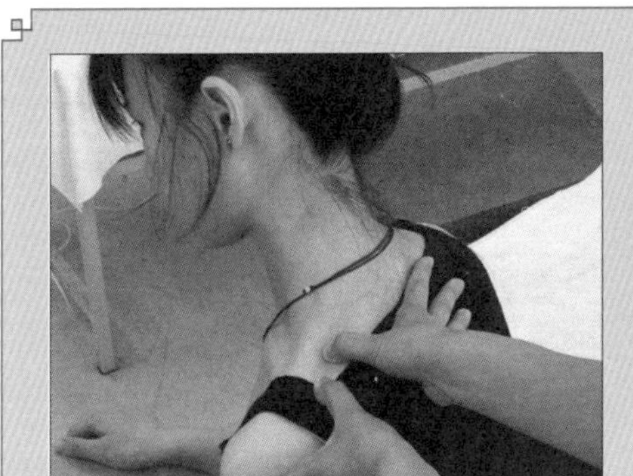

按肩井

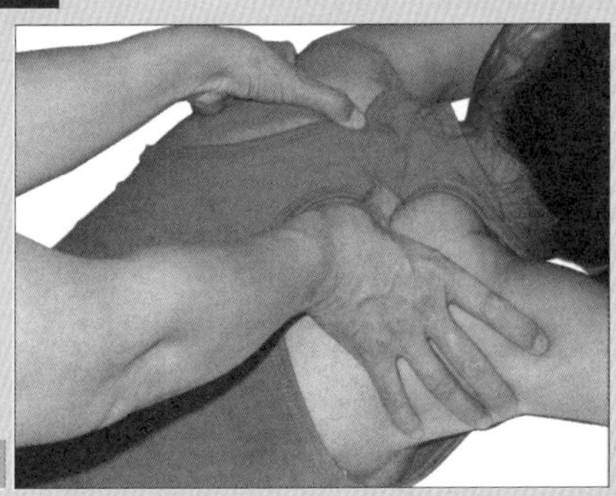

按肩外俞

過程30分鐘左右。

療程：每日1次，10次為1個療程，2個療程之間休息1天。

【按語】

1. 點穴治療頸椎病除脊髓型和交感神經型效果較差外，對一般頸椎病效果良好。

2. 頸椎病應與頸肩綜合徵、落枕、頸部脊髓腫瘤、梅尼埃病等疾病相鑒別。

3. 平時注意不要連續低頭工作、學習太長時間，每隔半小時進行一下適度頸部運動，休息至少10分鐘，睡覺時枕頭要適宜。

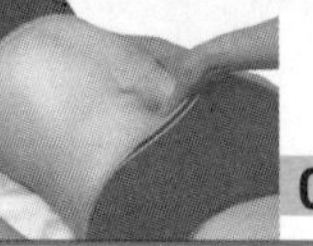

顳下頜關節炎

顳下頜關節炎是指顳頜關節發生炎症病變，導致顳頜關節疼痛、運動障礙，關節區出現彈響，為口腔科常見疾病之一。中醫稱「頰車骱傷筋」、「彈響頜」。

臨床表現：顳頜部周圍疼痛，以酸痛為主。多數患者有習慣性單側咀嚼史，或外傷、感寒涼病史。做咀嚼活動時疼痛明顯，以致患者不敢大笑、打哈欠。患者張口活動受限，患側顳下頜關節部有明顯壓痛。

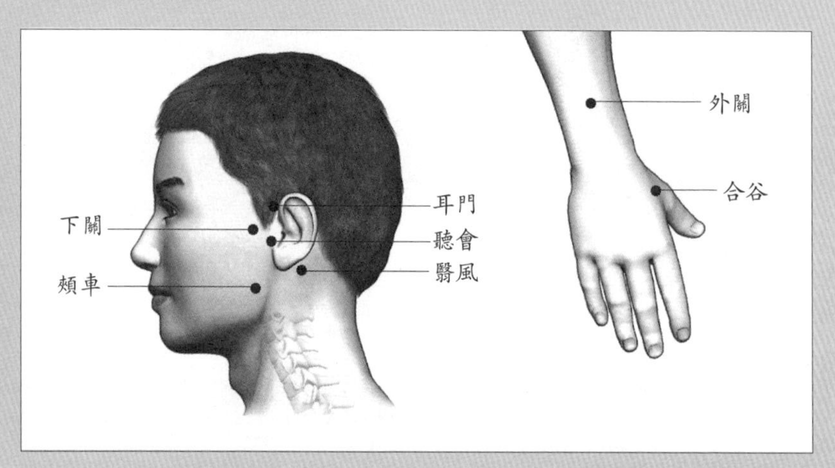

【取穴】

阿是穴：疼痛點。

下關：在面部耳前方，當顴弓與下頜切跡所形成的凹陷中，張口時隆起；正坐或仰臥，閉口取穴。

頰車：在面頰部，下頜角前上方約1橫指（中指），當咀嚼時咬肌隆起，按之凹陷處。

聽會：在面部，當耳屏間切跡的前方，下頜骨髁狀突的後緣，張口有凹陷處。

耳門：在面部，當耳屏上切跡的前方，下頜骨髁狀突後緣，張口有凹陷處。

翳風：在耳垂後，當乳突與下頜骨之間凹陷處。

合谷：手背，第1、2掌骨間，當第2掌骨橈側的中點處。

外關：在手背腕橫紋上2寸，尺橈骨之間，陽池與肘尖的連線上。

【操作】

以點、按、揉為主，患者坐位，點揉合谷、外關穴，重刺激，每穴操作2分鐘左右，然後按揉下關、頰車、聽會、耳門、翳風穴，每穴操作1～2分鐘，其中，下關穴對顳下頜關節炎效果較好，可點按3～5分鐘，手法由輕到重，最後指摩阿是穴，以透熱為度，重複以上操作，整個過程30分鐘左右。

療程：每日1次，3次為1個療程，2個療程之間休息1天。

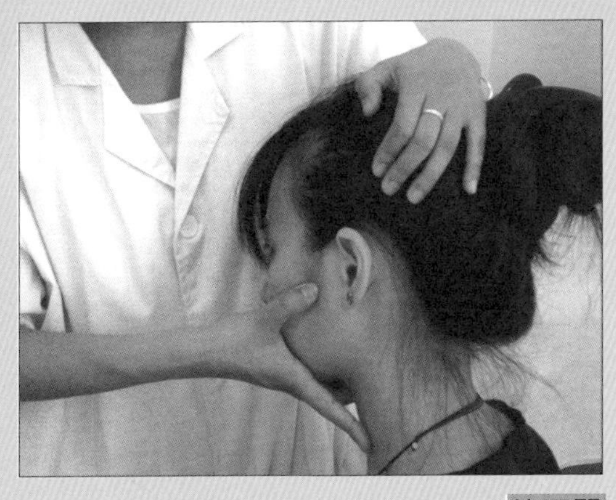

按下關

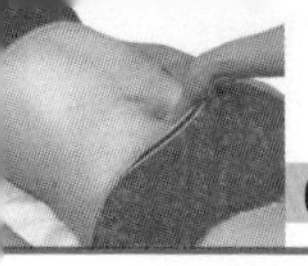

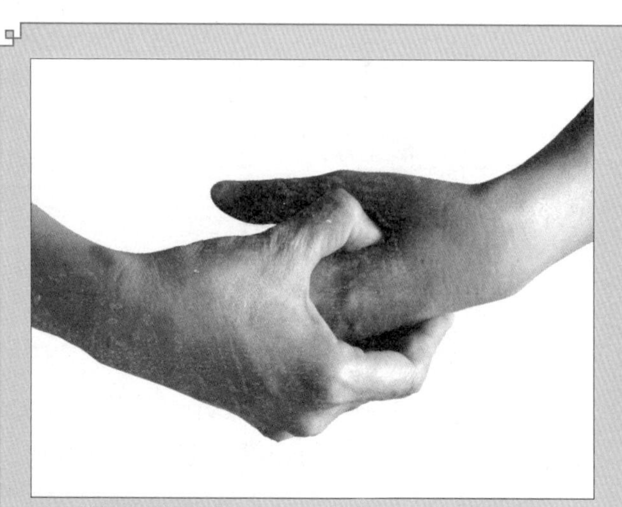

按合谷

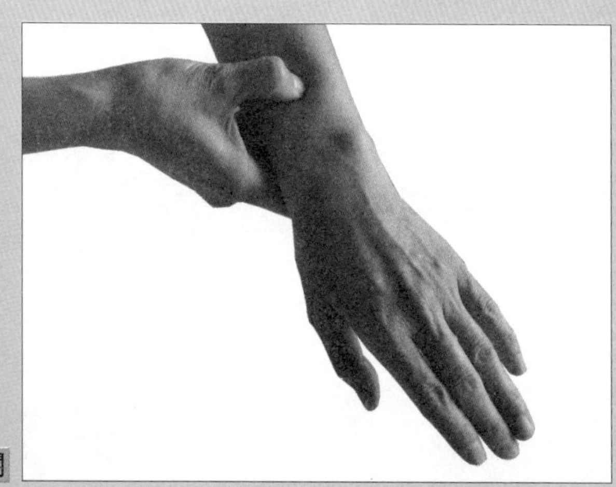

按外關

【按語】

1. 點穴治療顳下頜關節炎效果良好。

2. 平時注意改變單側咀嚼習慣，應雙側配合咀嚼，面部注意防寒保暖。

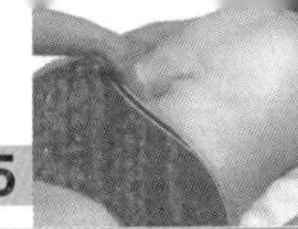

肩關節周圍炎

肩關節周圍炎是指肩關節及周圍軟組織因勞損、退變等原因所致的一種慢性炎症，好發於50歲左右，故又稱「五十肩」，中醫又稱為肩凝症、凍結肩。

中醫認為，人過中年以後，肝腎漸衰，日久筋脈失養，則發為此病；或者跌仆勞傷筋節，氣血瘀滯，筋節滯僵，或因風寒濕邪所客，寒凝氣滯，筋肌拘結失養，發為此病。

臨床表現：肩部疼痛。中年後發病，起病緩慢，初起肩部常酸楚疼痛，有僵滯感，之後肩部為鈍痛，日輕夜重，可累及整個肩部及上臂，肩關節活動障礙，以致患者無法穿衣、梳頭、洗臉，病情久者，出現肌肉萎縮。

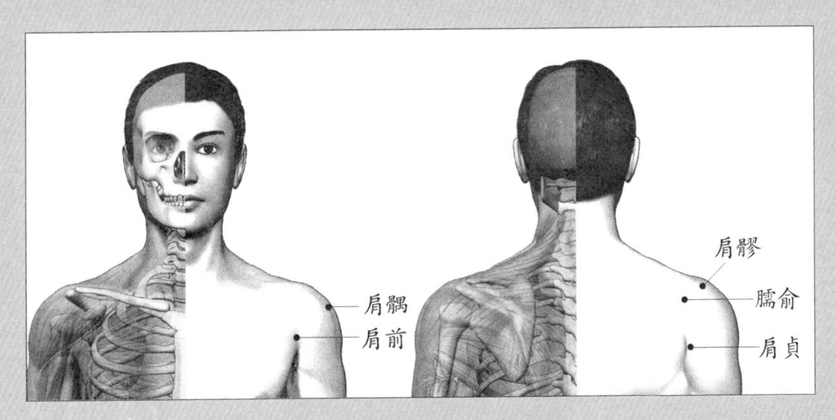

【取穴】

肩髃：臂外側，三角肌上，臂外展或向前平伸時，當肩峰前下方凹陷處。

肩髎：在肩部，肩髃後方，當肩關節外展時於肩峰後下方呈現凹陷處。

肩前：在肩部，當腋前皺襞頂端與肩髃穴連線的中點；正坐垂臂取之。

肩貞：在肩關節後下方，臂內收時，腋後紋頭上1寸。

臑俞：在肩部，當腋後紋頭直上，肩胛岡下緣凹陷中。

【操作】

以點、揉、按、捏拿為主，患者取坐位，捏拿肩部放鬆肌肉，操作5分鐘，再依次點揉穴位，按揉肩髃、肩髎、肩前、肩貞、臑俞各3分鐘左右，整個過程30分鐘左右。

療程：每日1次，7次為1療程，2個療程之間休息1天。

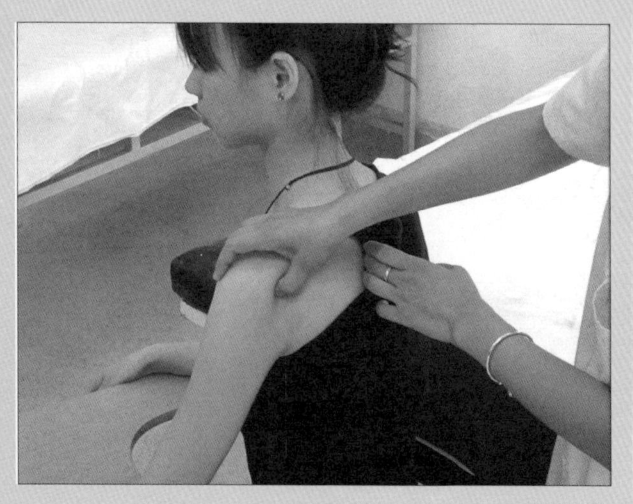

按肩髎

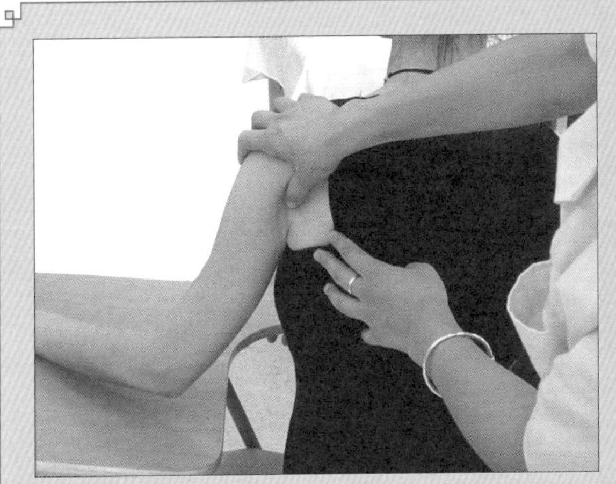

按肩貞

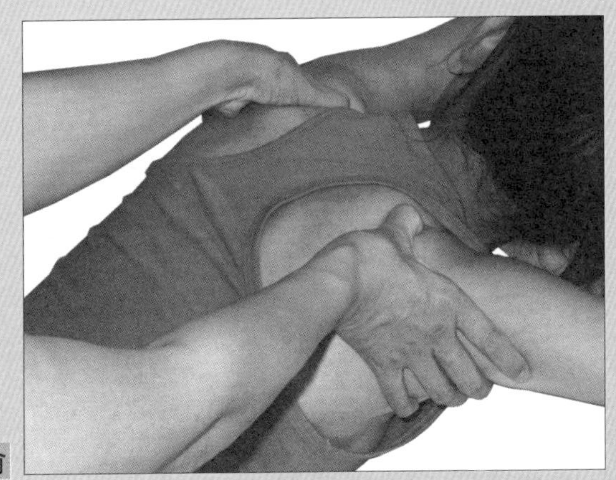

按臑俞

【按語】

1. 點穴治療肩關節周圍炎效果較好。

2. 對於肩關節周圍炎的治療，中、後期患者一定要配合康復鍛鍊，如爬牆動作等，每天進行鍛鍊30分鐘左右，平時注意防寒保暖。

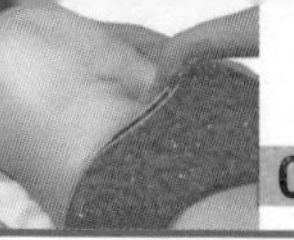

手腕、前臂疼痛

手腕、前臂疼痛是指手腕、前臂因各種原因引起的疼痛，可見於西醫學的前骨間神經卡壓綜合徵等疾病，運動過度或扭挫傷導致的手腕、前臂疼痛也可參照本節治療。

臨床表現：手腕、前臂疼痛。表現為前臂和腕部的自發性疼痛，活動時症狀加重，特別是前臂活動時疼痛更為明顯，導致患者寫字或拿小物品困難，但無手部感覺變化。

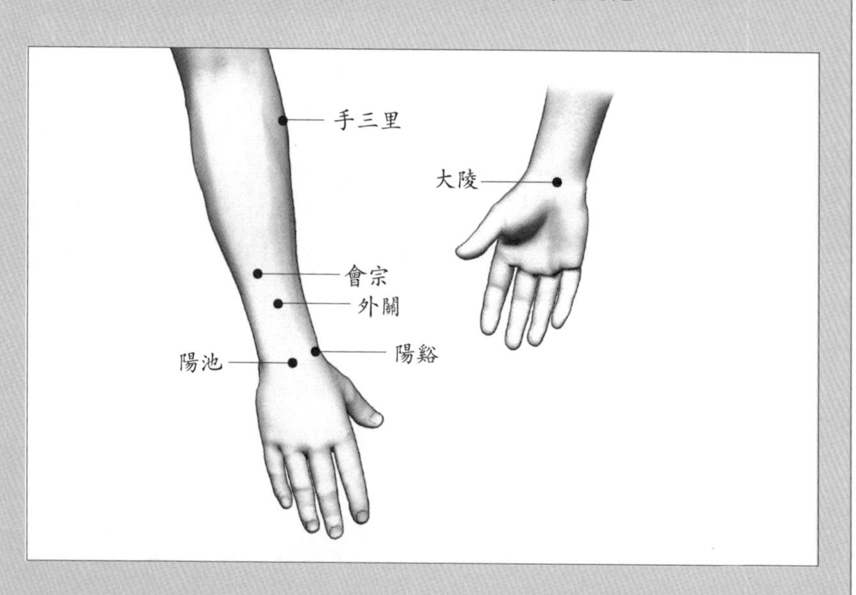

【取穴】

阿是穴：疼痛點。

陽谿：在腕背橫紋橈側，手拇指向上蹺起時，當拇短伸肌腱與拇長伸肌腱之間的凹陷中。

陽池：在腕背部橫紋中，指伸肌腱的尺側凹陷處。

大陵：腕掌橫紋的中點處，當掌長肌腱與橈側腕屈肌腱之間。

外關：在手背腕橫紋上2寸，尺橈骨之間，陽池與肘尖的連線上。

會宗：在前臂背側，當腕背橫紋上3寸，支溝穴的尺側，尺骨的橈側緣取穴。

手三里：前臂背面橈側，在陽谿穴與曲池穴連線上，肘橫紋下2寸處。

【操作】

以點、揉、捏拿為主，患者仰臥位或坐位，先捏拿揉前臂手腕部放鬆肌肉，操作5分鐘，之後依次點壓手三里、會宗、外關穴、大陵、陽谿、陽池，每穴操作2分鐘左右，然後重點點揉阿是穴，可操作3～5分鐘，最後捏拿揉前臂手腕部，並施以擦法，以透熱為度，結束操作。整個過程不超過30分鐘。

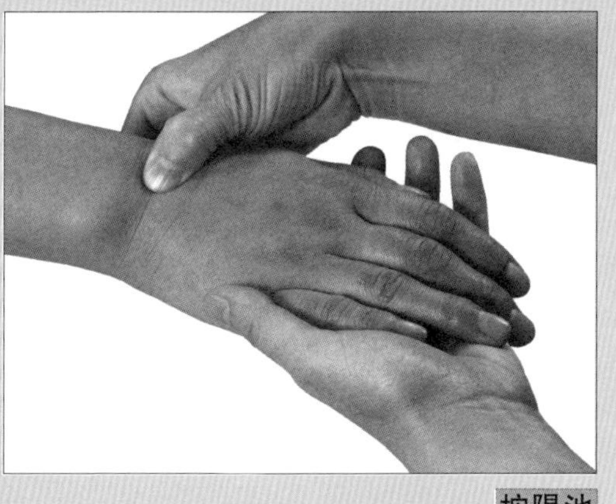

按陽池

療程：每日1次，5次為1個療程，2個療程之間休息1天。

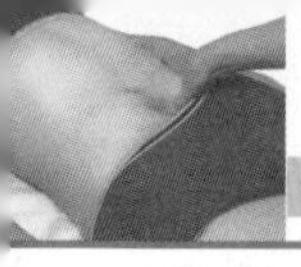

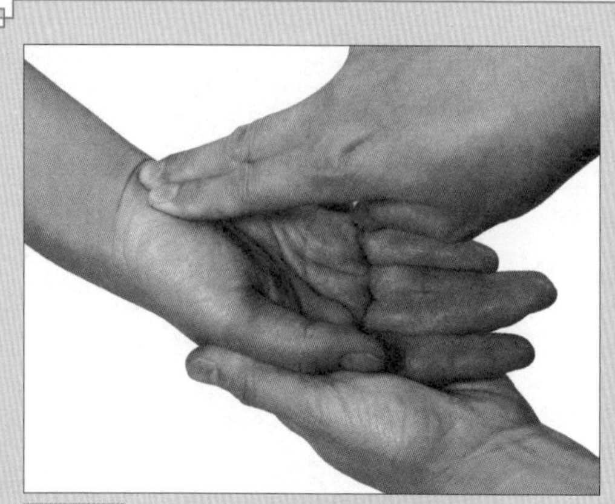

按大陵

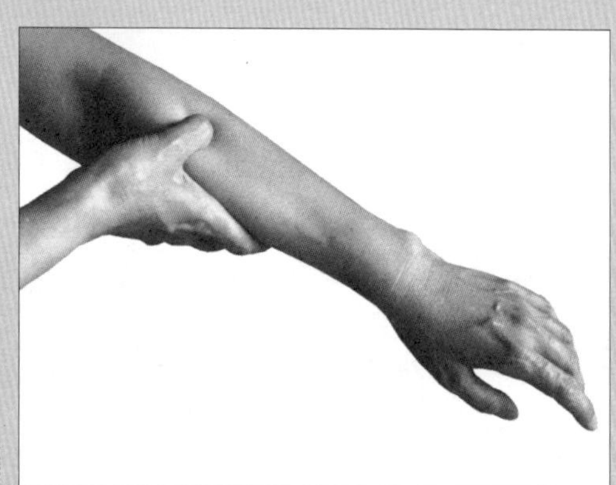

按手三里

【按語】

1. 點穴治療手腕、前臂疼痛效果良好。

2. 若外傷導致手腕、前臂疼痛，應先排除骨折；若疼痛處出現紅腫，應先服用活血化瘀中藥，等紅腫消失後再進行點穴治療。

3. 平時注意患側手腕、前臂不要過度用力，可適當簡單活動。

痛經

痛經是指婦女在月經期或行經前後小腹劇烈疼痛，或伴腰骶部疼痛及其他症狀，嚴重者可出現嘔吐、面色蒼白、冷汗淋漓、手足厥冷等症，並隨月經週期發作，可見於西醫學的原發性痛經，子宮腺肌病等疾病。

臨床表現：月經期或行經前後小腹疼痛。經前或經期小腹脹痛拒按，或伴乳脅脹痛，經血量少不暢，色紫黯有塊，為氣滯血瘀；經行小腹冷痛，得熱則舒，經量少，為寒濕凝滯；經前或經期小腹疼痛，或感腹內灼熱，月經量多質稠有血塊，帶下黃稠，為濕熱瘀阻；經期或經後小腹綿綿作痛，經行量少，腰膝酸軟，為肝腎虧虛。

【取穴】

次髎：在骶部，當髂後上棘內下方，適對第2骶後孔處。

關元：為任脈穴。在下腹部，前正中線上，當臍中下3寸。

三陰交：在小腿內側，當足內踝尖上3寸，脛骨內側緣後方。

地機：在小腿內側，當內踝尖與陰陵泉連線上，位於陰陵泉穴下3寸。

太衝：位於足背側，第1、2蹠骨結合部前下凹陷處。

肝俞：在背部，當第9胸椎棘突下，旁開1.5寸。

血海：屈膝，在大腿內側，髕底內側端上2寸，當股四頭

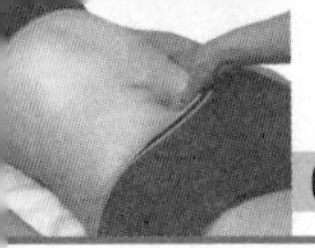

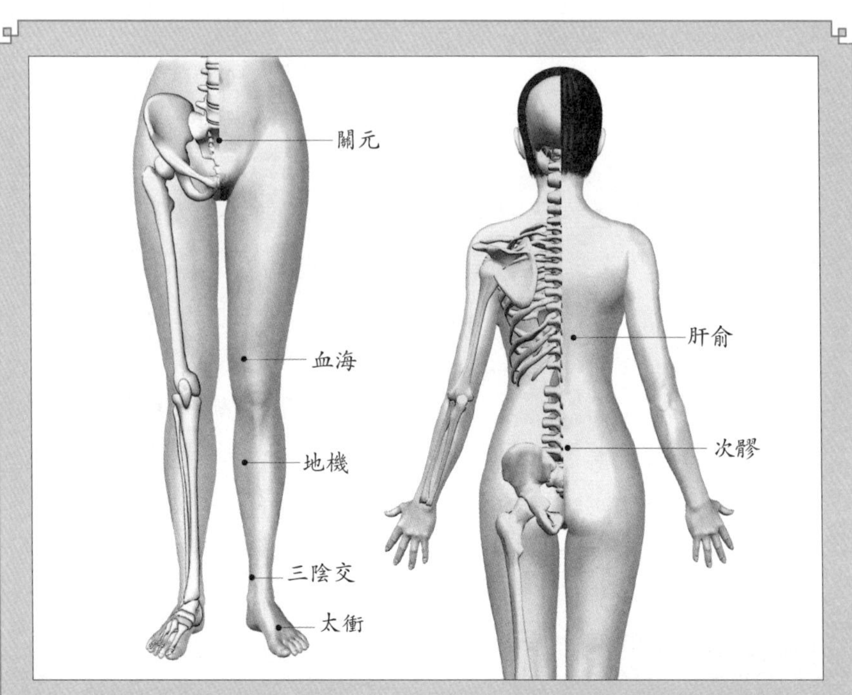

肌內側頭的隆起處。

【操作】

以點、揉、按為主，患者仰臥位，點壓關元、血海、地機、三陰交、太衝各3分鐘左右，然後俯臥位，按揉肝俞、次髎各3分鐘，其中，次髎、地機穴對治療痛經效果尤佳，可點按5～10分鐘，整個過程30分鐘左右。

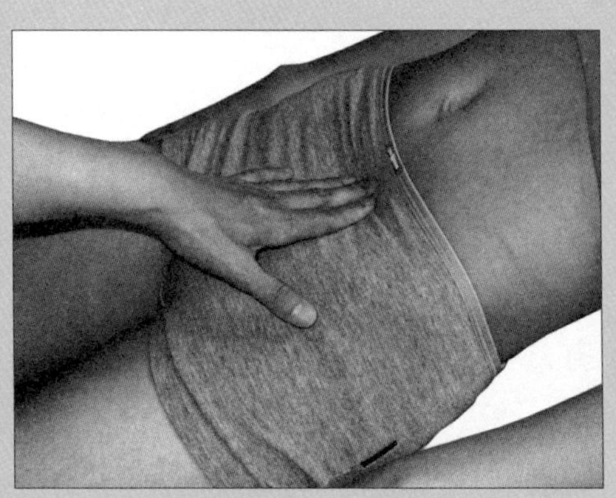
按關元

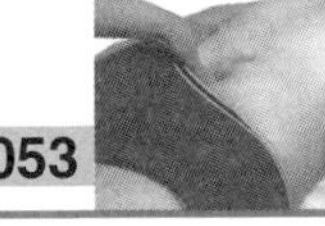

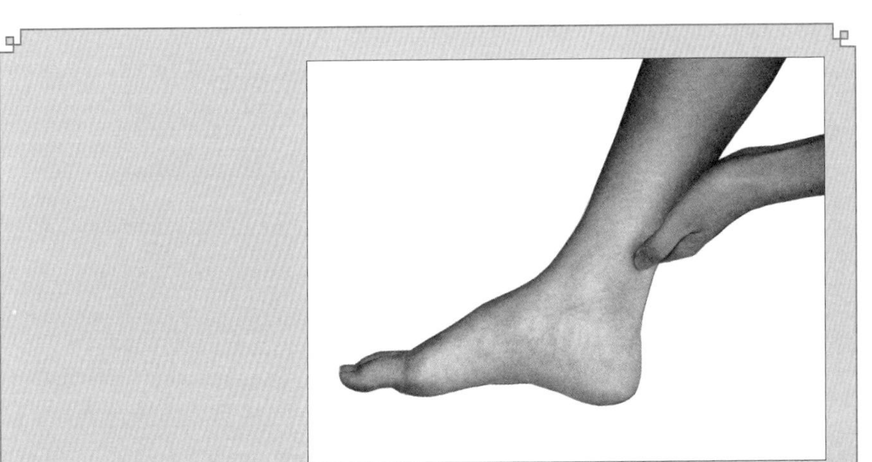

按三陰交

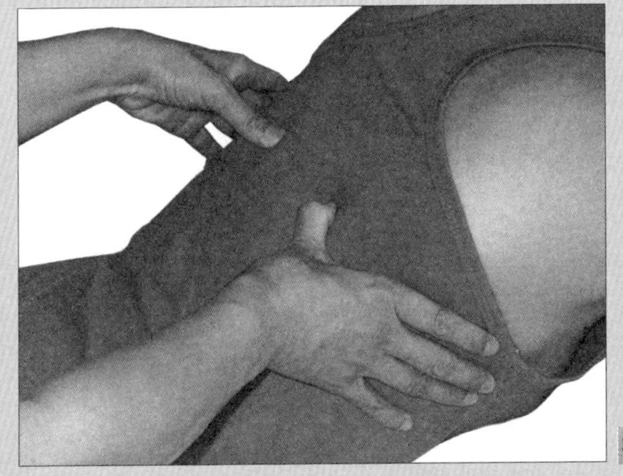

按肝俞

療程：月經開始前1週開始治療，每日1次，15次為1個療程，2個療程之間休息1天。

【按語】

1. 點穴治療痛經效果良好。

2. 平時注意不要過嗜寒涼，並且應該調整好自己心態，保持心情舒暢，月經期尤其應該注意，有助於預防痛經。

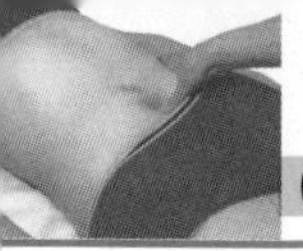

膝關節疼痛

膝關節疼痛是指膝關節因扭挫等外傷或勞損，導致關節囊損傷，關節腔出現積液，引起膝關節疼痛、腫脹、活動困難，可見於西醫學的急性損傷性膝關節滑膜炎等疾病。

臨床表現：膝關節腫脹、疼痛，活動後加重。膝關節有明顯的外傷史或慢性勞損史，膝軟乏力，屈伸受限，下蹲困難。

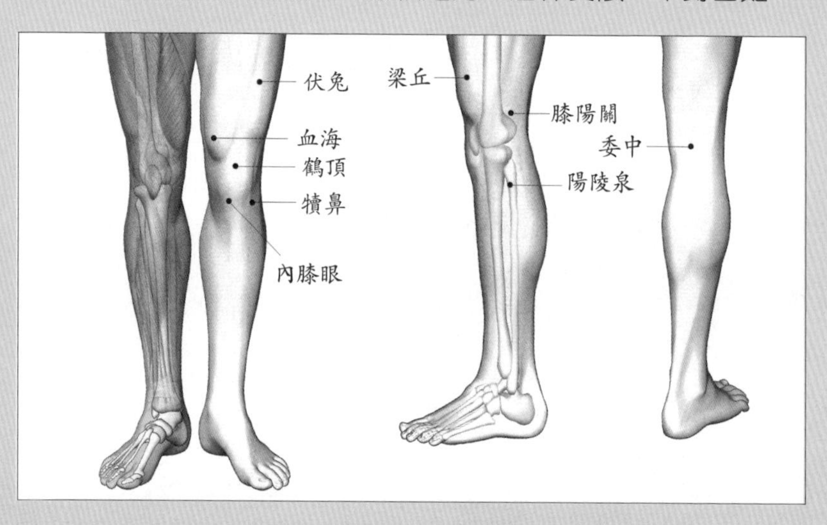

【取穴】

犢鼻：屈膝，在膝部，髕骨與髕韌帶外側凹陷中。

內膝眼：屈膝，在髕韌帶內側凹陷處。

膝陽關：在膝外側，當陽陵泉上3寸，股骨外上髁上方的凹陷處。

鶴頂：在膝上部，髕底的中點上方凹陷處。

伏兔：在大腿前面，當髂前上棘與髕底外側端的連線上，髕底上6寸。

梁丘：屈膝，在大腿前面，當髂前上棘與髕底外側端的連線上，髕底上2寸。

血海：屈膝，在大腿內側，髕底內側端上2寸，當股四頭肌內側頭的隆起處。

委中：在膕橫紋中點，當股二頭肌腱與半腱肌肌腱的中間。

陽陵泉：在小腿外側，當腓骨小頭前下方凹陷處。

【操作】

以點、揉、按、捏拿為主，患者仰臥位，用掌根從腫脹周圍向腫脹部位按揉，放鬆肌肉，之後依次點按伏兔、梁丘、血海、鶴頂、膝陽關、犢鼻、內膝眼、委中、陽陵泉，每穴操作3分鐘左右，犢鼻、內膝眼、血海治療膝關節疼痛效果較好，可點按5分鐘左右，最後膝關節周圍用擦法，透熱為度，結束操作。整個過程30分鐘左右。

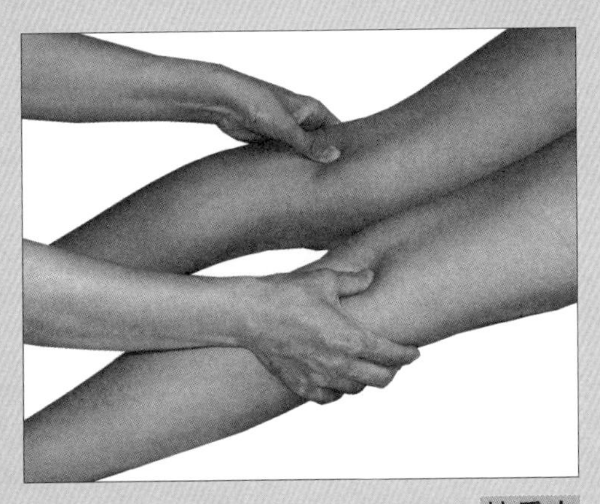

按委中

療程：每日1次，7次為1個療程，2個療程之間休息1天。

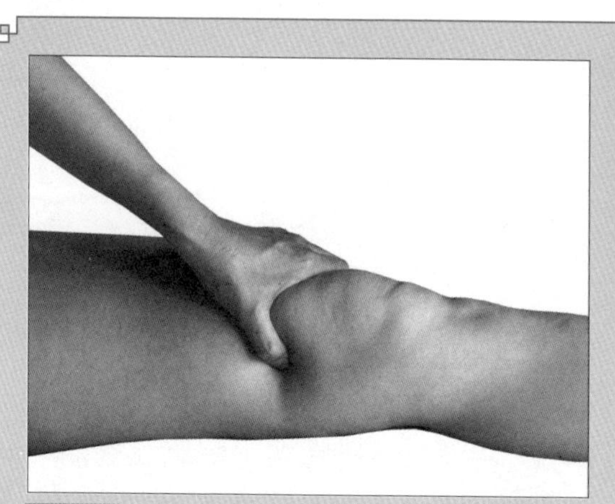

按血海

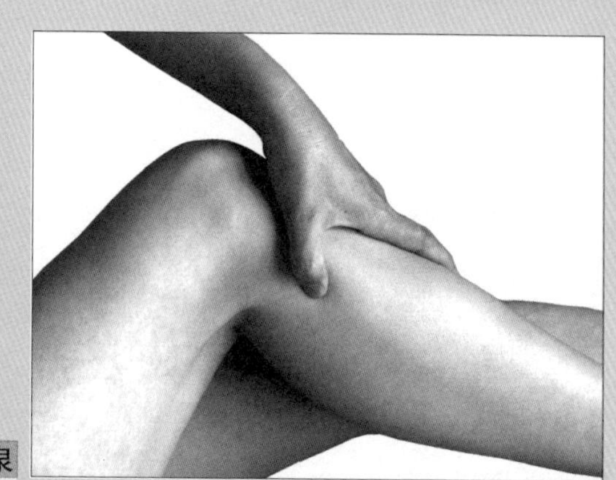

按陽陵泉

【按語】

1. 點穴治療膝關節疼痛效果良好，有嚴重積液者，應嚴格消毒，放出積液再做點穴治療。

2. 膝關節疼痛應與風濕性關節炎相鑒別。

3. 平時注意膝關節部位防寒保暖，運動時要適度，劇烈運動容易損傷膝關節，可配合服用活血化瘀中藥。

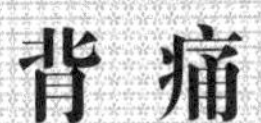

背痛

背痛是指後背因受涼、勞累、姿勢不良和脊椎退行性病變引起的背部疼痛，肩胛骨與脊柱之間為疼痛好發部位。

長期從事體力勞動者，如建築工人，或長期保持同一姿勢進行工作者，如辦公室人員好發此病。可見於西醫學的脊柱小關節紊亂或脫位壓迫神經根者等疾病。

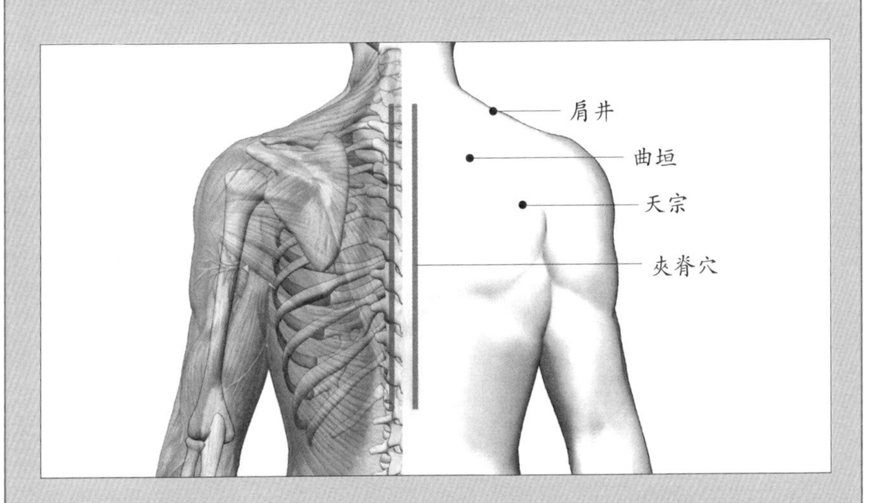

【取穴】

夾脊穴：第1胸椎至第5腰椎，棘突下旁開0.5寸，一側17個穴，左右共34穴。

曲垣：在肩胛部，岡上窩內側端，當臑俞與第2胸椎棘突連線的中點處；前傾坐位或俯臥位，在肩胛岡內上端凹陷處取

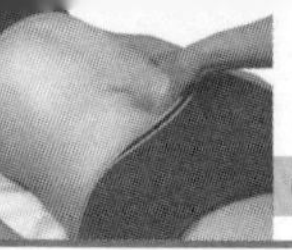

穴。

天宗：在肩胛部，大致在肩胛骨的正中，岡下窩中央凹陷處，與第4胸椎相平。

肩井：在大椎穴與肩峰連線中點，肩部最高處。

阿是穴：疼痛點。

【操作】

患者俯臥位，先捏拿揉放鬆肩背部肌肉，之後點壓穴位，每穴操作3分鐘左右，曲垣穴對背痛效果較好，可點按3～5分鐘，點按阿是穴時應重刺激，可拇指彈撥。最後拍打肩背，結束操作。整個過程30分鐘左右。

療程：每日1次，7次為1個療程，2個療程之間休息1天。

【按語】

1. 點穴治療背痛效果良好。

2. 心臟病、胰腺炎、肝膽疾病可引起後背或腰部的牽涉痛，原發病病情較重，可危及生命，此時應及時與背痛相鑒別，以免耽誤病情。

3. 平時注意不要連續工作、學習太長時間，每隔半小時進行一下適度肩背運動，如擴胸運動等，休息至少10分鐘，並及時改正不正確的坐姿，脊柱脫位嚴重者，應到醫院進行牽引治療。

小腿肚抽筋

小腿肚抽筋是指小腿後側肌群因急、慢性損傷，或受風寒濕侵襲，引起小腿肚肌肉發生痙攣、疼痛，被迫停止活動，下肢不能伸直。又稱為腓腸肌痙攣、損傷性腓腸肌炎等。

【取穴】

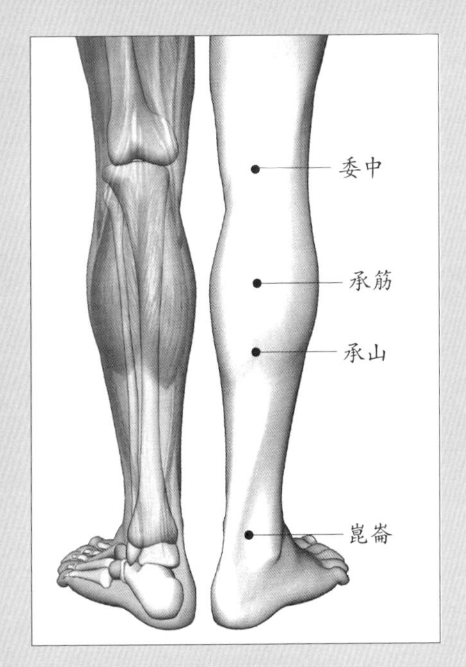

承山：在小腿後面正中，委中與崑崙之間，當伸直小腿或足跟上提時腓腸肌肌腹下出現尖角凹陷處。

委中：在膕橫紋中點，當股二頭肌腱與半腱肌肌腱的中間。

承筋：在小腿後面，當委中與承山的連線上，腓腸肌肌腹中央，委中下5寸。

崑崙：位於足部外踝尖與跟腱水平連線之間的凹陷處。

【操作】

小腿抽筋時，患者仰臥位或坐位，把痙攣的小腿肌肉拉直，腳掌後伸，在小腿後側做簡單捏拿，操作5分鐘，然後點

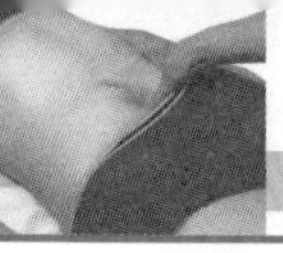

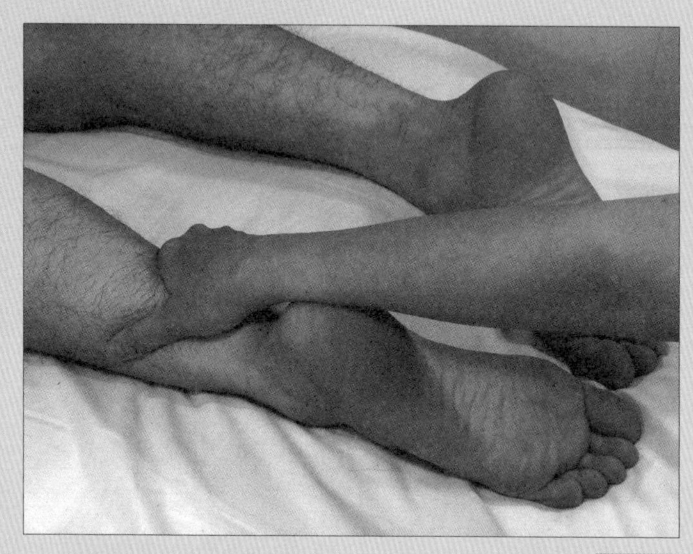

按承山

按痙攣小腿肌肉處承山、委中、承筋、崑崙等穴位，每穴2分鐘左右，重複以上操作，再捏拿小腿後側肌肉10次，結束操作。整個過程30分鐘左右。

療程：小腿抽筋時操作，一次見效。

【按語】

1. 點穴治療小腿肚抽筋效果良好。

2. 治療期注意休息，避免小腿疲勞，平時注意補鈣，容易抽筋的小腿要防寒保暖，運動前要先活動放鬆下小腿，尤其是游泳前，一定要身體適應水溫後再下水。

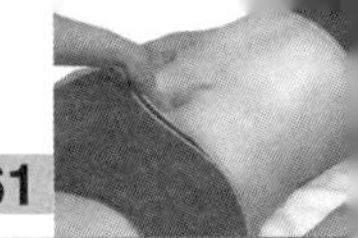

咽喉腫痛

咽喉腫痛是口咽和喉咽部病變的主要症狀，以咽喉部紅腫疼痛，吞咽不適為特徵，可見於西醫學的急性扁桃體炎、急性咽炎、扁桃體周圍膿腫等疾病。

中醫認為，素體虛弱，臟腑失調，痰熱內生，風熱之邪乘虛侵襲，內外之邪搏結於咽喉，發為本病。

臨床表現：咽喉腫痛。咽喉疼痛，吞咽不利，發熱者，為風熱外襲；咽部疼痛劇烈，吞咽困難，高熱口渴，便秘者，為肺胃熱盛；咽部癢痛，午後加重，乾咳少痰者，為肺腎陰虛；咽澀不利有異物感，痰黏難咳，遷延不癒，為痰凝血瘀。

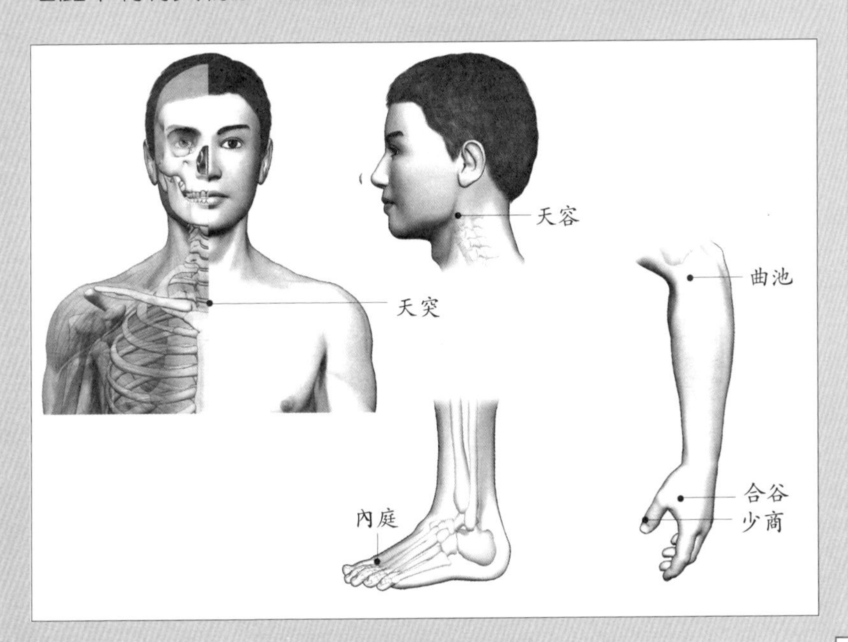

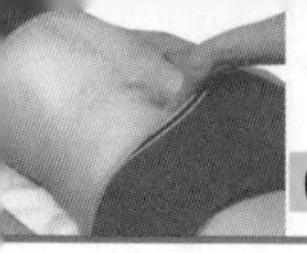

【取穴】

少商：在手拇指末節橈側，距指甲角0.1寸（指寸）。

合谷：位於手背，於第1、2掌骨間，當第2掌骨橈側中點處。

天突：在頸部，當前正中線上，胸骨上窩中央。

天容：在頸外側部，當下頜角的後方，胸鎖乳突肌的前緣凹陷中。

曲池：屈肘成直角，在肘橫紋外側紋頭與肱骨外上髁連線中點。

內庭：在足背，當第2、3趾間，趾蹼緣後方赤白肉際處。

【操作】

以點、揉、按為主，患者坐位或臥位，點壓少商、合谷、天突、天容、曲池、內庭各3分鐘左右。少商穴為治療咽喉腫痛急性期的特效穴，可用指端掐重刺激3～5分鐘，效果較好，整個過程30分鐘左右。

療程：每日1次，5次為1個療程，2個療程之間休息1天。

【按語】

1. 點穴治療咽喉腫痛效果良好。

2. 平時注意不要過食辛辣或過熱食物，飲食宜清淡，減少菸酒刺激，減少或避免過度發音講話。

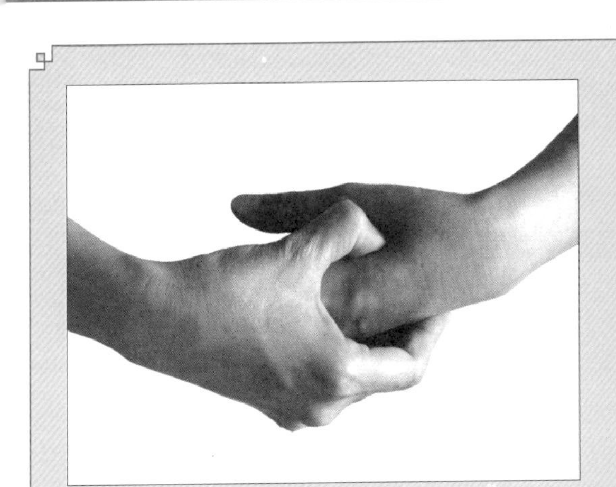

按合谷

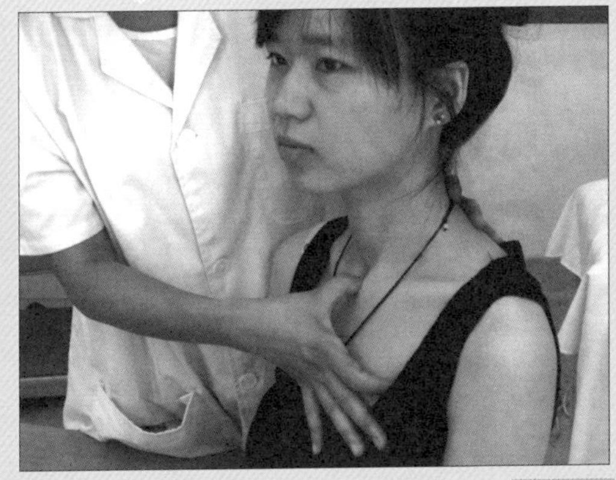

按天突

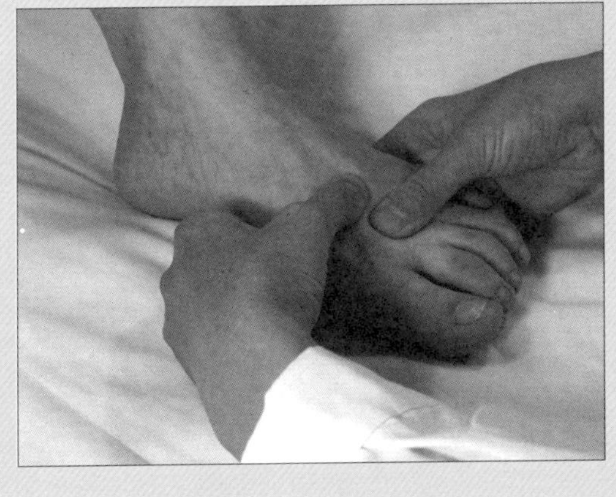

按內庭

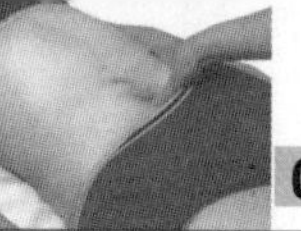

腹痛

腹痛是指患者自覺胃脘以下、恥骨毛際以上部位疼痛，可見於西醫學的胃腸痙攣、消化不良性胃痛、不完全性腸梗阻等疾病。

中醫認為腹部感受外邪，飲食不當，情志不暢，使胃腸不和，氣機阻滯，以致腹痛；或氣血虛弱，經脈失養，臟腑不榮，亦可導致腹痛。

臨床表現：腹部疼痛。腹痛急起，遇寒加重，得溫痛減，怕冷，為寒邪內阻；脘腹脹滿疼痛拒按，噯腐吞酸，為飲食停滯；腹痛攻竄兩脅，痛引少腹，為氣機鬱滯；腹痛綿綿，喜熱惡冷，痛時喜按，為中臟虛寒。

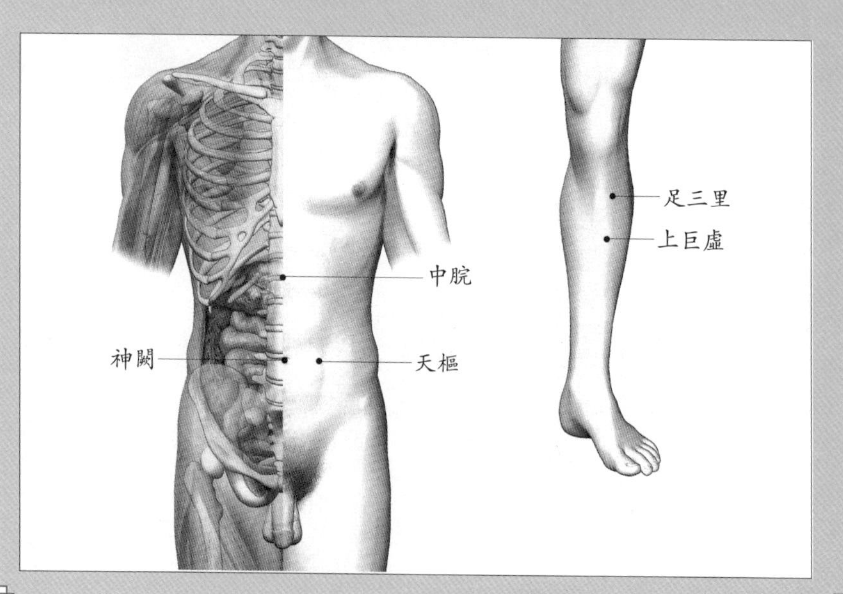

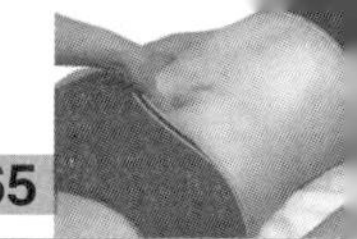

【取穴】

中脘：在上腹部，前正中線上，當臍中上4寸。

天樞：位於臍旁2寸。

足三里：在小腿前外側，當犢鼻下3寸，距脛骨前緣1橫指（中指）。

上巨虛：在小腿前外側，當犢鼻下6寸，距脛骨前緣1橫指（中指）。

神闕：位於臍正中。

【操作】

以點、按、揉為主，患者仰臥位或坐位，點壓中脘、天樞、足三里、上巨虛、神闕各3分鐘左右，整個過程30分鐘左右。

療程：每日1次，7次為1個療程，2個療程之間休息1天。

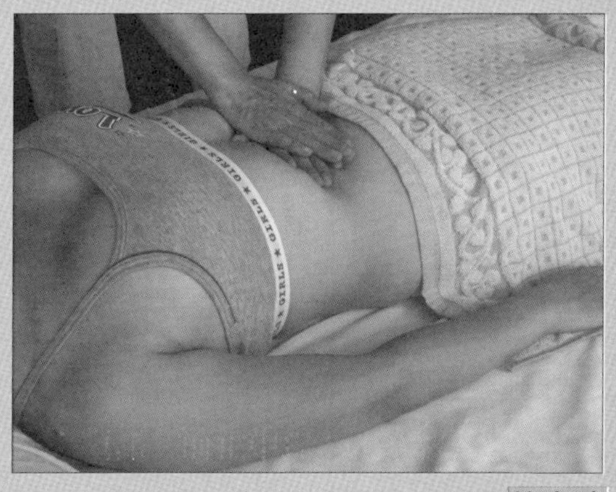

按中脘

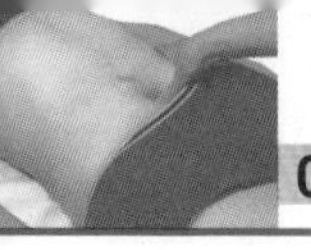

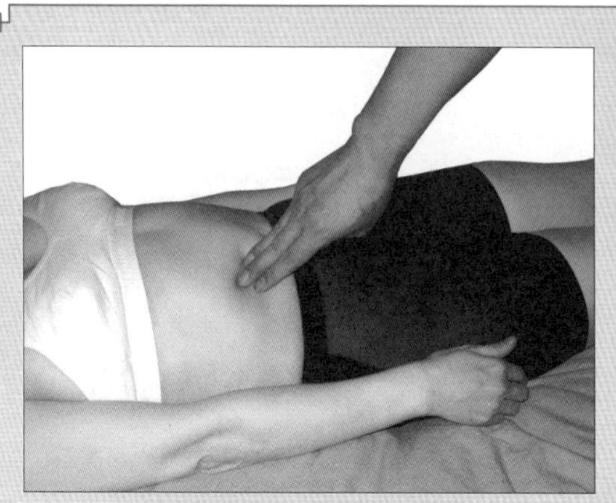

按天樞

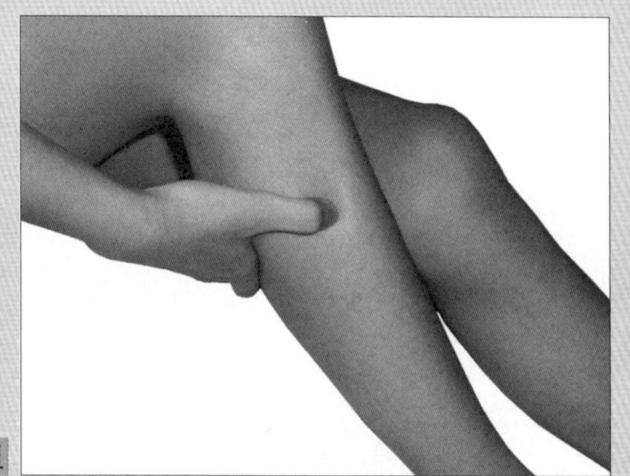

按足三里

【按語】

1. 點穴治療一般腹痛效果良好。

2. 腹痛應與胰腺炎、肝膽疾病等相鑒別，不可妄加見痛止痛，應該先查明腹痛原因再進行止痛治療，否則容易隱藏病情。

3. 平時注意飲食衛生，不吃不潔變質食物。

網球肘

網球肘是指肱骨外上髁因急、慢性損傷引起的疼痛，本病與所從事職業關係密切，常見於從事反覆前臂旋前、用力伸腕者，如網球運動員、泥瓦工等。

【取穴】

阿是穴：疼痛點。

曲池：屈肘成直角，在肘橫紋外側端與肱骨外上髁連線中點。

手三里：在前臂背面橈側，當陽谿與曲池連線上，肘橫紋下2寸。

肘髎：在臂外側，屈肘，曲池上方1寸，當肱骨前緣處。

合谷：位於手背第1、2掌骨間，當第2掌骨橈側中點處。

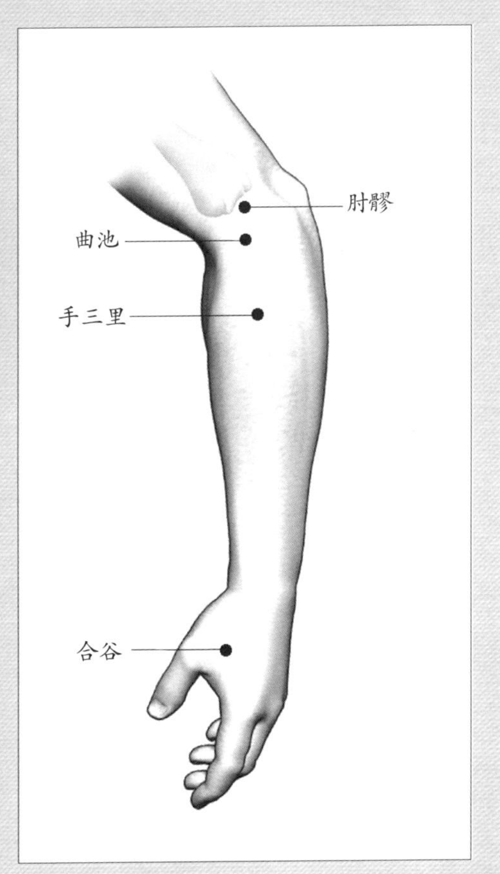

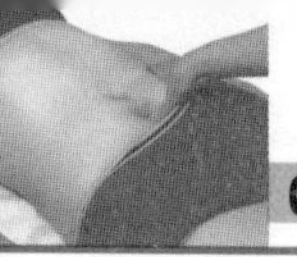

【操作】

以點、揉、按、捏拿為主，患者仰臥位或坐位，先捏拿放鬆前臂、肘部、上臂肌肉，操作3分鐘，之後點揉阿是穴3分鐘左右，力度由輕到重，以患者耐受為度，再依次按揉肘髎、曲池、手三里、合谷，每穴操作3分鐘左右，整個過程不超過30分鐘。

療程：每日1次，7次為1個療程，2個療程之間休息1天。

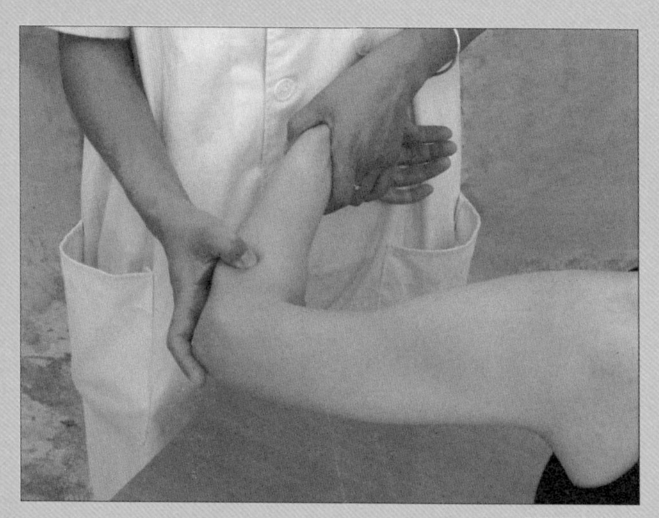

按手三里

【按語】

1. 點穴治療網球肘效果良好。

2. 平時注意患側腕部肘部不要勞累，注意防寒保暖，可配合局部熱敷。

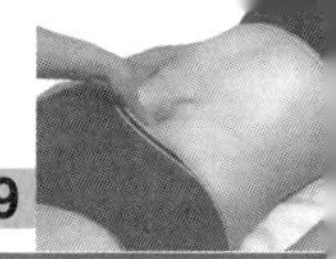

心痛

心痛是指突然發作的心胸部憋悶、疼痛，可由冠狀動脈供血不足導致。表現為左側心胸部憋悶、疼痛，可放射至肩背、前臂、胃脘。

【取穴】

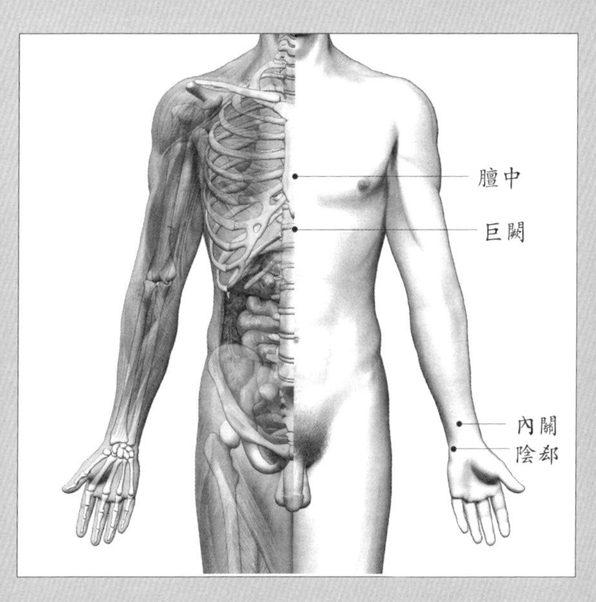

內關：前臂掌側，當曲澤與大陵的連線上，腕橫紋上2寸，掌長肌腱與橈側腕屈肌腱之間。

巨闕：在上腹部，前正中線上，當臍中上6寸。

陰郄：在前臂掌側，當尺側腕屈肌腱的橈側緣，腕橫紋上0.5寸。

膻中：在胸部，當前正中線上，平第4肋間，兩乳頭連線的中點。

【操作】

以點、按為主，發作時立即拇指指端掐按雙側內關、陰郄

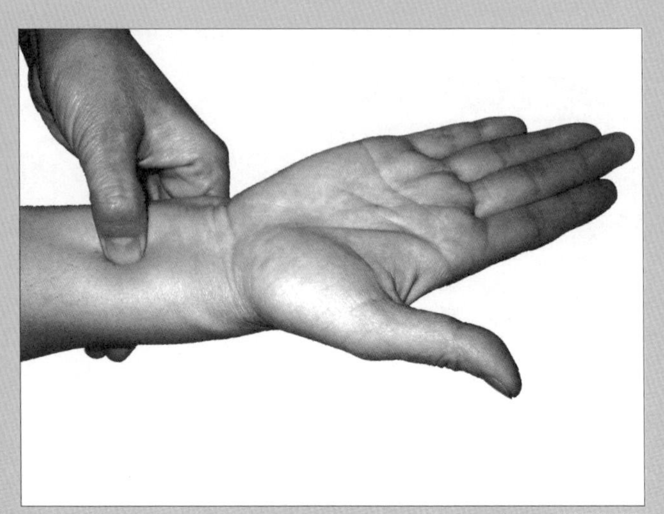

按內關

穴，重刺激，每穴操作2分鐘左右，之後拇指指端點按巨闕、膻中穴，每穴操作2分鐘。

療程：疼痛發作時應用。

【按語】

1. 點穴治療心痛有一定效果，但患者平時一定要隨身攜帶硝酸甘油片，在心痛發作時首選舌下含服硝酸甘油片，並立即休息。點穴方法僅可在身邊沒有硝酸甘油時使用。

2. 當休息、舌下含服硝酸甘油片均無效、病情較重、危及生命時，應立即送往醫院，以免耽誤病情。

3. 平時注意不要勞累，調整心態，保持心情舒暢，避免勞累過度，飲食宜清淡，忌暴飲暴食。

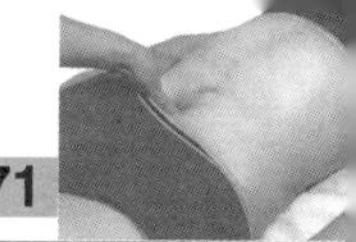

肋間神經痛

肋間神經痛是指沿著肋間神經走形產生的劇烈疼痛，可見於西醫學的帶狀皰疹後期、脊柱病變等疾病。

中醫認為，脾虛濕蘊，日久化熱，搏結於皮膚而作痛；肝鬱化火，灼於皮膚，以及氣滯血瘀經脈痹阻不通，均可導致本病發生。

臨床表現：病變胸肋部，經胸、腹部，呈帶狀發作性劇烈疼痛，疼痛可為燒灼樣、針刺樣、刀割樣，難以忍受，患者咳嗽、打噴嚏、深呼吸等動作均可導致疼痛發作，疼痛可向肩背部放射，呈陣發性加劇，疼痛範圍局限於病變肋間神經分佈區。

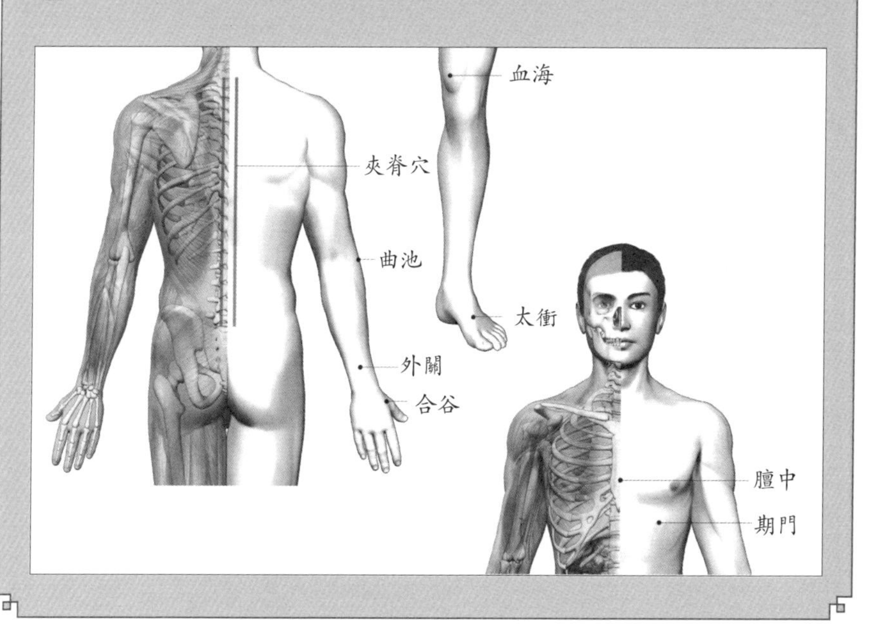

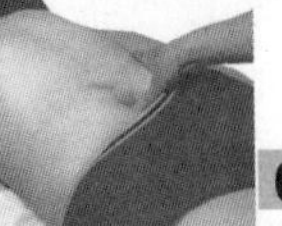

【取穴】

阿是穴：疼痛點。

夾脊穴：第1胸椎至第5腰椎，棘突下旁開0.5寸，一側17個穴，左右共34穴。

曲池：屈肘成直角，在肘橫紋外側端與肱骨外上髁連線中點。

太衝：在足背側，第1、2趾蹠骨結合部前下凹陷處。

合谷：位於手背第1、2掌骨間，當第2掌骨橈側中點處。

期門：在胸部，當乳頭直下，第6肋間隙，前正中線旁開4寸。

外關：前臂背側，陽池與肘尖的連線上，腕背橫紋上2寸，尺骨與橈骨之間。

血海：屈膝，在大腿內側，髕底內側端上2寸，當股四頭肌內側頭的隆起處。

膻中：在胸部，當前正中線上，平第4肋間，兩乳頭連線的中點。

【操作】

以點、揉、按為主，患者坐位，先按揉膻中穴，操作1分鐘左右，之後依次點按期門、夾脊穴、阿是穴、曲池、外關、合谷、血

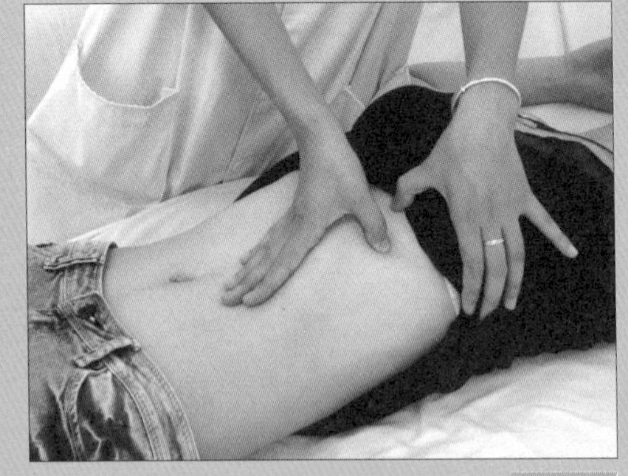

按期門

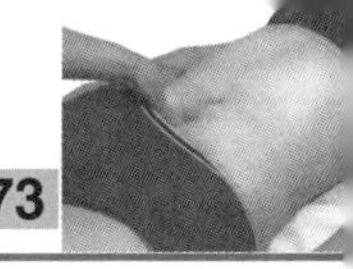

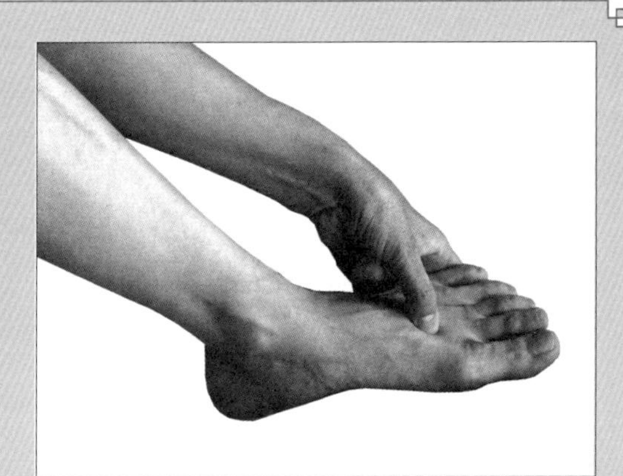

按太衝

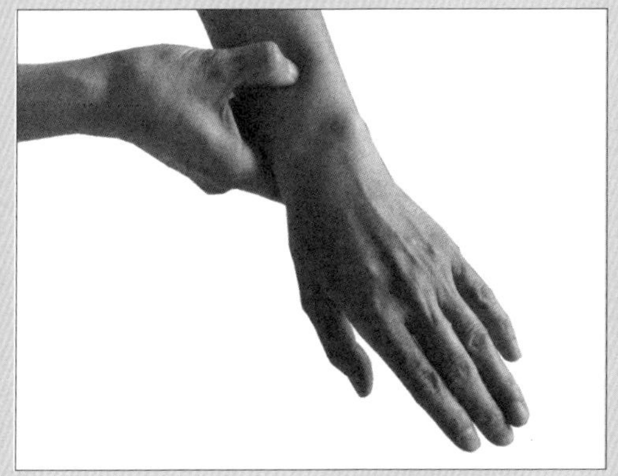

按外關

海、太衝，每穴操作3分鐘，夾脊穴、阿是穴可疏通局部氣機，可分別點按10分鐘，整個過程30分鐘左右。

療程：每日1次，7次為1個療程，2個療程之間休息1天。

【按語】

1. 點穴治療肋間神經痛效果良好，但應積極治療原發病。
2. 平時注意調整心態，保持心情舒暢。
3. 飲食宜清淡，多食蔬菜水果，忌食肥甘厚味之品。

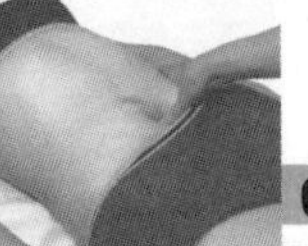

膽石症

膽石症是指膽道系統的任何部位發生結石的疾病。

臨床表現：右上腹劇烈疼痛。多發生在進食油膩食物或飽食之後，為持續性疼痛，陣發性加劇，可向右肩背部放射。可伴有噁心、嘔吐或發熱。

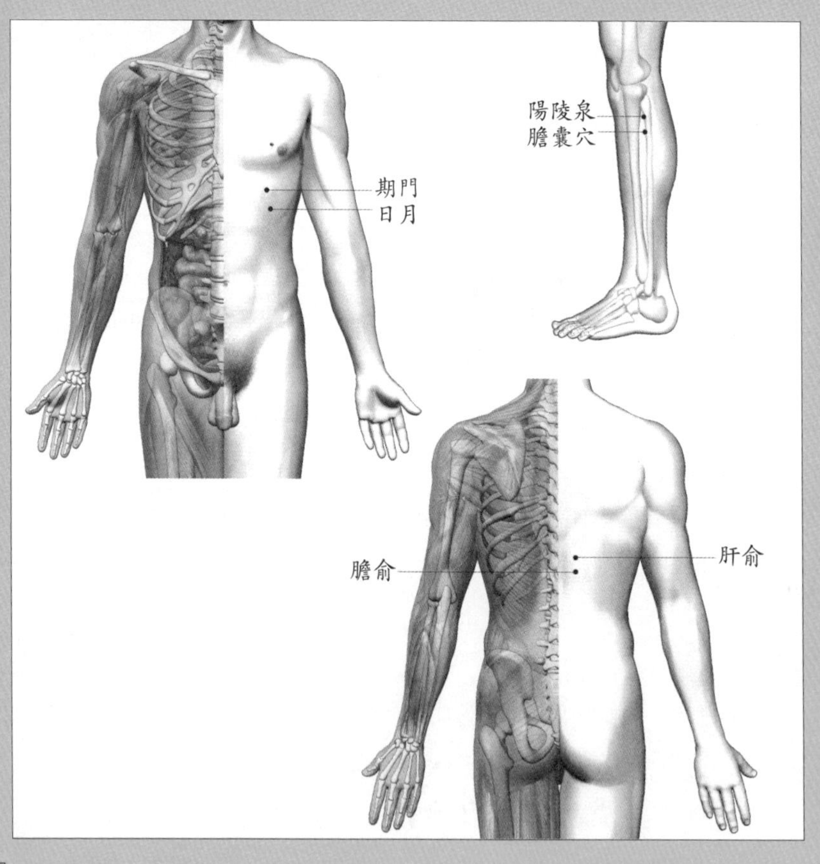

【取穴】

膽囊穴：正坐或側臥位時，在小腿外側上部，當腓骨小頭前下方凹陷處（陽陵泉）直下2寸。

陽陵泉：在小腿外側，當腓骨小頭前下方凹陷處。

肝俞：在背部，當第9胸椎棘突下，旁開1.5寸。

膽俞：在背部，當第10胸椎棘突下，旁開1.5寸。

期門：在胸部，當乳頭直下，第6肋間隙，前正中線旁開4寸。

日月：在上腹部，當乳頭直下，第7肋間隙，前正中線旁開4寸。

【操作】

以點、揉、按為主，發作時立即拇指指端點按雙側膽囊穴、陽陵泉，重刺激，每穴操作2分鐘左右，之後拇指指腹按揉肝俞、膽俞穴，每穴操作1分鐘，最後掌跟按揉期門、日月穴，每穴1分鐘。重複以上操作，整個過程30分鐘左右。

療程：疼痛發作時應用。

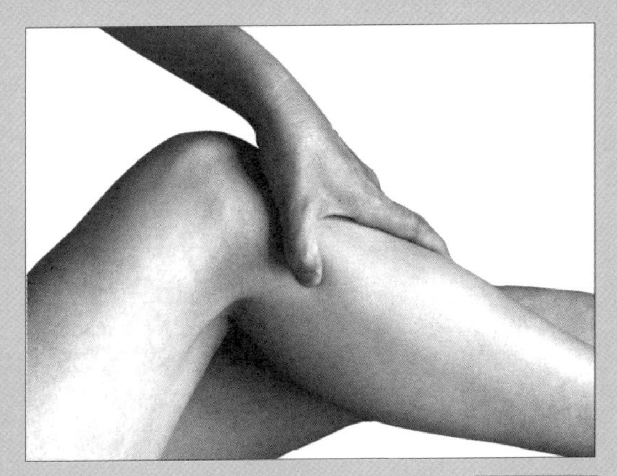

按陽陵泉

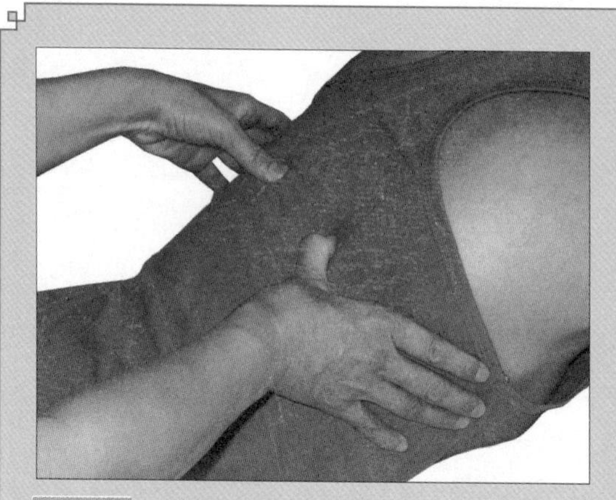

按肝俞

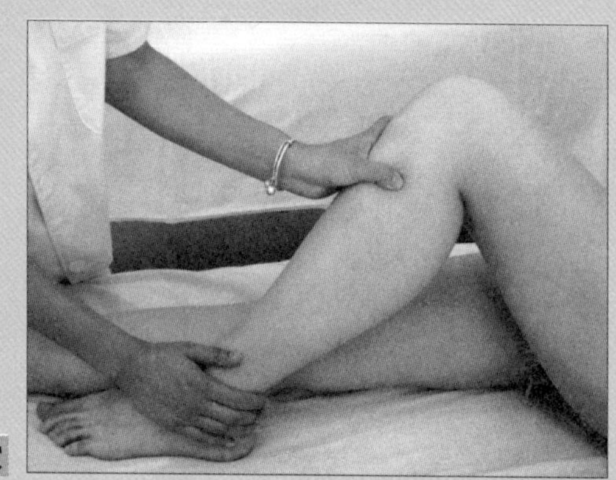

按膽囊穴

【按語】

1. 點穴治療膽石症有一定療效，可用於非手術適應證者或必要時應用，若符合手術適應證或病情劇烈，應及時去醫院就診，以免耽誤病情。

2. 膽石症患者平時一定注意休息，發病期間絕對臥床，飲食宜清淡，多食蔬菜、水果，忌食油膩。平時注意調整心態，保持心情舒暢。

踝關節扭傷

踝關節扭傷是指由於行走時不慎踏在不平的路面或從高處跳下時，足部受力不均，踝關節過度內翻或外翻，致使踝關節外側或內側副韌帶損傷，出現踝部腫痛、瘀血。

中醫認為，踝為足之樞紐，足三陰、三陽經筋所結。因足跗用力不當，經筋牽抻過度，致使經筋所結之處撕裂，陽筋弛長，陰筋拘攣，氣血離經，為瘀為腫，活動受限，屈伸不利，傷處作痛。

臨床表現：踝關節腫脹、疼痛。有足踝部急性扭傷史，多數患者會出現損傷部位皮下瘀血，踝關節活動受限。

【取穴】

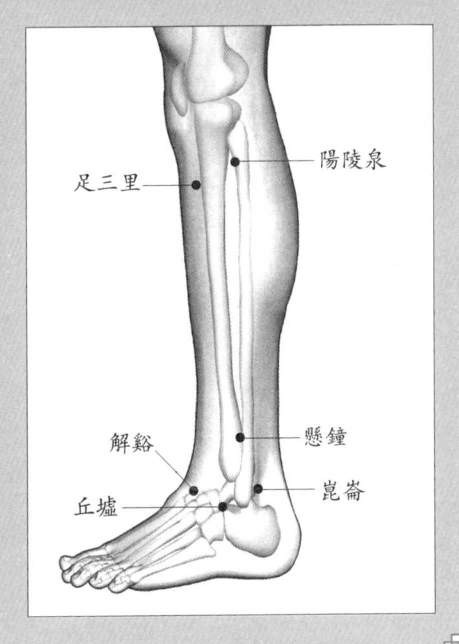

阿是穴：疼痛點。

足三里：在小腿前外側，當犢鼻下3寸，距脛骨前緣1橫指（中指）。

陽陵泉：在小腿外側，當腓骨小頭前下方凹陷處。

懸鐘：在小腿外側，當外踝尖上3寸，腓骨前緣。

解谿：足背踝關節前橫紋中點，兩筋之間，約與外踝高點相平。

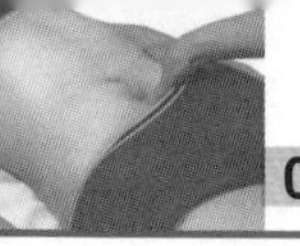

丘墟：在足外踝的前下方，當趾長伸肌腱的外側凹陷處。
崑崙：在外踝後方，當外踝尖與跟腱之間的凹陷處。

【操作】

以點、揉、拔伸、擦法為主，患者仰臥位，先捏揉放鬆小腿肌肉，之後依次點按足三里、陽陵泉、懸鐘、解谿、丘墟、

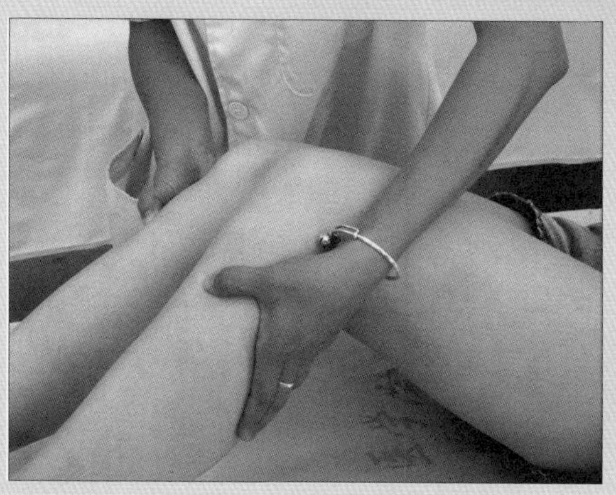

按足三里

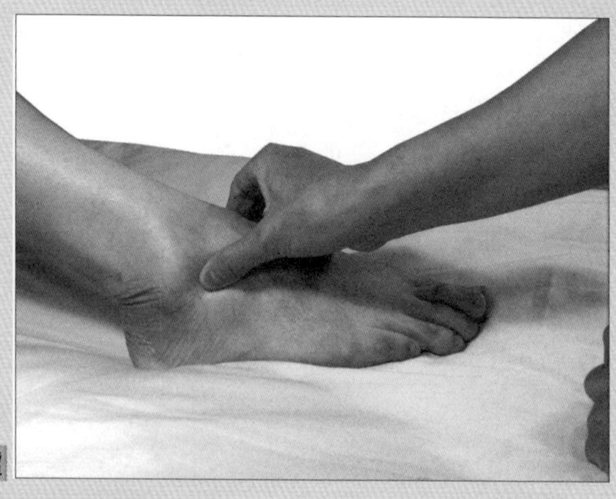

按丘墟

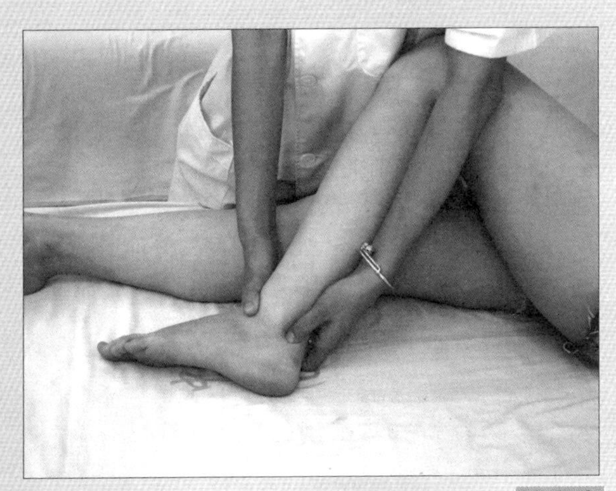

按崑崙

崑崙、阿是穴，每穴操作2分鐘左右，然後拔伸並輕搖踝關節，操作2分鐘。最後用掌跟擦局部，以透熱為度。

療程：每日1次，7次為1個療程，2個療程之間休息1天。

【按語】

1. 點穴治療踝關節扭傷除骨折和脫位效果較差，急性期禁止使用外，對踝關節扭傷的康復治療效果良好。

2. 扭傷急性期應及時去醫院進行檢查，以排除骨折和脫位，若急性期有出血者，應立即冷敷，24小時後才可點穴治療。

3. 急性期踝關節儘量少活動，腫脹消退後踝關節應儘早活動，平時注意對扭傷局部防寒保暖，恢復期可配合活血化瘀中藥外洗，並進行輕柔手法按摩。

枕神經痛

枕神經痛是指各種原因引起的枕大神經、枕小神經、耳大神經支配的後枕部及項部的疼痛。可見於西醫中感冒、枕部外傷等損傷枕神經的疾病。

中醫認為，感受外傷，或外感風寒濕邪，閉阻經絡，導致氣滯血瘀，經脈拘緊而疼痛。

臨床表現：後頭部疼痛。常有落枕或感染等病史，可向耳部、項部、頭頂等部位放射痛，項部活動或咳嗽可導致疼痛加劇。

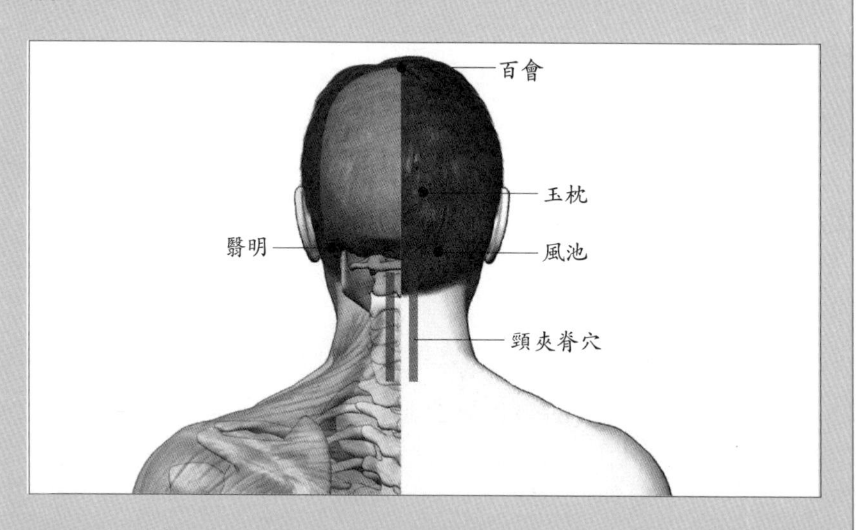

【取穴】

阿是穴：疼痛點。

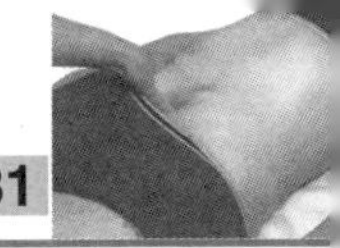

風池：在項部，當枕骨之下，與風府相平，胸鎖乳突肌與斜方肌上端之間的凹陷處。

頸夾脊穴：各頸椎棘突下旁開0.5寸。

玉枕：在後頭部，當後髮際正中直上2.5寸，旁開1.3寸，平枕外隆凸上緣的凹陷處。

翳明：在項部，當翳風後1寸。

百會：頭部正中，兩耳尖連線交點，入前髮跡5寸。

【操作】

以點、揉、按、捏為主，患者坐位，點壓揉阿是穴3分鐘，按風池、頸夾脊穴、玉枕、翳明各3分鐘，按壓百會3分鐘左右。風池、翳明對治療枕神經痛效果較好，可點按5分鐘，整個過程30分鐘左右。

療程：疼痛時應用。

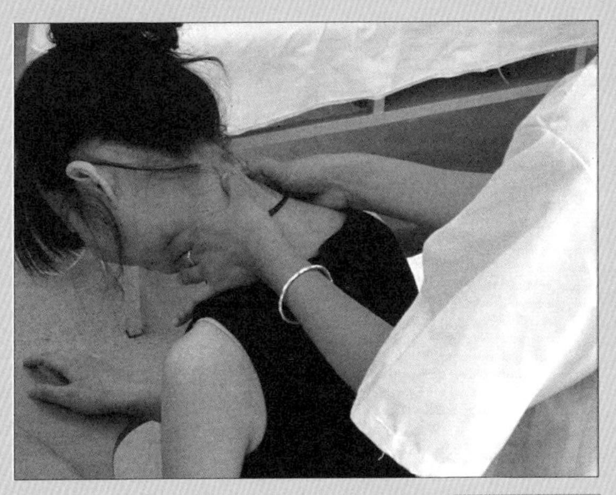

按頸夾脊穴

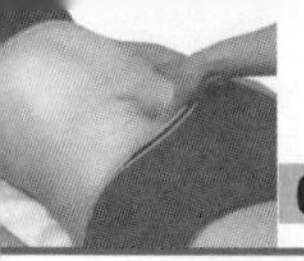

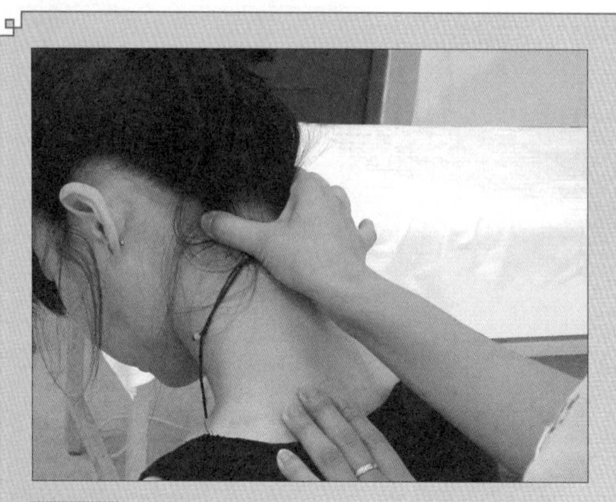

按風池

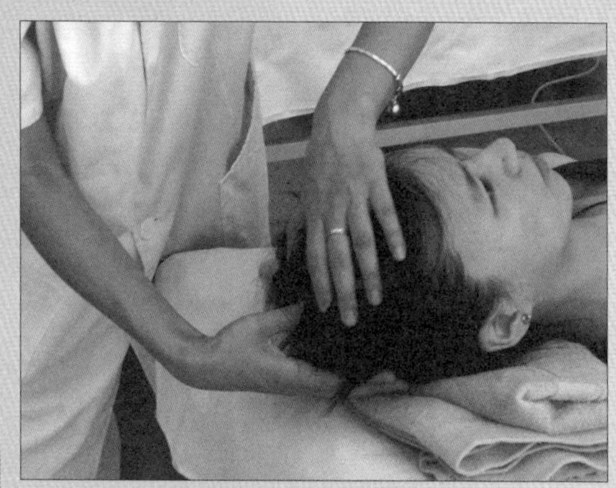

按百會

【按語】

1. 點穴治療枕神經痛效果良好。

2. 枕神經痛應與頸椎病相鑒別。

3. 平時注意頭項部防寒保暖，睡覺時枕頭高度要適宜，側臥位時保證脊柱呈水平位。

三叉神經痛

三叉神經痛是指三叉神經分佈區短暫的反覆發作性劇痛。原發性三叉神經痛病因不明，其中中老年女性多見。

臨床表現：三叉神經分佈區疼痛，2、3支多見。疼痛為發作性電擊樣、針刺樣、刀割樣或撕裂樣疼痛，歷時短暫，每次發作數秒至2分鐘，通常無先兆，可因觸摸或運動誘發。

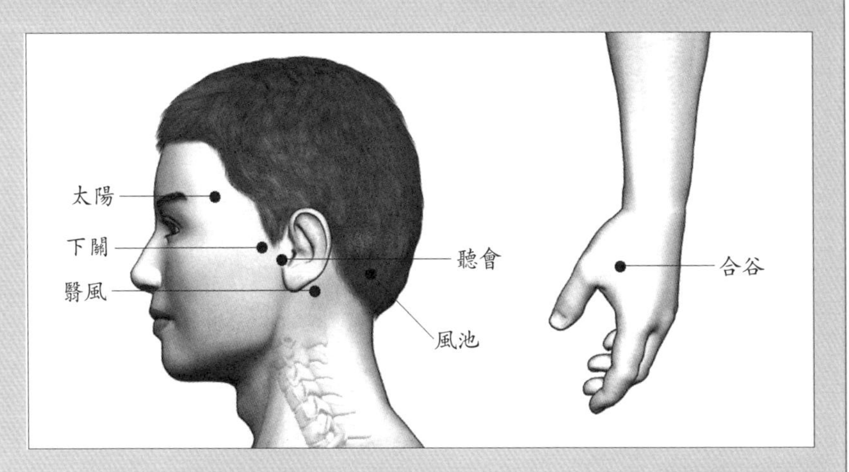

【取穴】

翳風：在耳垂後方，當乳突與下頜角之間的凹陷處。

下關：在面部耳前方，當顴弓與下頜切跡所形成的凹陷中，張口時隆起；正坐或仰臥，閉口取穴。

風池：在項部，當枕骨之下，與風府相平，胸鎖乳突肌與斜方肌上端之間的凹陷處。

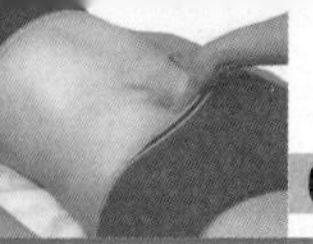

合谷：位於手背第1、2掌骨間，當第2掌骨橈側中點處。

聽會：在面部，當耳屏間切跡的前方，下頜骨髁狀突的後緣，張口有凹陷處。

太陽：在顳部，當眉梢與目外眥之間，眼眶外緣向後約1橫指的凹陷處。

【操作】

以點、揉、按為主，點按翳風、下關、風池、合谷、聽會、太陽各2分鐘左右，整個過程30分鐘左右。

療程：每日1次，10次為1個療程，2個療程之間休息1天。

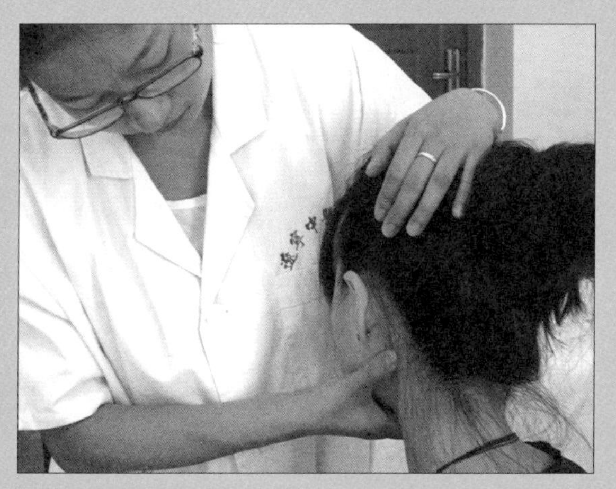

按翳風

【按語】

1. 點穴治療三叉神經痛效果一般，不用於發作期治療，可用於緩解期預防發作。

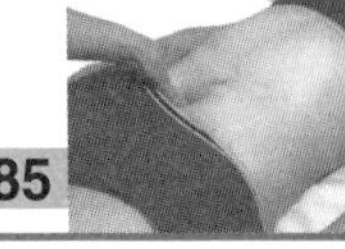

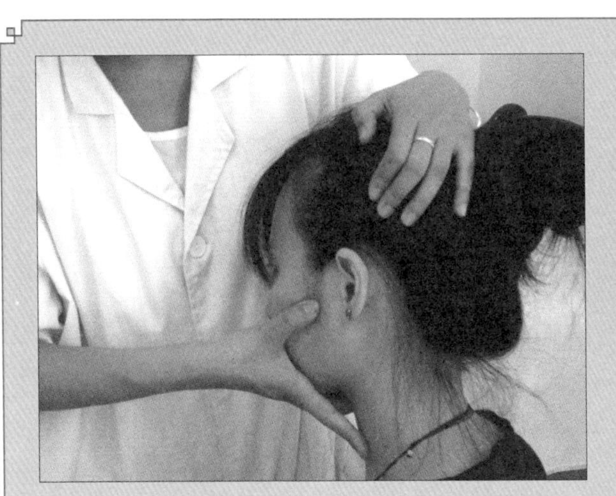

按下關

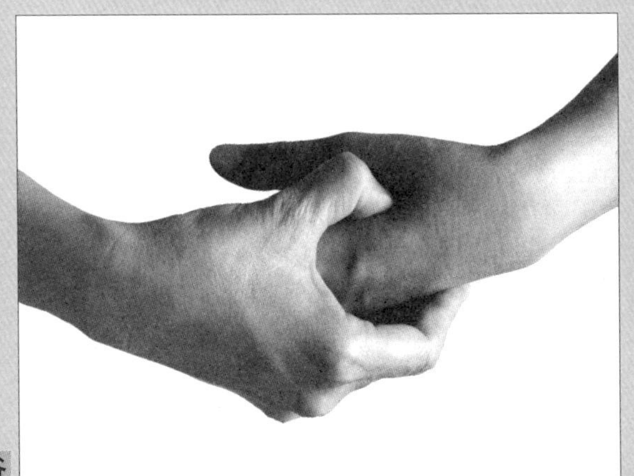

按合谷

2. 原發性三叉神經痛應與繼發性三叉神經痛、牙痛相鑒別。

3. 本病一般很少自癒，輕者可在緩解期用點穴療法預防發作，對於病程長、發作頻繁者建議採取其他方法治療，如針灸或者西醫手術治療。

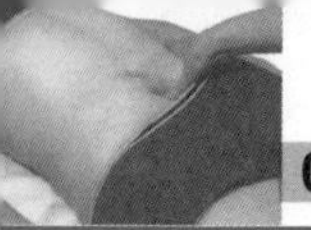

胃痛

胃痛是指以胃脘部近心窩處疼痛為主要臨床表現的一種病症，可見於西醫學的急慢性胃炎，胃、十二指腸潰瘍等疾病。

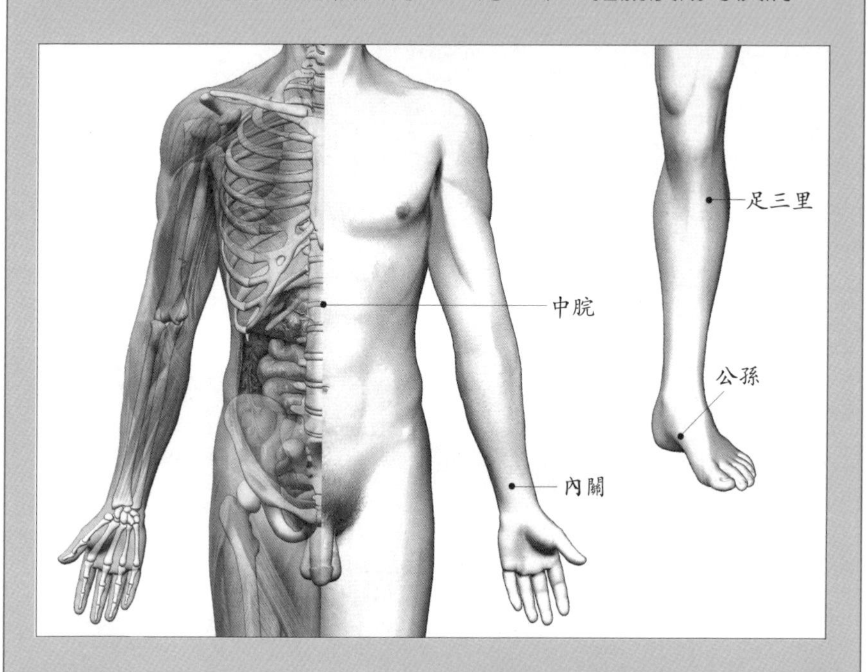

【取穴】

中脘：在上腹部，前正中線上，當臍中上4寸。

足三里：小腿前外側，當犢鼻下3寸，距脛骨前緣1橫指。

內關：前臂掌側，當曲澤與大陵的連線上，腕橫紋上2寸，掌長肌腱與橈側腕屈肌腱之間。

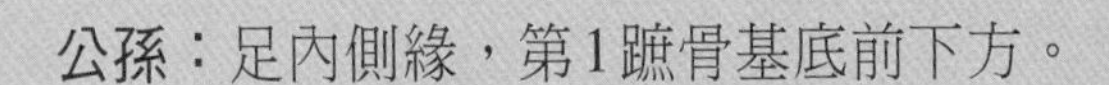

公孫：足內側緣，第1蹠骨基底前下方。

【操作】

以點、揉、按為主，患者仰臥位，足三里、內關、公孫各按壓3分鐘左右，中脘穴為治療胃痛的特效穴，可操作5～10分鐘，整個過程30分鐘左右。

療程：每日1次，7次為1個療程，2個療程之間休息1天。

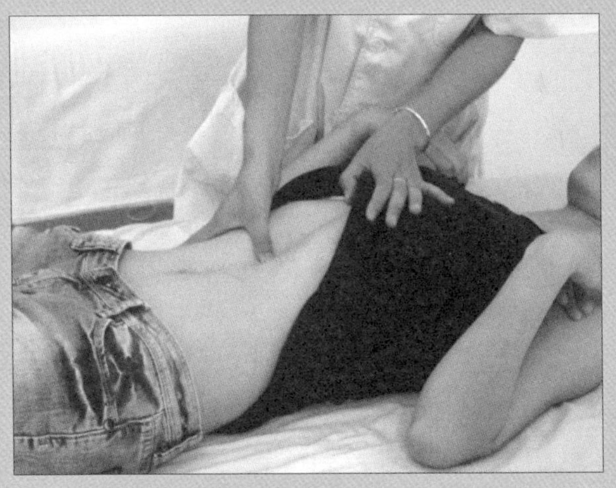

按中脘

【按語】

1. 點穴治療對多數胃痛效果良好。

2. 胃痛應與胰腺炎、心絞痛等疾病相鑒別。

3. 治療胃病，三分靠治，七分靠養，胃痛亦然，平時注意少吃寒涼食物及辛辣食物。

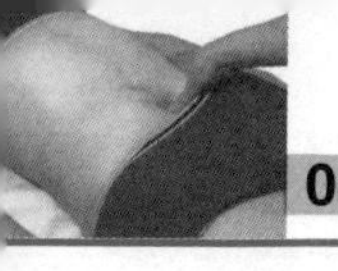

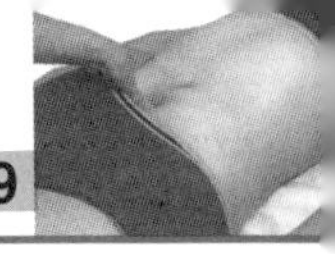

第三章

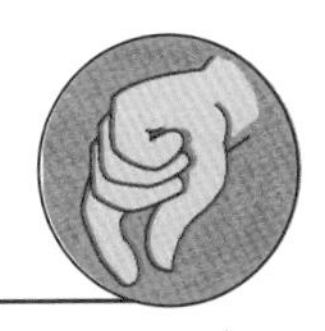

點穴治療常見病

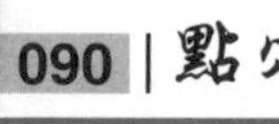

感冒

感冒是感受風邪而出現頭痛、鼻塞、流涕、噴嚏、惡寒、發熱、全身不適等症狀的一種疾病。鼻塞聲重、流涕清稀、咳嗽、痰多稀薄、苔薄白、脈浮緊，為風寒感冒；發熱、微惡風寒、鼻流濁涕、咯痰黃稠、口渴、咽痛、苔薄黃、脈浮數，為風熱感冒；發熱、微惡風、汗少肢體沉重、頭昏重而漲痛、心煩口渴、小便短赤、舌苔薄黃而膩、脈濡數，為暑濕感冒。

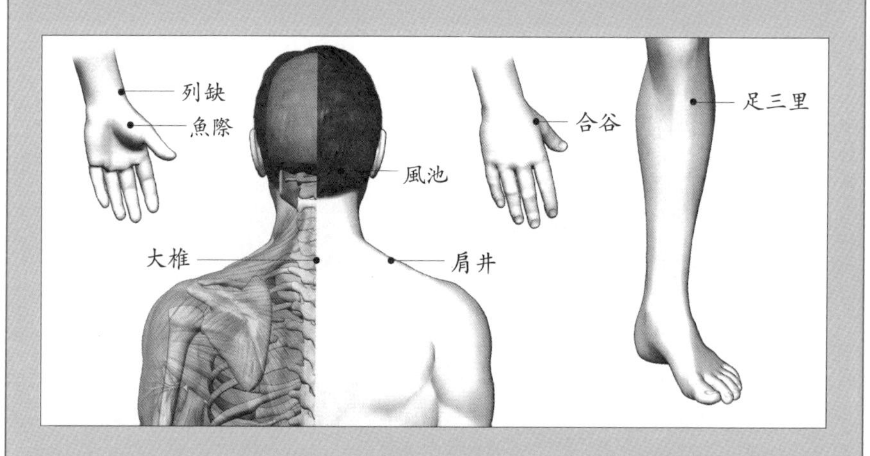

【取穴】

合谷：位於手背第 1、2 掌骨間，當第 2 掌骨橈側的中點處。

列缺：在前臂橈側緣，橈骨莖突上方，腕橫紋上 1.5 寸，當肱橈肌與拇長展肌腱之間。

魚際：在手拇指本節（第1掌指關節）後凹陷處，約當第1掌骨中點橈側，赤白肉際處。

大椎：在後正中線上，第7頸椎棘突下凹陷中。

風池：在項部，當枕骨之下，與風府相平，胸鎖乳突肌與斜方肌上端之間的凹陷處。

肩井：在肩上，前直乳中，當大椎與肩峰端連線的中點上。

足三里：小腿前外側，當犢鼻下3寸，距脛骨前緣1橫指（中指）。

【操作】

以食、拇指揉按，捏掐雙側風池可疏風解表、清利頭目，使患者有酸麻脹痛感，以出汗為度。輕揉肩井以疏通經絡，放鬆，趁患者不注意拿肩井穴，需要十指伸直，提起肌肉持續幾秒，然後輕柔按摩放鬆後再提拿，以額頭汗出為度。

用大拇指或中指按壓足三里，有酸麻感，以發熱感為佳，也可用艾灸，使局部皮膚發紅，艾條緩慢沿足三里穴上下移動，以不燒傷局部皮膚為度。合谷、列缺行叩打法，宣肺止咳。點按魚際，大椎解表瀉熱。

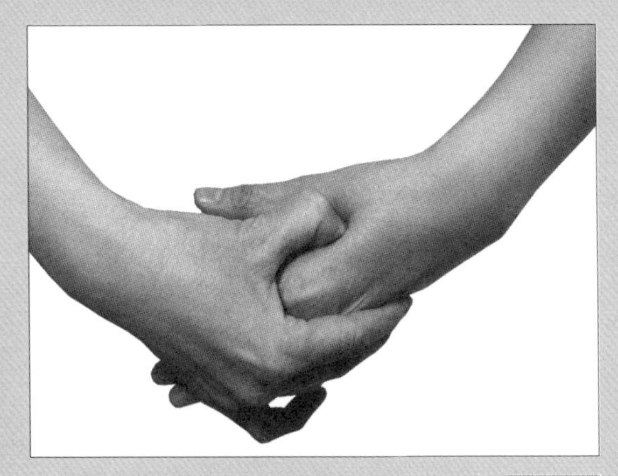

按合谷

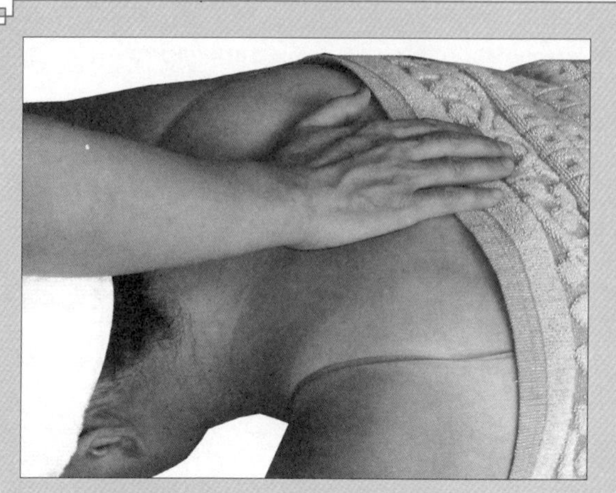

按大椎

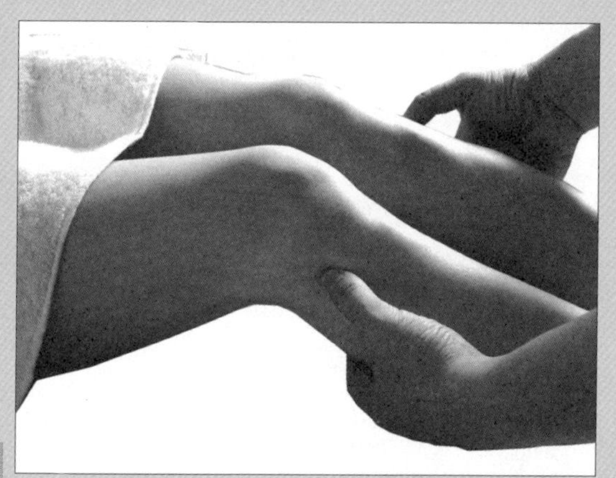

按足三里

【按語】

1. 感冒一般病程在3～7天，點穴治療得當，可及時痊癒。
2. 感冒應與某些傳染性疾病（如出血熱）早期症狀鑑別。
3. 在患感冒期間禁食生、冷、油膩食品。
4. 鍛鍊身體，增強體質，避免著涼。

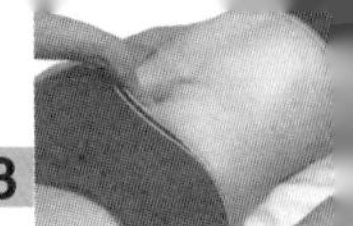

慢性支氣管炎

慢性支氣管炎是氣管、支氣管黏膜及其周圍組織的慢性非特異性炎症。屬中醫學「咳嗽」、「喘證」、「痰飲」範疇。

表現為慢性咳嗽、咳痰、反覆感染，或伴有喘息。

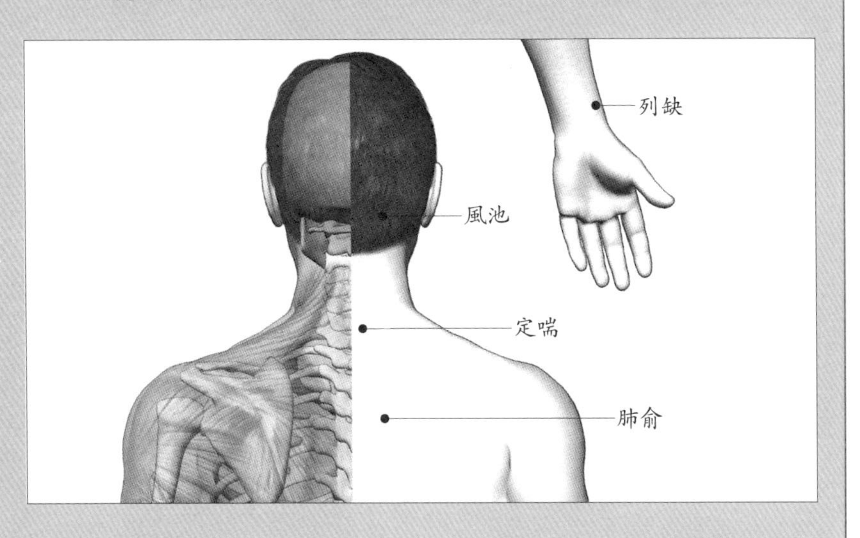

【取穴】

風池：在項部，當枕骨之下，與風府相平，胸鎖乳突肌與斜方肌上端之間的凹陷處。

列缺：在前臂橈側緣，橈骨莖突上方，腕橫紋上1.5寸處。當肱橈肌與拇長展肌腱之間。

肺俞：在背部，當第3胸椎棘突下，旁開1.5寸。

定喘：在背部，當第7頸椎棘突下，旁開0.5寸。

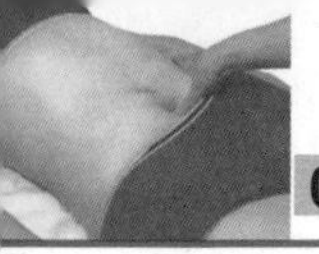

【操作】

以食、拇指揉按，捏掐雙側風池，使患者有酸麻脹痛感，以出汗為度，清利頭目，以解表邪。點壓列缺、肺俞、定喘各3分鐘左右，整個過程20分鐘為宜。

療程：每日1次，15次為1個療程，各療程之間休息2天。

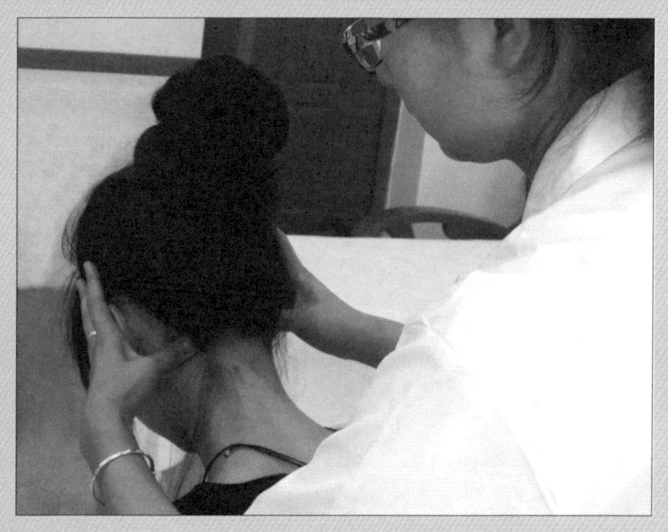

按風池

【按語】

1. 忌菸酒辛辣，不食寒涼生冷、酸辣煎炸。
2. 保持心情舒暢。

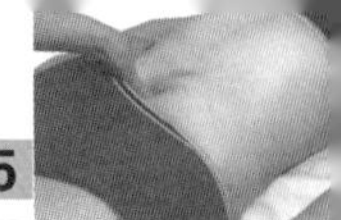

支氣管哮喘

支氣管哮喘是支氣管反應性增高，導致支氣管平滑肌痙攣，黏膜水腫，黏液分泌過多，致使支氣管發生可逆性阻塞為特點的疾病。其特點為間歇性發作，經治療緩解或自行緩解，屬中醫「哮證」範疇。表現為發作時有哮鳴聲，呼吸急促困難，不能平臥。

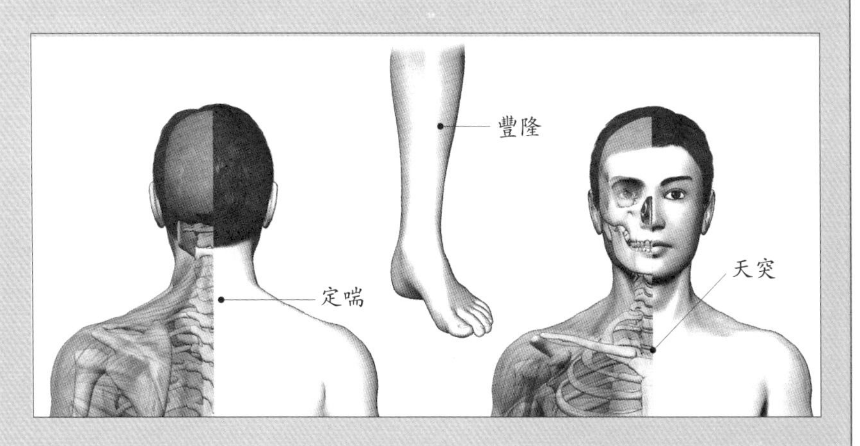

【取穴】

定喘：在背部，當第7頸椎棘突下，旁開0.5寸。

天突：在頸部，當前正中線上，胸骨上窩中央。

豐隆：小腿前外側，外踝尖上8寸，條口外1橫指（中指），脛骨前緣2橫指（中指）處。

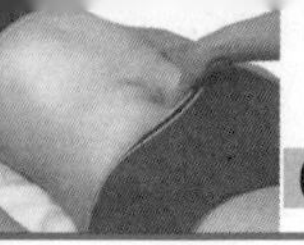

【操作】

指揉定喘穴，患者有酸麻脹感為佳。點按天突穴，由輕至重，不可用力過猛，可宣肺化痰。按揉豐隆至有酸脹感可健脾化痰。每穴操作3分鐘左右，整個過程20分鐘左右。

療程：每日1次，15次為1個療程，各療程之間休息3天。

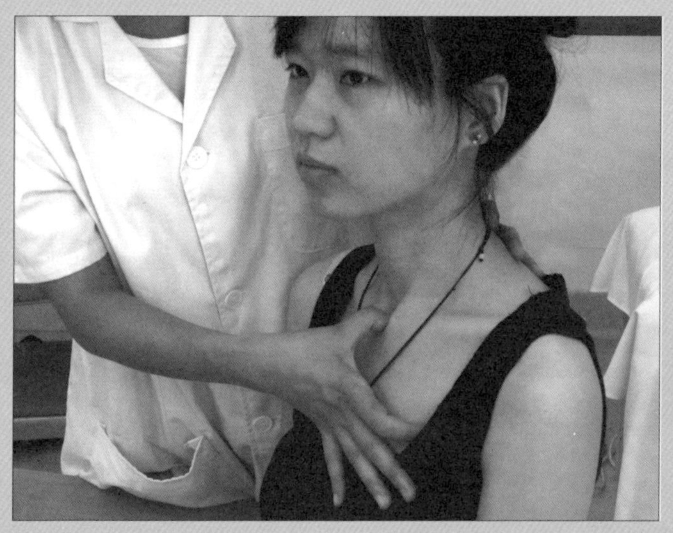

按天突

【按語】

1. 注意保暖，預防感冒。
2. 鍛鍊身體，增強體質。
3. 避開過敏源。忌食辛辣腥發等刺激之品，禁菸酒。
4. 如遇哮喘持續狀態，立即採取綜合性治療措施。

胃下垂

胃下垂是指在站立位時，胃的下緣達盆腔，胃小彎弧線最低點降到髂嵴連線以下。表現為腹脹，食後加重，平臥減輕，伴噁心、納差、上腹痛、便秘或腹瀉等。

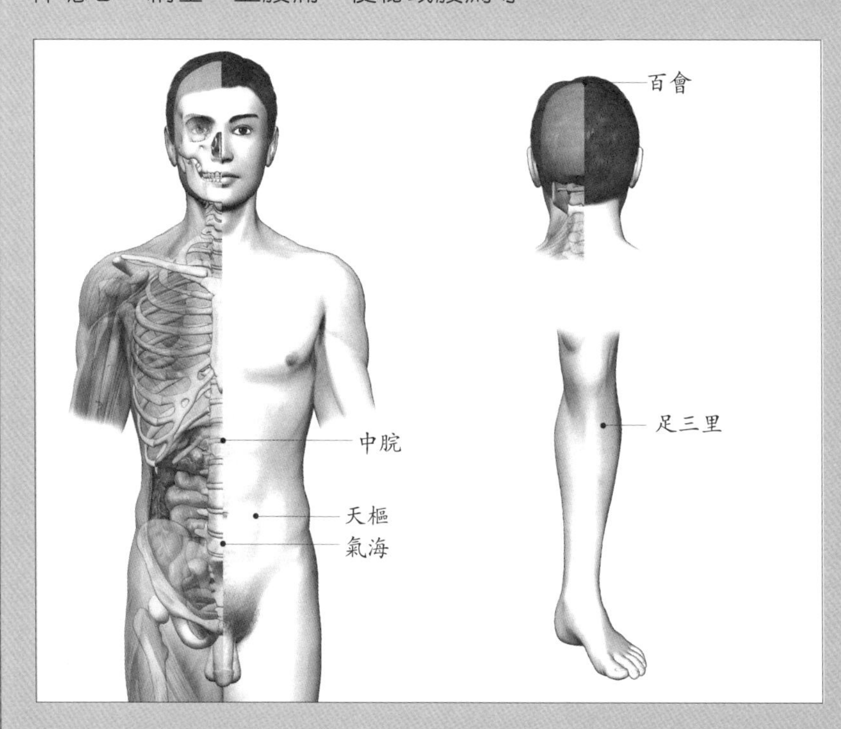

【取穴】

中脘：在上腹部，前正中線上，當臍中上4寸。

氣海：在下腹部，前正中線上，當臍中下 1.5寸。

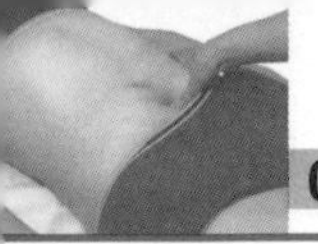

足三里：在小腿前外側，當犢鼻下3寸，距脛骨前緣1橫指（中指）。

百會：頭部正中，兩耳尖連線交點，入前髮際5寸。

天樞：位於臍旁2寸。

【操作】

掌根或指腹按於中脘、氣海上，腕部放鬆，前臂做主動擺動，帶動腕部和掌指做輕柔和緩的旋轉揉動，用指端一起一伏地按壓足三里、天樞、百會，要求點壓準確有力，不可滑動，切忌暴力，按壓時要逐漸施力，使刺激充分到達肌肉組織的深層，患者有酸、麻、脹、重、痛等感覺。

每穴操作3分鐘左右，整個過程20分鐘。

療程：每天1次，7次為1個療程，每個療程之間休息1天。

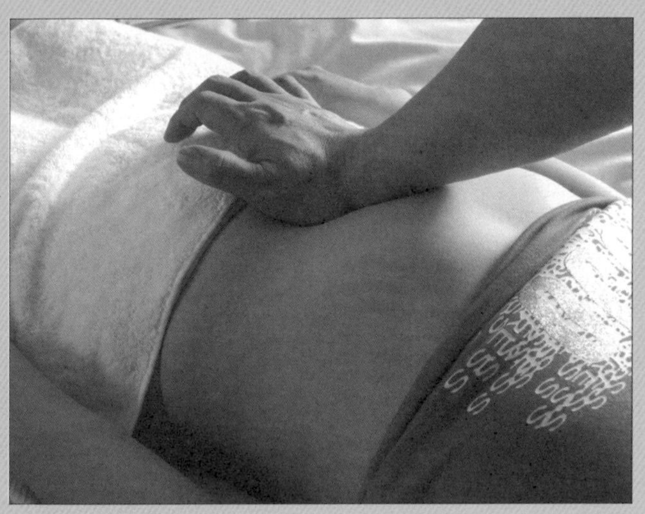

按中脘

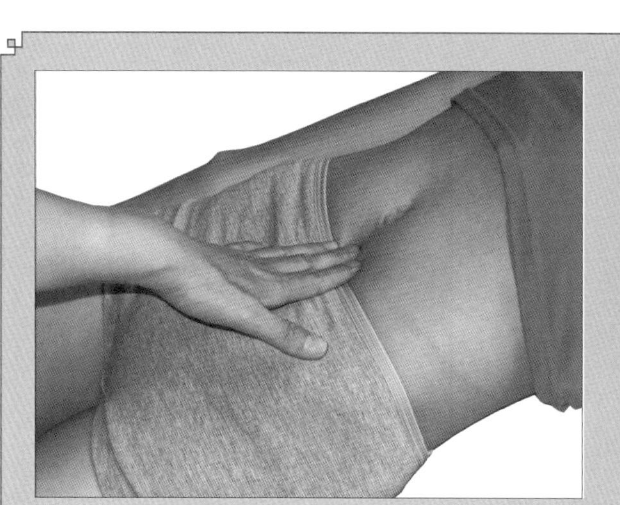
按氣海

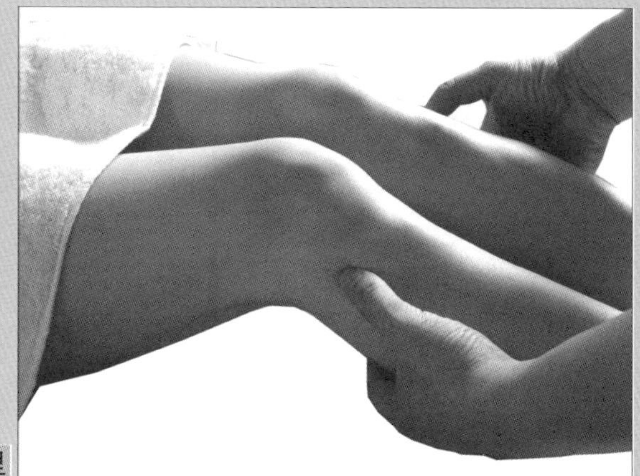
按足三里

【按語】

1. 飽食過後，避免劇烈運動。

2. 注意休息，不要過於勞累，除推拿治療外應配合適當的功能鍛鍊，特別是腹肌的鍛鍊，方能收到滿意效果。

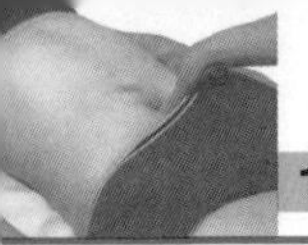

胃、十二指腸潰瘍

胃、十二指腸潰瘍是常見病之一，由於潰瘍的發生、發展與酸性胃液、胃蛋白酶的消化作用有密切關係，所以稱為消化性潰瘍，好發部位在胃與十二指腸。

中醫認為本病由於肝氣鬱結、橫逆犯胃或素體脾胃虛弱、飲食勞倦，損傷脾胃之氣所致。屬於中醫「胃痛」、「胃脘痛」、「心下痛」的範疇。

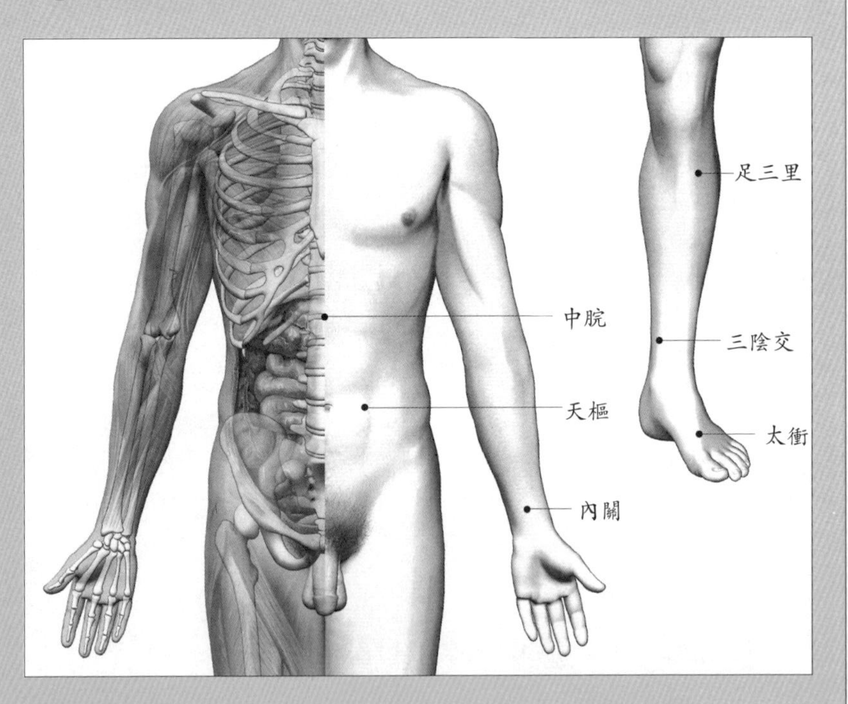

【取穴】

中脘：在上腹部，前正中線上，當臍中上4寸。

足三里：在小腿前外側，當犢鼻下3寸，距脛骨前緣1橫指（中指）。

內關：在前臂掌側，當曲澤與大陵的連線上，腕橫紋上2寸，掌長肌腱與橈側腕屈肌腱之間。

天樞：位於臍旁2寸。

太衝：位於足背側，第1、2蹠骨結合部前下凹陷處。

三陰交：在小腿內側，當足內踝尖上3寸，脛骨內側緣後方。

【操作】

拇指按於上述穴位，腕部放鬆，前臂做主動擺動，帶動腕部和掌指做輕柔和緩的旋轉揉動。足三里、中脘、內關等穴可健脾和胃，消積化滯。每穴操作3分鐘左右，整個過程20分鐘。

療程：每日1次，7次為1個療程，每個療程之間休息1天。

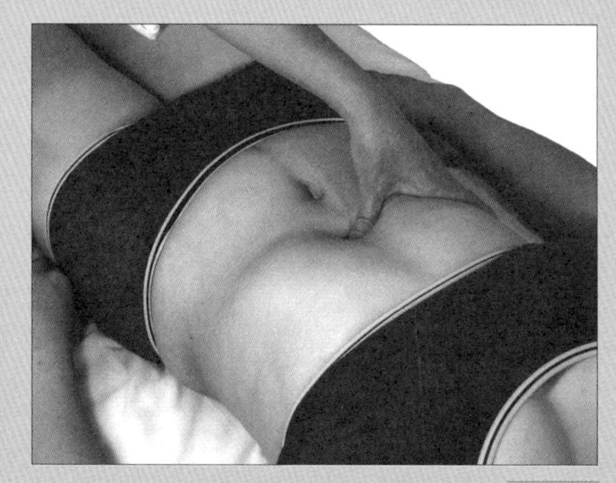

按中脘

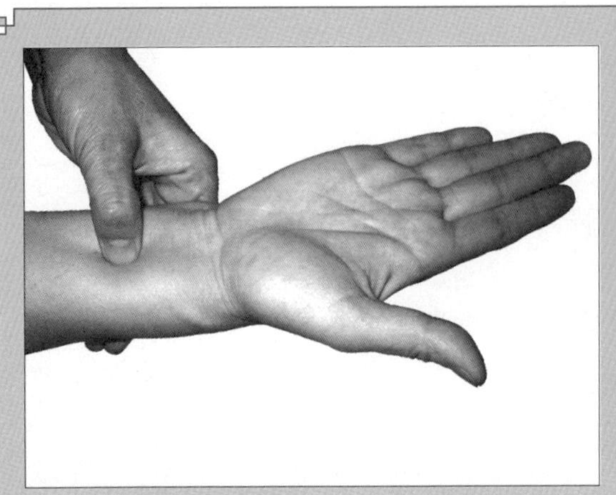

按內關

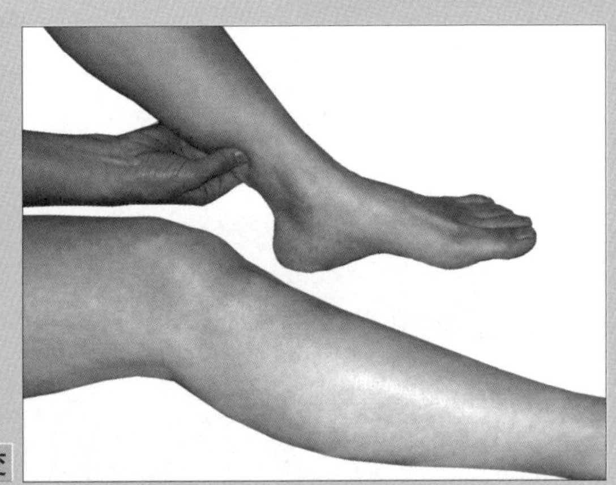

按三陰交

【按語】

1. 飲食以清淡為主，忌辛辣刺激性食品。

2. 保持良好的情緒，加強身體鍛鍊。

3. 可的松、阿司匹林、利血平、咖啡因等對潰瘍的產生、發作和惡化有關，應慎用。

4. 若經按摩沒有好轉趨勢，應及時到醫院治療。

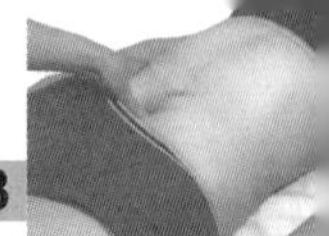

慢性胃炎

慢性胃炎通常是指慢性淺表性胃炎和慢性萎縮性胃炎。是由於胃黏膜上皮遭到各種致病因子的經常侵襲，發生持續性慢性炎症性病變，由於黏膜的再生改造，最後導致固有腺體的萎縮。

中醫認為飲食不節和脾胃虛弱是主要病因，情志所傷、勞逸過度則為發病因素。表現為上腹疼痛和飽脹。屬於中醫「胃脘痛」、「痞滿」、「吐酸」範疇。

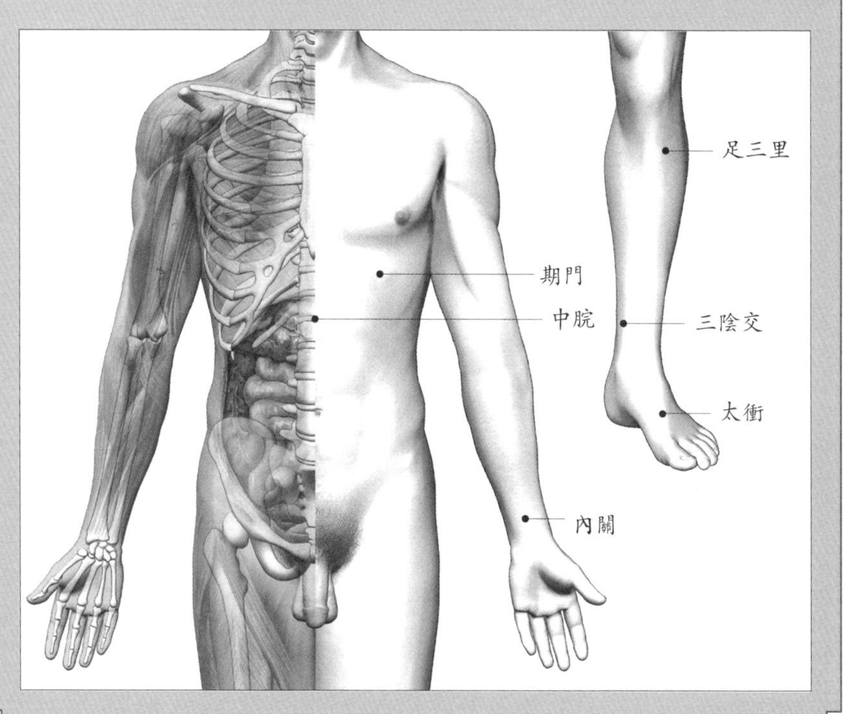

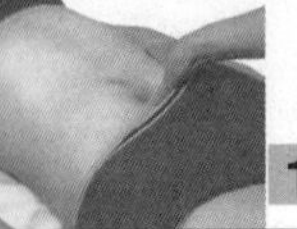

【取穴】

中脘：在上腹部，前正中線上，當臍中上4寸。

足三里：在小腿前外側，當犢鼻下3寸，距脛骨前緣1橫指（中指）。

內關：在前臂掌側，當曲澤與大陵的連線上，腕橫紋上2寸，掌長肌腱與橈側腕屈肌腱之間。

期門：在胸部，當乳頭直下，第6肋間隙，前正中線旁開4寸。

三陰交：在小腿內側，當足內踝尖上3寸，脛骨內側緣後方。

太衝：在足背側，第1、2蹠骨結合部前下凹陷處。

【操作】

手掌大魚際按於中脘穴，腕部放鬆，前臂做主動擺動，帶動腕部和掌指做輕柔和緩的旋轉揉動，拇指尖按揉足三里，一起一伏，由輕到重，有節律和彈性，行點按法，要求點壓準確有力，不可滑動。切忌暴力，按壓時要逐漸施力，使刺激充分到達肌肉組織的深層，患者有酸、麻、脹、重、痛等感覺。每穴操作3分鐘左右，整個過程20分鐘。

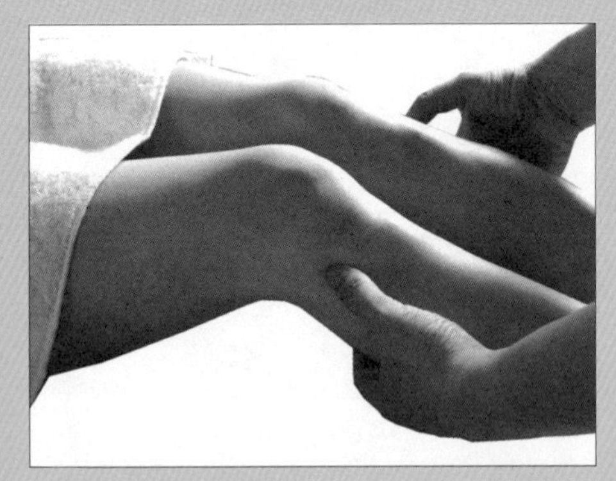

按足三里

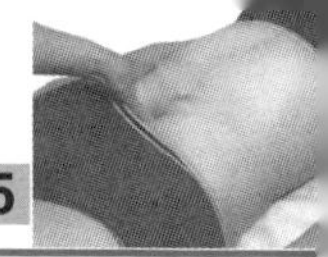

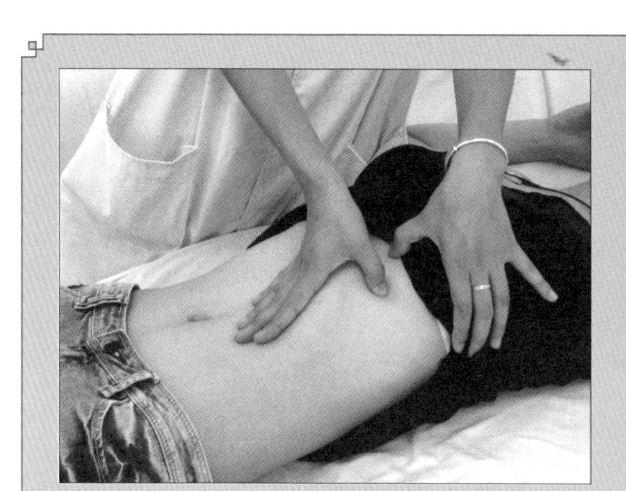

按期門

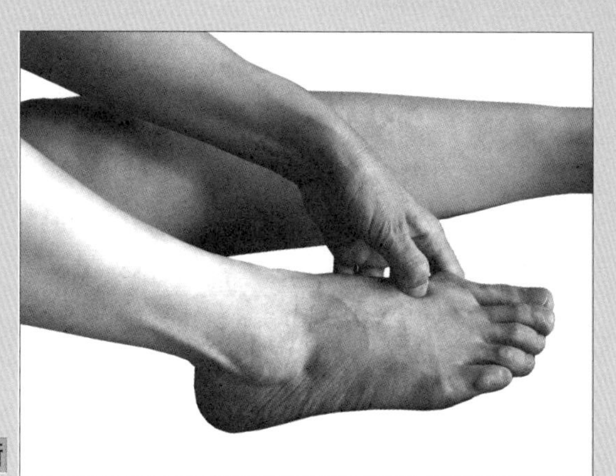

按太衝

療程：每天1次，7次為1個療程，每個療程之間休息1天。

【按語】

1. 忌菸酒辛辣刺激性食物，飲食以清淡為主。
2. 保持良好的情緒。
3. 不在飽餐後即行推拿治療。

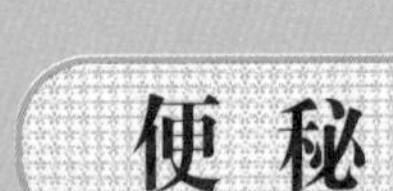

便秘

便秘是指大便秘結不通，患者糞質乾燥、堅硬、排便艱澀難下，常常數日一行。

西醫學認為，便秘是多種疾病的一個症狀，主要由神經系統病變及不良排便習慣所引起。表現為大便秘結不通，排便艱澀難解。便秘說起來算不上大病，但卻嚴重影響人們的生活品質，給人們帶來許多煩惱。為了緩解便秘，許多人動不動就要吃瀉藥，但用藥不當，便秘問題不僅會變得越來越麻煩，還可能會出現一系列不良反應。

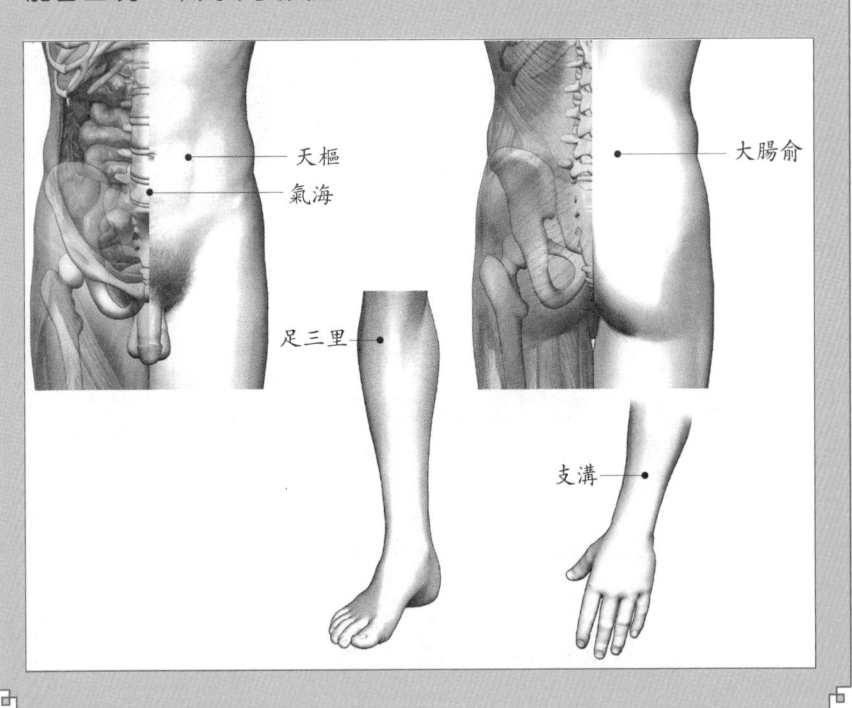

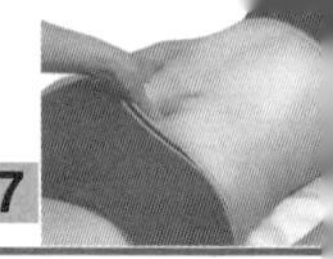

【取穴】

大腸俞：在腰部，當第4腰椎棘突下旁開1.5寸。

天樞：位於臍旁2寸。

支溝：手背腕橫紋上3寸，尺骨與橈骨之間，陽池與肘尖的連線上。

氣海：在下腹部，前正中線上，當臍中下1.5寸。

足三里：在小腿前外側，當犢鼻下3寸，距脛骨前緣1橫指（中指）。

【操作】

用拇指或中指指腹按於上述穴位上，腕部放鬆，前臂做主動擺動，帶動腕部和掌指做輕柔和緩的旋轉揉動，操作時壓力要輕柔，動作連續而有節律，用力由輕到重，再由重到輕，沿順時針或逆時針方向迴旋揉動。

每穴操作3分鐘左右，整個過程20分鐘。

療程：每日1次，10次為1個療程。

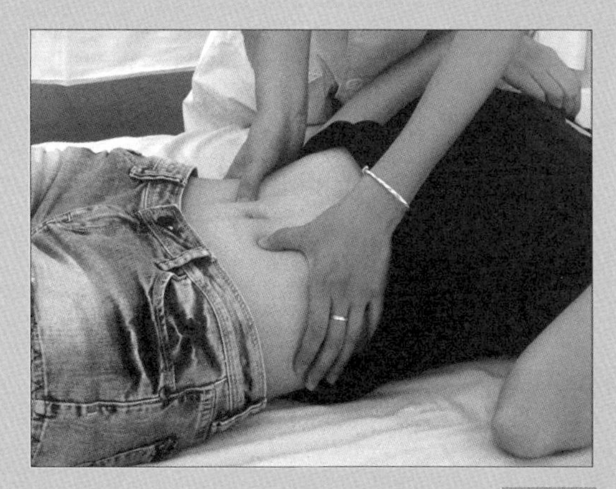

按天樞

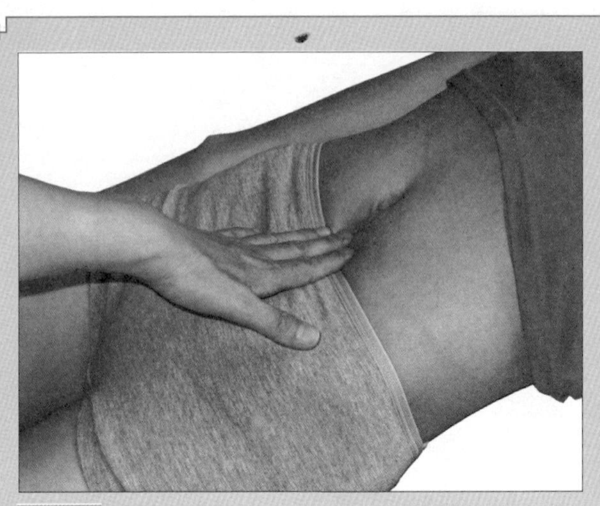

按氣海

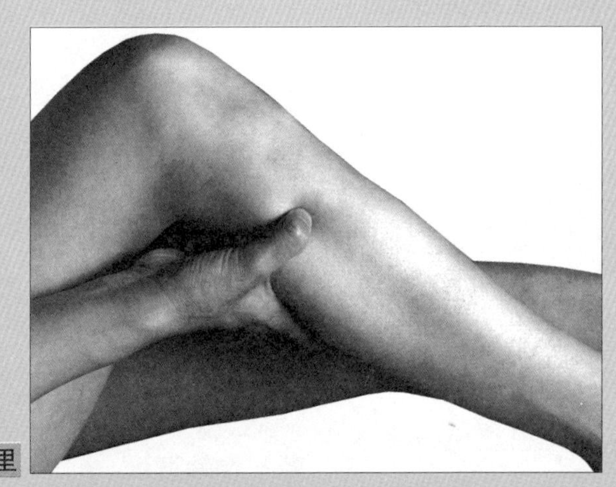

按足三里

【按語】

1. 多吃富含纖維素、維生素的食物，如蔬菜、水果等。
2. 合理飲食，養成定時排便的習慣。
3. 平時應注意體育鍛鍊。

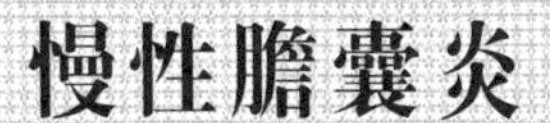

慢性膽囊炎

慢性膽囊炎常為急性膽囊炎反覆發作的結果，既是膽結石發生的基礎，又是膽結石形成的後果，約70%的慢性膽囊炎有膽囊結石存在。本病多無典型症狀。

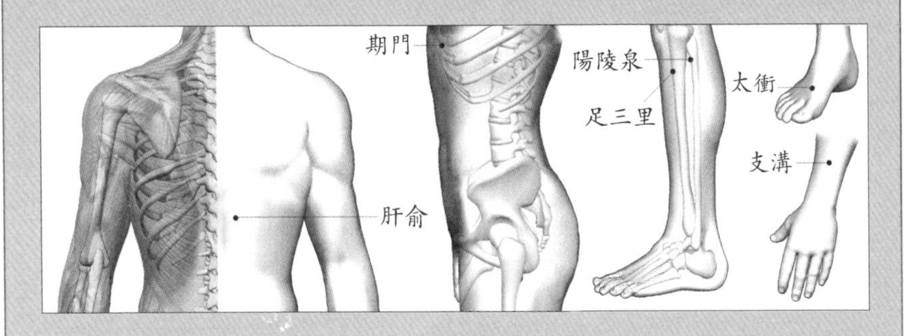

【取穴】

期門：在胸部，當乳頭直下，第6肋間隙，前正中線旁開4寸。

支溝：手背腕橫紋上3寸，尺骨與橈骨之間，陽池與肘尖的連線上。

陽陵泉：在小腿外側，當腓骨小頭前下方凹陷處。

足三里：在小腿前外側，當犢鼻下3寸，距脛骨前緣1橫指（中指）。

太衝：在足背側，第1、2蹠骨結合部前下方凹陷處。

肝俞：在背部，當第9胸椎棘突下，旁開1.5寸。

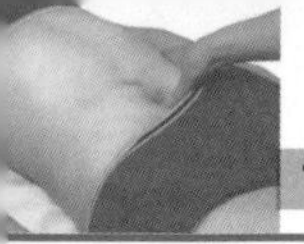

【操作】

用手掌大魚際或掌根按於肝俞上，腕部放鬆，前臂做主動擺動，帶動腕部和掌指做輕柔和緩的旋轉揉動，操作時壓力要輕柔，動作連續而有節律，用力由輕到重，再由重到輕沿順時針或逆時針方向迴旋揉動。

點按支溝、陽陵泉，用拇指關節處一起一伏地按壓，要求點壓準確有力，不可滑動，切忌暴力，按壓時要逐漸施力，使刺激充分到達肌肉組織的深層，患者有酸、痲、脹、重、痛等感覺。每穴操作3分鐘左右，整個過程20分鐘。

療程：每日1次，10次為1個療程，每個療程之間休息2天。

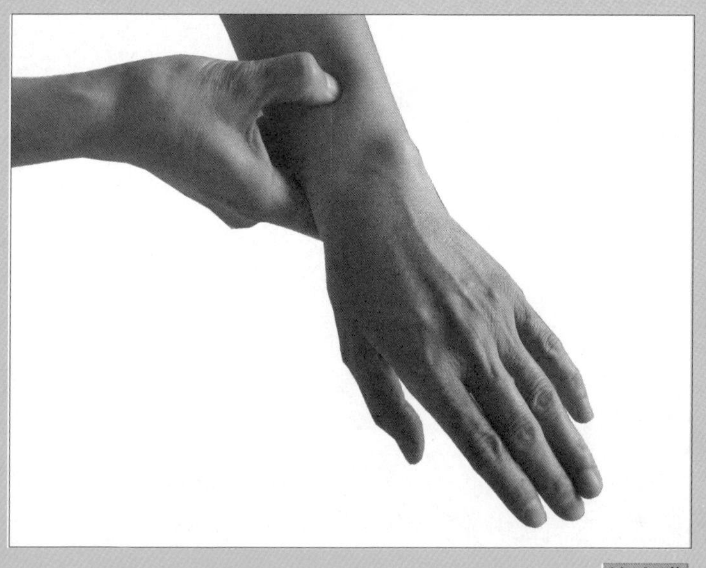

按支溝

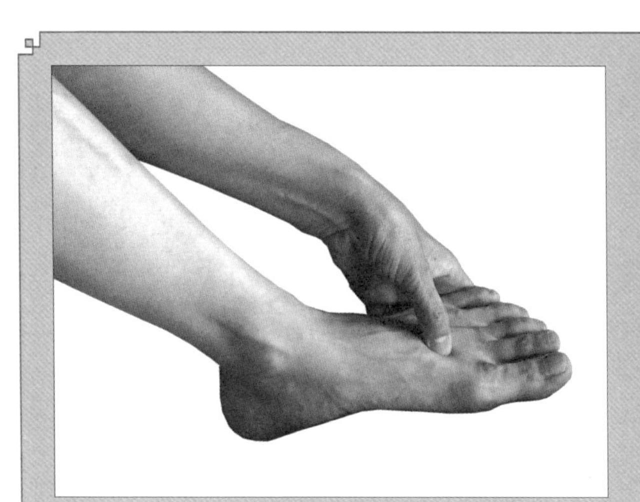

按太衝

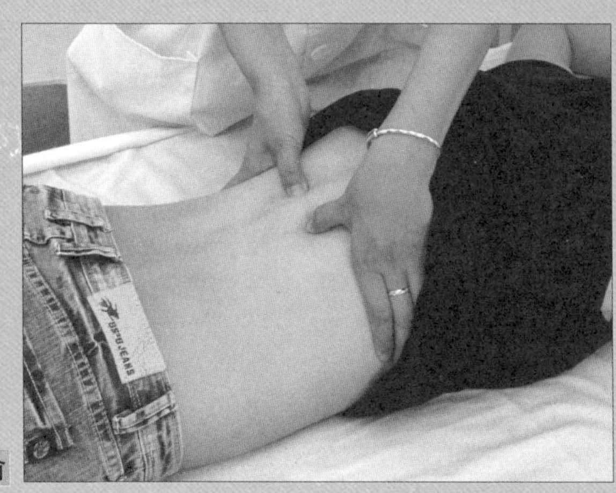

按肝俞

【按語】

1. 治療期間，應低脂飲食。
2. 保持心情舒暢。
3. 點穴治療時須進行相關檢查，必要時採取病因治療。

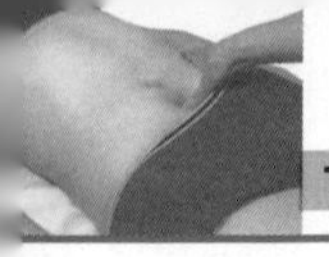

痔瘡

肛門內外出現突出的靜脈團稱痔，又稱痔核，因痔核常出現腫痛、瘙癢、流水、出血等症，所以統稱為痔瘡。痔瘡為成年人多發病，故有「十人九痔」之說。

西醫學認為，痔瘡是直腸下端靜脈叢擴大曲張而形成的柔軟靜脈團塊。臨床一般分為內痔、外痔、混合痔三種。

表現為肛門部出現突出的靜脈團，無症狀或有異物感，也可伴有肛門處疼痛、腫脹和大便時出血。

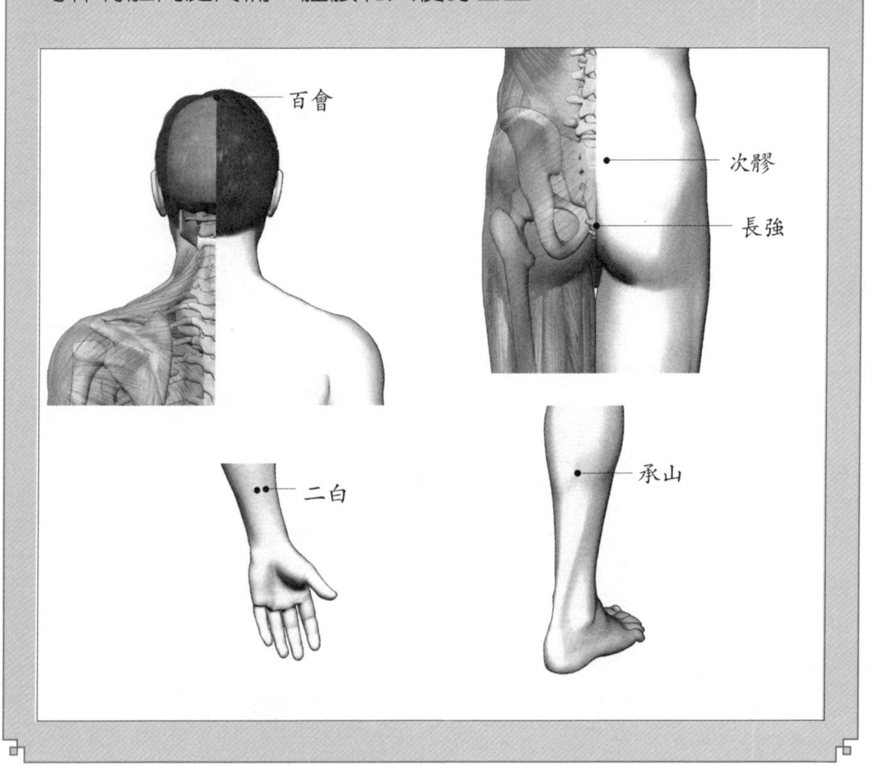

【取穴】

次髎：在骶部，當髂後上棘內下方，適對第2骶後孔處。

長強：在尾骨端下，尾骨端與肛門連線的中點處。

承山：在小腿後面正中，委中與崑崙之間，當伸直小腿或足跟上提時腓腸肌肌腹下出現尖角凹陷處。

二白：在前臂掌側，腕橫紋上4寸，橈側腕屈肌腱的兩側，一側2穴。

百會：頭部正中，兩耳尖連線的交點處取穴，入前髮際5寸。

【操作】

用拇指或中指指腹按於穴位上，腕部放鬆，前臂做主動擺動，帶動腕部和掌指做輕柔和緩的旋轉揉動。用拇指尖端一起一伏的按壓，按壓由輕到重，有節律且有彈性。

每穴操作3分鐘左右，整個過程20分鐘。

療程：每日1次，10次為1個療程。

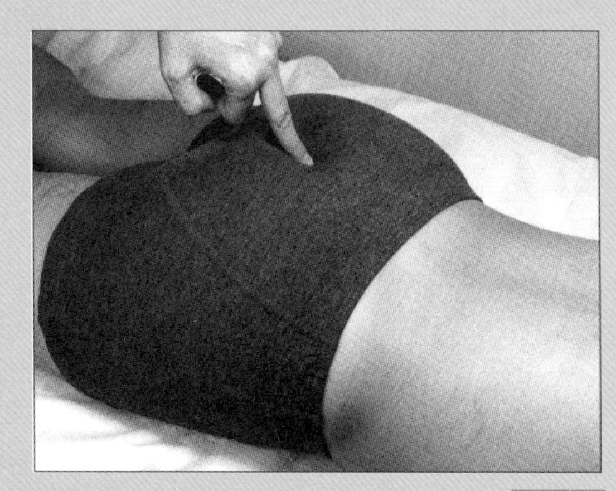

按次髎

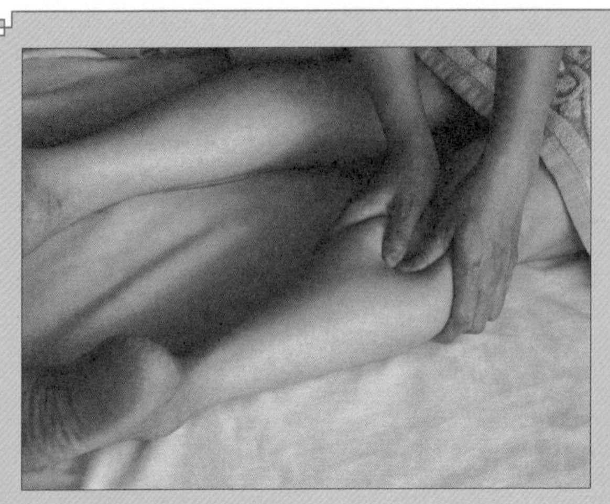

按承山

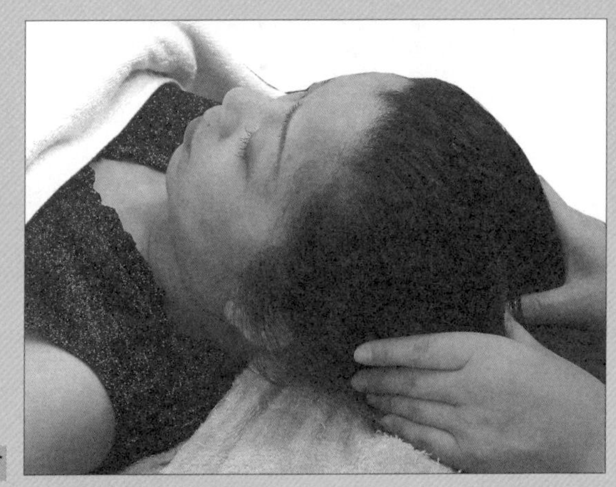

按百會

【按語】

1. 禁食辛辣刺激性食物，保持大便通暢。
2. 注意休息，避免劇烈運動。
3. 保持局部清潔衛生。
4. 在治療期間禁止行房事。

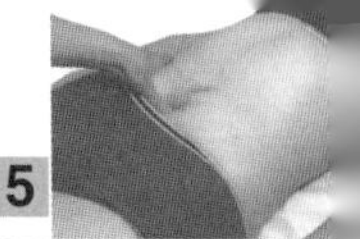

神經衰弱

神經衰弱是指精神容易興奮和腦力容易疲勞，常伴有情緒煩躁和一些心理、生理症狀的一種神經症。屬中醫「不寐」範疇。

中醫認為，不寐與飲食、情志、勞倦、體虛等因素有關。

臨床表現：失眠，多疑善慮，精神憂鬱，神經過敏等。

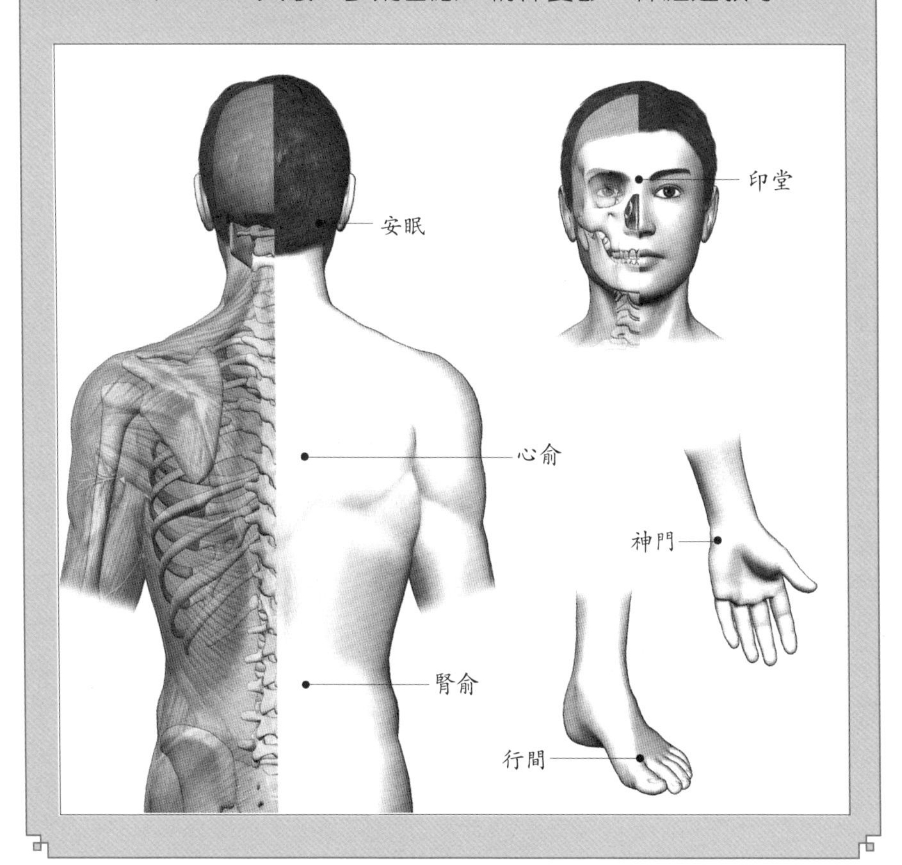

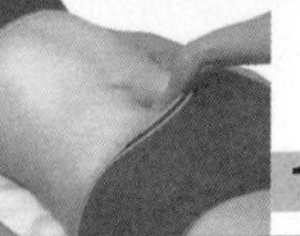

【取穴】

印堂：在額部，當兩眉頭之中間。

安眠：在翳風穴與風池穴連線的中點。

神門：位於手腕部位，腕掌側橫紋尺側端，尺側腕屈肌腱的橈側凹陷處。

行間：在足背側，當第1、2趾間，趾蹼緣的後方赤白肉際處。

心俞：在背部，當第5胸椎棘突下，旁開1.5寸。

腎俞：在腰部，當第2腰椎棘突下，旁開1.5寸。

【操作】

用拇指或中指指腹按於印堂、安眠、神門、行間上，手掌大魚際或掌根按於心俞、腎俞，腕部放鬆，前臂做主動擺動，帶動腕部和掌指做輕柔和緩的旋轉揉動，操作時壓力要輕柔，動作連續而有節律，用力由輕到重，再由重到輕沿順時針或逆時針方向迴旋揉動、點壓穴位，每穴操作3分鐘左右，整個過程20分鐘。

療程：每日1次，10次為1個療程。

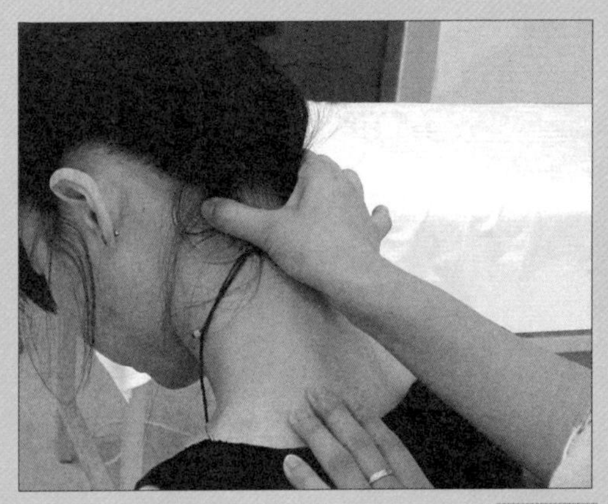

按安眠

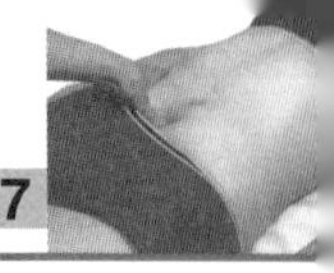

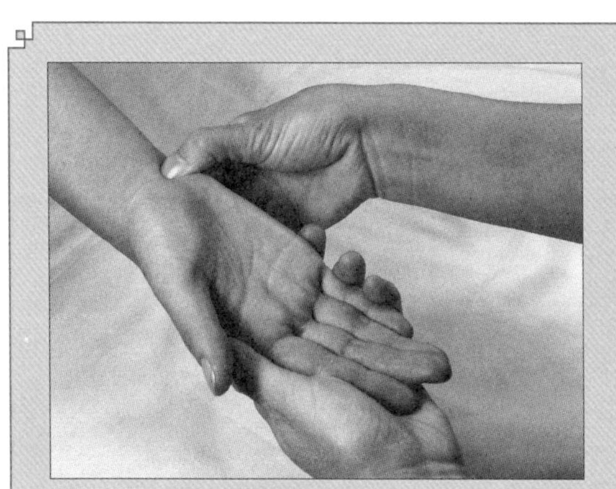

按神門

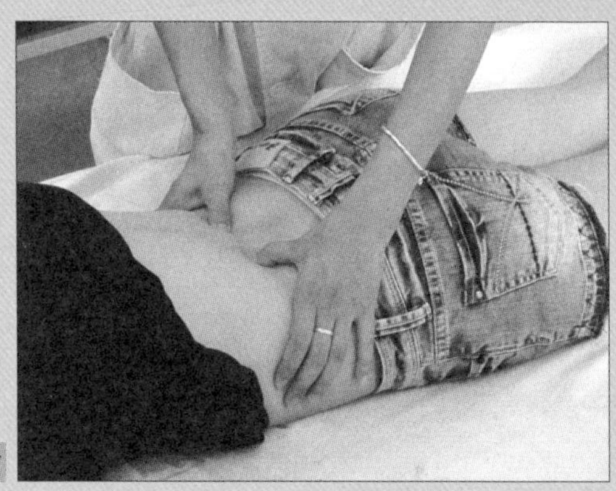

按腎俞

【按語】

1. 點穴治療神經衰弱效果良好，尤其是在下午和晚上，效果更好。

2. 由其他疾病引起神經衰弱，應同時治療其原發病。

3. 睡眠環境宜安靜，睡前避免飲用濃茶、咖啡及過度興奮刺激。

4. 注意作息有序，適當參加體育鍛鍊。

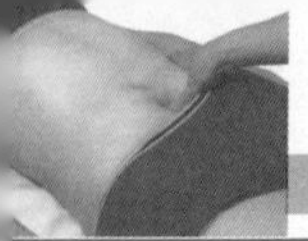

高血壓

高血壓是指動脈血壓升高，其診斷標準為成人收縮壓持續超過160毫米汞柱，或舒張壓超過95毫米汞柱。屬中醫「眩暈」、「頭痛」、「肝風」等範疇。

中醫認為，高血壓病主要由於情志失調、飲食失節和內傷虛損等致肝腎功能失調；病位在肝腎，又可互為標本。

臨床表現：早期有頭痛、頭暈或頭脹、耳鳴、心悸、失眠，後期還可累及心、腦、腎等臟器。

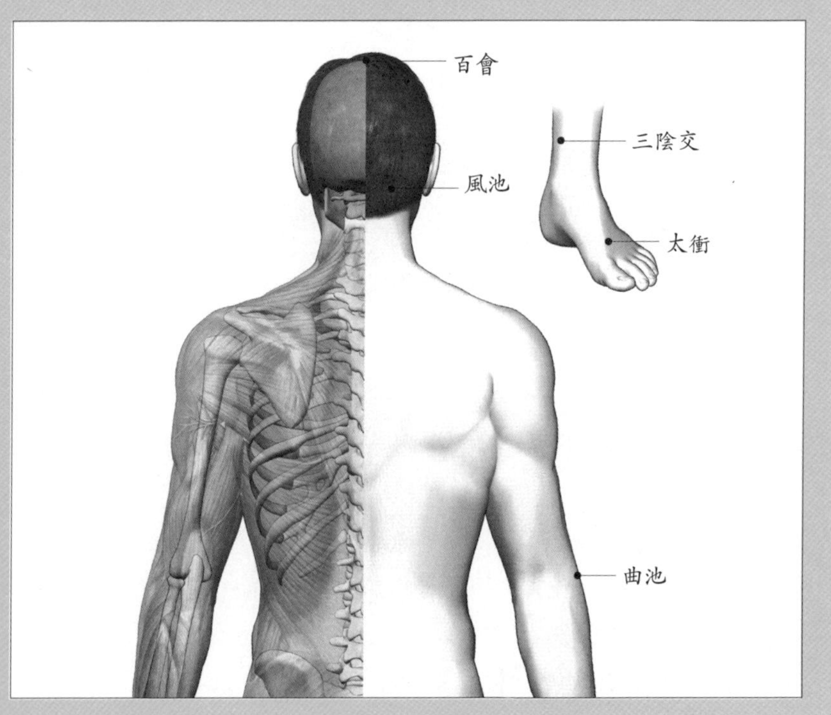

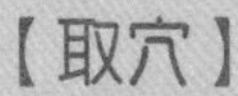

【取穴】

百會：頭部正中，兩耳尖連線的交點處取穴，入前髮際5寸。

曲池：屈肘成直角，在肘橫紋外側端與肱骨外上髁連線中點。

太衝：在足背側，第1、2蹠骨結合部前下方凹陷處。

風池：在項部，當枕骨之下，與風府相平，胸鎖乳突肌與斜方肌上端之間的凹陷處。

三陰交：在小腿內側，當足內踝尖上3寸，脛骨內側緣後方。

【操作】

百會用叩打法，空拳在穴位上有節律地拍打，操作時用力要快速而短暫，速度要均勻，可平肝息風，醒腦安神。

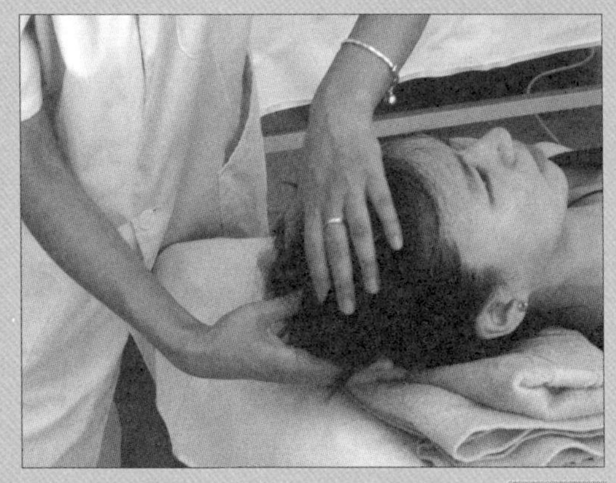

按百會

操作時要緊貼著力部位表面，動作輕柔，連續而有節律，用力由輕到重，再由重到輕沿順時針或逆時針方向迴旋揉動，持續時間宜長些。每穴操作3分鐘左右，整個過程30分鐘。

療程：每日1次，10次為1個療程，每個療程之間休息2天。

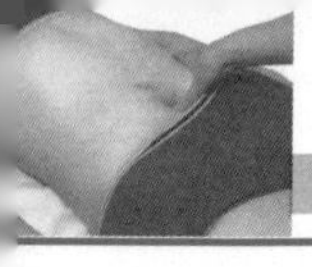

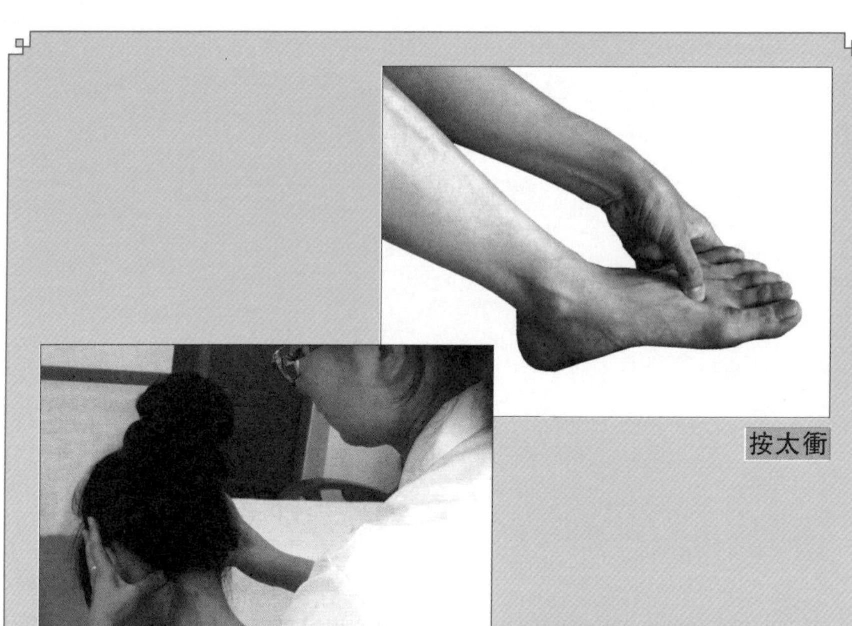

按太衝

按風池

【按語】

1. 點穴治療原發性高血壓有一定的效果，對繼發性高血壓，以治療原發病為主。

2. 在醫生指導下用藥，配合相應推拿治療。

3. 勿濫停藥物。

4. 密切觀察血壓變化。

5. 生活要有規律，不能過度疲勞，避免情緒波動過大，保持大便通暢。

6. 平時節制飲食，減少鹽的攝入，忌食肥甘厚味，防止體重過重，戒菸酒。

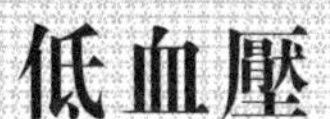

低血壓

低血壓是指動脈血壓低於正常，其診斷標準為成人收縮壓低於90毫米汞柱，或舒張壓低於60毫米汞柱即為低血壓。屬於中醫「眩暈」、「暈厥」等範疇。中醫認為，低血壓主要是因心脾陽虛，陽氣不足，血行乏力所致。

表現為疲乏、無力、頭痛、頭暈，心前區隱痛或不適，精神萎靡不振、記憶力減退、睡眠障礙和失眠等。

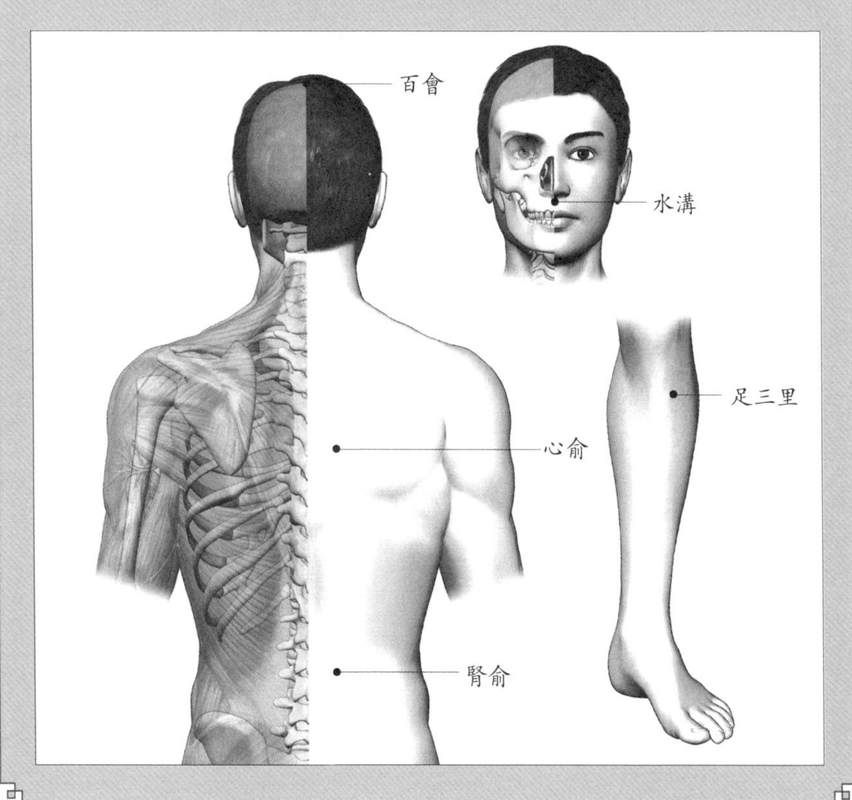

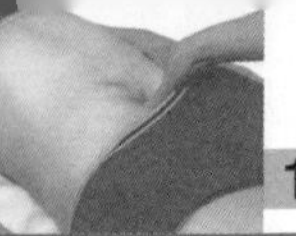

【取穴】

百會：頭部正中，兩耳尖連線的交點處取穴，入前髮際5寸。

水溝：在面部，當人中溝的上1/3與中1/3交點處。

足三里：在小腿前外側，當犢鼻下3寸，距脛骨前緣1橫指（中指）。

心俞：在背部，當第5胸椎棘突下，旁開1.5寸。

腎俞：在腰部，當第2腰椎棘突下，旁開1.5寸。

【操作】

百會為諸陽之會，可帥血上榮，用拇指的指端或指腹按壓，也可用手掌或空拳，有節律地拍打，用力要快速而短暫，速度要均勻而有節奏。按壓水溝穴，可清熱息風，醒腦開竅。點壓準確有力，不可滑動，患者有酸、麻、脹、重、痛等感覺。用大拇指或中指按壓足三里，有針刺一樣酸麻，發熱感為佳，可調和氣血。點按心俞、腎俞可寧心安神，滋腎壯陽。

每穴操作3分鐘左右，整個過程20分鐘。

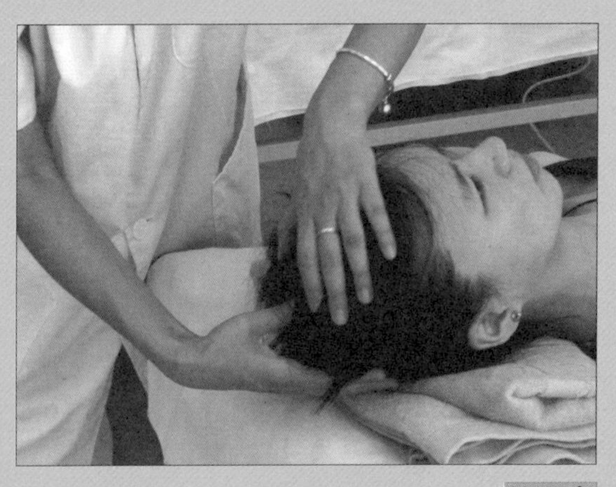

按百會

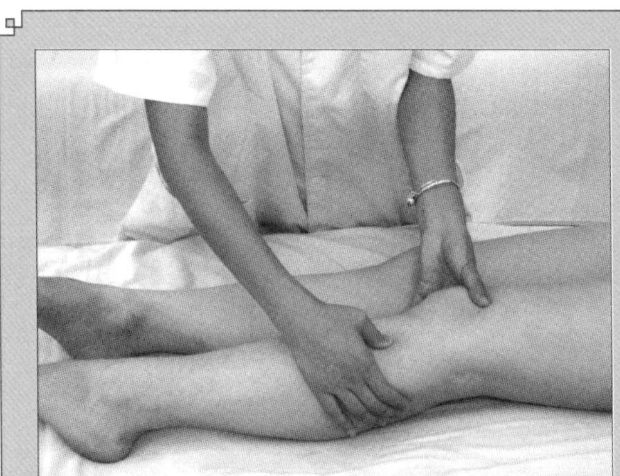

按足三里

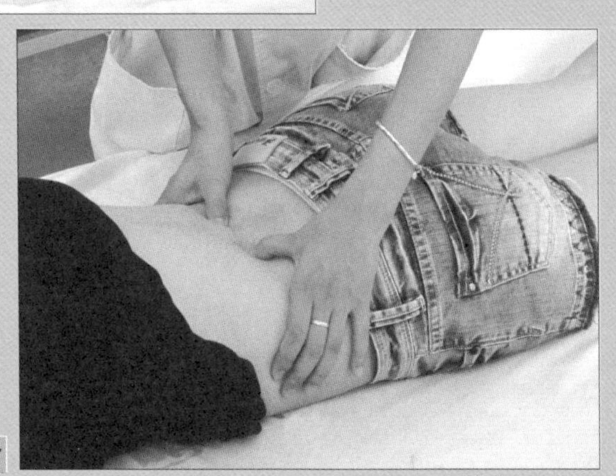

按腎俞

療程：每日1次，10次為1個療程，每個療程之間休息2天。

【按語】

1. 加強身體鍛鍊，提高免疫力，勿劇烈運動。
2. 定期檢查身體，查明低血壓的原因。
3. 對血管擴張劑，鎮靜降壓藥等慎用。

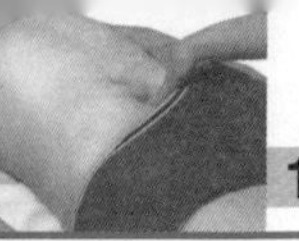

中風後遺症

中風是以突然昏倒、意識不清、口渴、言謇、偏癱為主症的一種疾病。它包括現代醫學的腦出血、腦血栓、腦栓塞、短暫腦缺血發作等病，是死亡率較高的疾病。

中風後遺症是指中風發病6個月以後，仍遺留程度不同的偏癱、麻木、言語謇澀不利、口舌喎斜、癡呆等。

【取穴】

肩髃：臂外側，三角肌上，臂外展或向前平伸時，當肩峰前下方凹陷處。

臂臑：在臂外側，三角肌止點處，當曲池與肩髃連線上，曲池上7寸。

曲池：屈肘成直角，在肘橫紋外側端與肱骨外上髁連線中點。

手三里：在前臂背面橈側，當陽谿與曲池連線上，肘橫紋下2寸。

合谷：位於手背，於第1、2掌骨間，當第2掌骨橈側的中點處。

風市：在大腿外側部的中線上，當膕橫紋上7寸。

陽陵泉：在小腿外側，當腓骨小頭前下方凹陷處。

足三里：在小腿前外側，當犢鼻下3寸，距脛骨前緣1橫指（中指）。

環跳：在股外側部，側臥屈股，當股骨大轉子最凸點與骶管裂孔連線的外1/3與中1/3交點處。

太衝：位於足背側，第1、2蹠骨結合部前下方凹陷處。

下關：在面部耳前方，當顴弓與下頜切跡所形成的凹陷中，張口時隆起；正坐或仰臥，閉口取穴。

地倉：在面部，口角外側4分，上直瞳孔。

頰車：在面頰部，頜角前上方約1橫指（中指），當咀嚼時咬肌隆起，按之中央凹陷處。

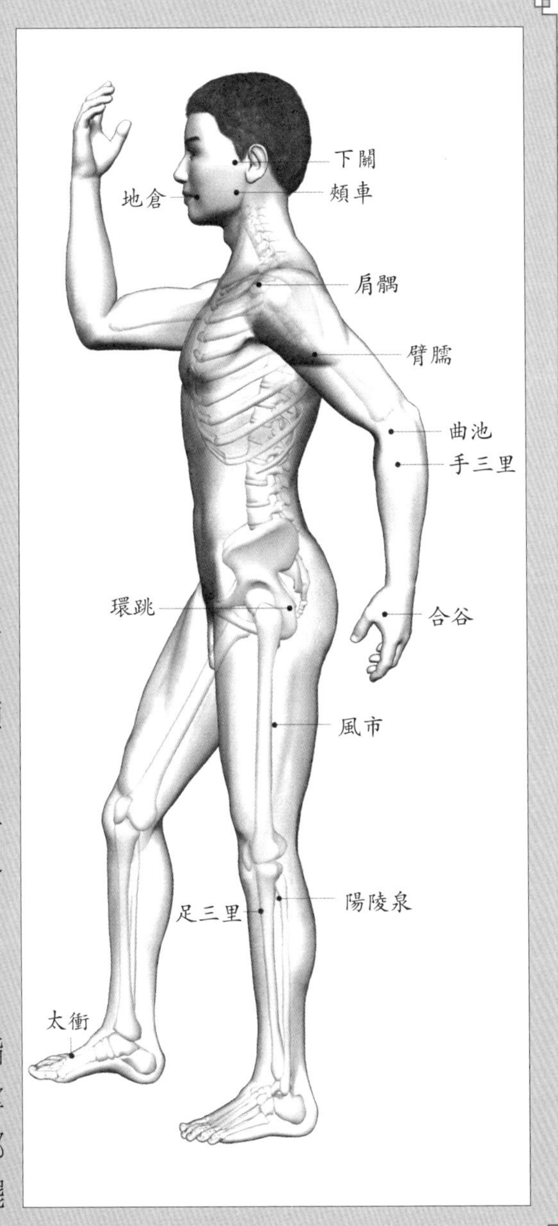

【操作】

用拇指或中指指腹、手掌大魚際或掌根按於穴位上，腕部放鬆，前臂做主動擺動，帶動腕部和掌指做輕柔和緩的旋轉揉動，操作時壓力要輕柔，動作連續而有節律，用力由輕到重，再由重到輕沿順時針或逆時針方向迴旋揉動，持續時間宜長些，可有酸麻脹痛的感覺。每穴操作3分鐘左右，整個過程30分鐘。

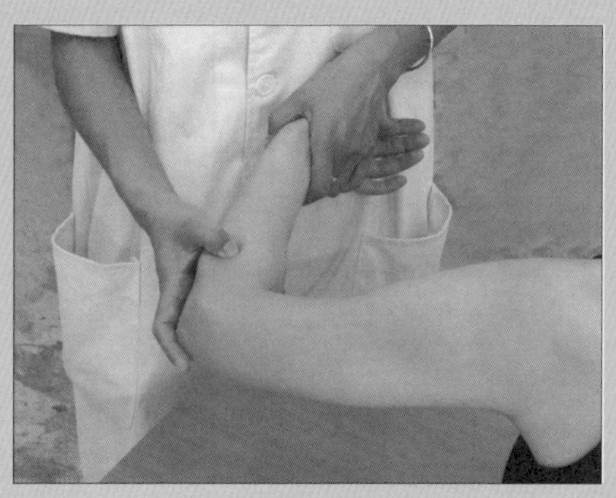

按手三里

療程：每日1次，10次為1個療程。

【按語】

1. 中風病引起的肢體活動不便，給患者帶來諸多不便，點穴療法的應用，可幫助患者及早恢復肢體功能，漸達生活自理。

2. 長期臥床的中風患者應注意防止褥瘡，保證呼吸道通暢。

3. 本病重在預防，如年逾40經常出現頭暈頭痛、肢體麻木，偶有發作性語言不利，肢體痿軟無力者，多為中風先兆，應加強防治。

4. 中風病在治療的同時，要讓患者每日堅持做肢體功能鍛鍊，對及早恢復有幫助。

面神經麻痺

面神經麻痺是以顏面表情肌群的運動功能障礙為主要特徵的一種臨床常見病，本病又稱為面癱。

表現為一側或雙側眼瞼不能閉合，口角喎斜，不能做抬眉、鼓腮、示齒等動作，患側口角漏水，額紋及鼻唇溝變淺或消失等。

兼見面部有受涼史，舌淡，苔薄白，為風寒證；繼發於感冒發熱，舌紅，苔黃膩，為風熱證。

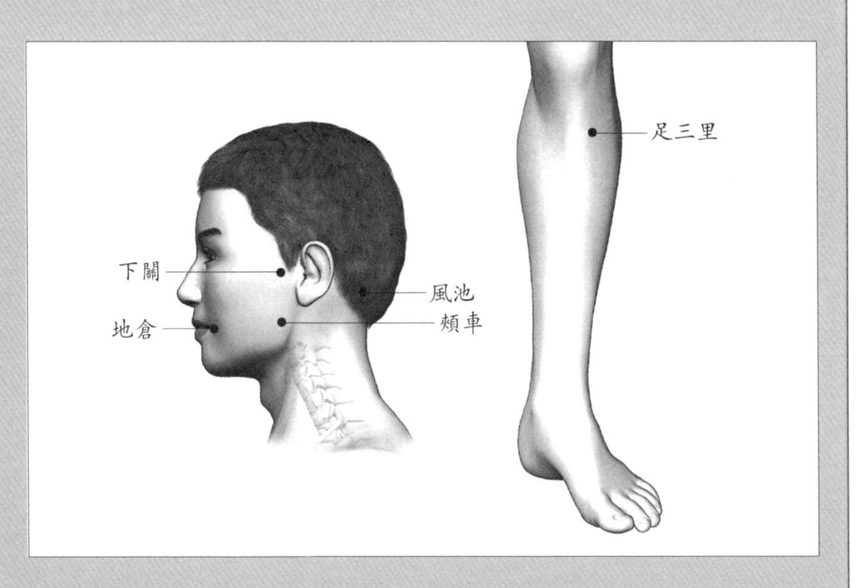

【取穴】

地倉：在面部，口角外側4分，上直瞳孔。

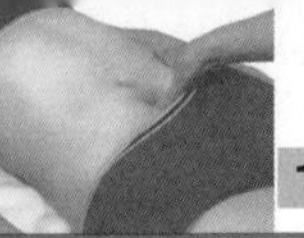

下關：在面部耳前方，當顴弓與下頜切跡所形成的凹陷中，張口時隆起；正坐或仰臥，閉口取穴。

頰車：在面頰部，頜角前上方約1橫指（中指），當咀嚼時咬肌隆起，按之中央凹陷處。

風池：在項部，當枕骨之下，與風府相平，胸鎖乳突肌與斜方肌上端之間的凹陷處。

足三里：在小腿前外側，當犢鼻下3寸，距脛骨前緣1橫指（中指）。

【操作】

用拇指或中指指腹按在穴位上，腕部放鬆，前臂做主動擺動，帶動腕部和掌指做輕柔和緩的旋轉揉動，操作時壓力要輕柔，動作連續而有節律，用力由輕到重，再由重到輕沿順時針或逆時針方向迴旋揉動。每穴操作3分鐘左右，整個過程20分鐘。

療程：每日1次，10次為1個療程。

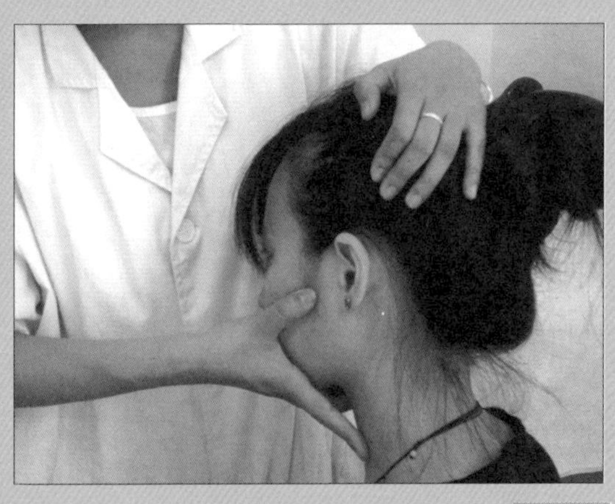

按下關

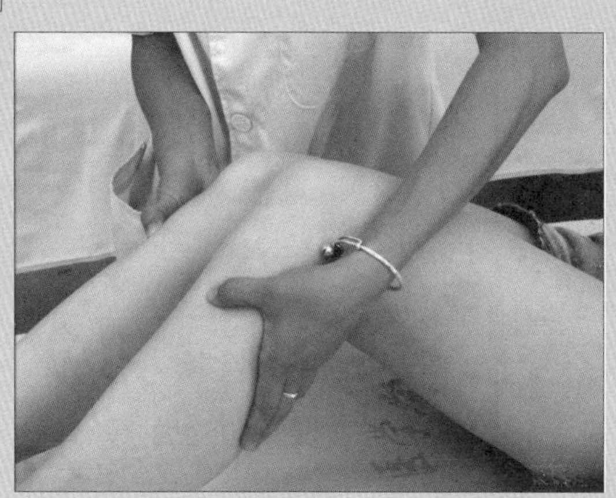
按足三里

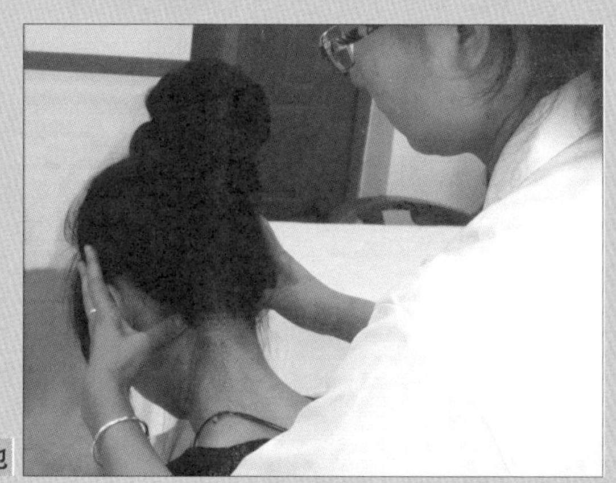
按風池

【按語】

1. 面癱早期（7日以內）病情尚在發展期，面癱諸症一般會逐漸加重，此時可進行治療，但要與患者說明情況。

2. 面癱經治無顯效，超過6個月者，稱為頑固性面癱，該類面癱要想完全恢復，有一定難度，多半會留下一些後遺症，當使患者學會自我點穴治療，有助於本病的逐漸康復。

遺精

遺精是指不因性生活而精液遺泄的病證。一般身體健康的未婚男性，每月遺精2～3次是正常生理現象。若遺精次數頻繁並出現全身症狀者，則為病理性遺精。多因房事不節，下焦濕熱，心腎不交，腎失封藏等所致。

常伴失眠健忘、神疲頭暈、耳鳴目眩、精神抑鬱、形瘦面灰、心悸自汗、腰酸腿軟、小便頻數等神經衰弱症狀。偏心腎不交者則以有夢而遺，烘熱盜汗為特徵；偏濕熱下注者則以尿黃、苔黃膩，心煩口渴為特徵；偏腎失封藏者是以滑精、腰酸、神疲為特徵。

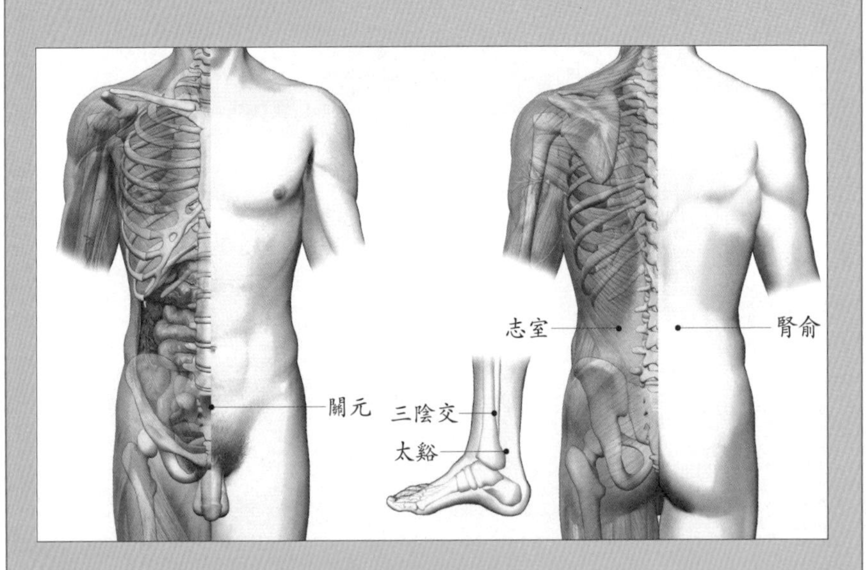

【取穴】

關元：在下腹部，前正中線上，當臍中下3寸。

志室：在腰部，當第2腰椎棘突下，旁開3寸。

三陰交：在小腿內側，當足內踝尖上3寸，脛骨內側緣後方。

腎俞：在腰部，當第2腰椎棘突下，旁開1.5寸。

太谿：在足內側，內踝後方，當內踝尖與跟腱之間的凹陷處。

【操作】

按揉關元，以振奮元氣，用拇指或中指指腹、手掌大魚際或掌根按於穴位上，操作時用力要輕柔，動作連續而有節律，用力由輕到重，再由重到輕沿順時針或逆時針方向迴旋揉動，持續時間宜長些。點按志室、三陰交可振奮腎氣、固精收澀，用拇指尖端一起一伏地按壓，操作時要緊貼著力部位表面，按壓由輕到重，有節律且有彈性。結束時應慢慢減輕力量，不宜突然放鬆，其力不僅在皮膚，並可深達肌肉。指按腎俞、

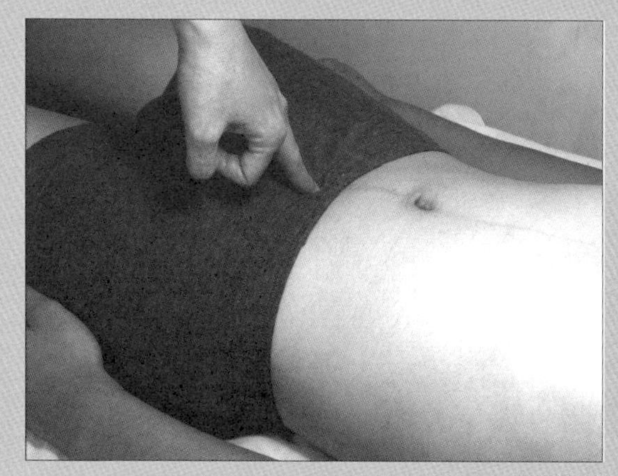

按關元

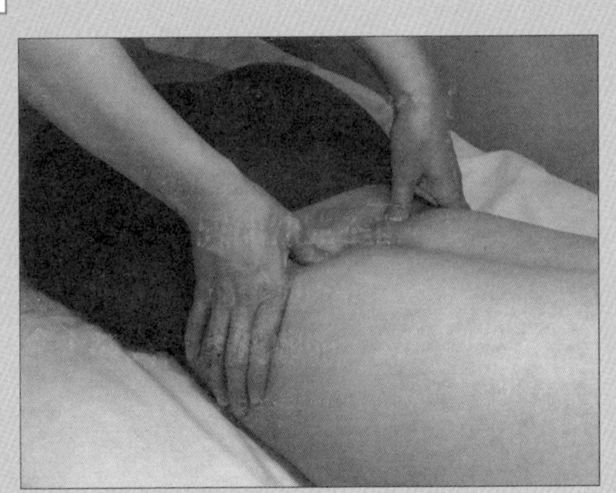

按腎俞

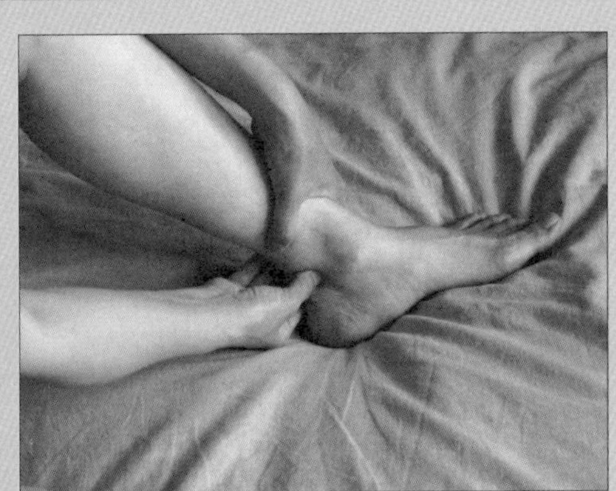

按太谿

太谿以滋腎壯陽。每穴操作3分鐘左右，整個過程20分鐘。

療程：每日1次，10次為1個療程，每個療程之間休息2天。

【按語】

1. 排除雜念，清心寡慾，集中精力於工作和學習。
2. 節制性慾，戒除手淫。
3. 建立良好的生活習慣，堅持適當的體育鍛鍊。

陽痿

陽痿是指青壯年時期，由於虛損、驚恐或濕熱等原因，使宗筋失養而弛縱，引起陰莖痿弱不起，臨房舉而不堅的病證。

西醫學的性神經衰弱和某些慢性疾病表現以陽痿為主者，可參考本篇施治。西醫學認為陽痿是男子性功能障礙的一種，常與早洩、遺精等組成為一組臨床症狀。

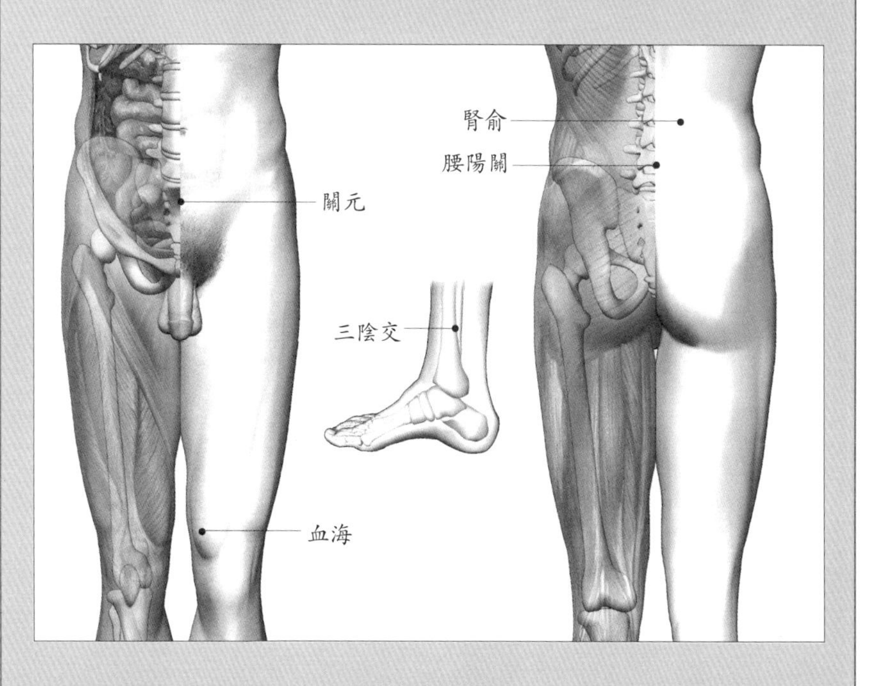

【取穴】

關元：在下腹部，前正中線上，當臍中下3寸。

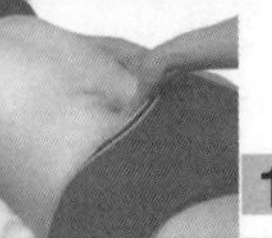

腎俞：在腰部，當第2腰椎棘突下，旁開1.5寸。

三陰交：在小腿內側，當足內踝尖上3寸，脛骨內側緣後方。

腰陽關：在腰部，當後正中線上，第4腰椎棘突下凹陷中。

血海：屈膝，在大腿內側，髕底內側端上2寸，當股四頭肌內側頭的隆起處。

【操作】

按揉關元、腎俞以培補元氣，用拇指或中指指腹、手掌大魚際或掌根按於穴位上，壓力要輕柔，動作連續而有節律，用力由輕到重，再由重到輕沿順時針或逆時針方向迴旋揉動。點按三陰交，以補益肝腎，用拇指關節尖端一起一伏地按壓，要求點壓準確有力，不可滑動，切忌暴力，按壓時要逐漸施力，使刺激充分到達肌肉組織的深層，患者有酸、麻、脹、重、痛等感覺。點按腰陽關可強腰補腎。每穴操作3分鐘左右，整個

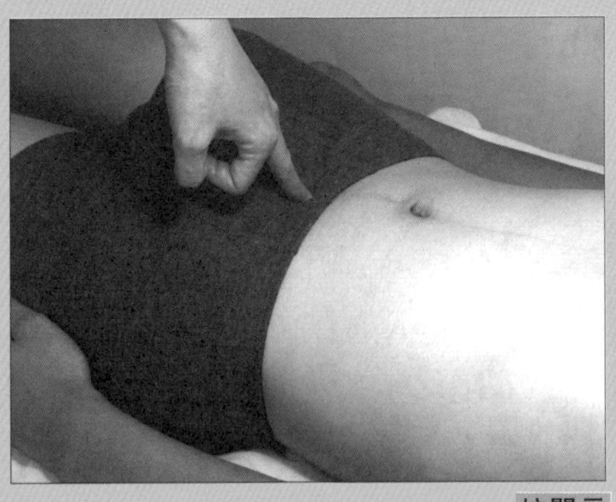

按關元

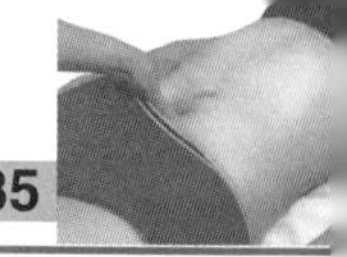

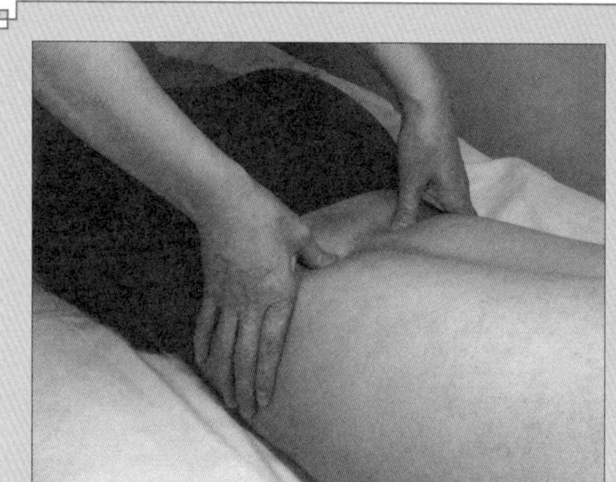

按腎俞

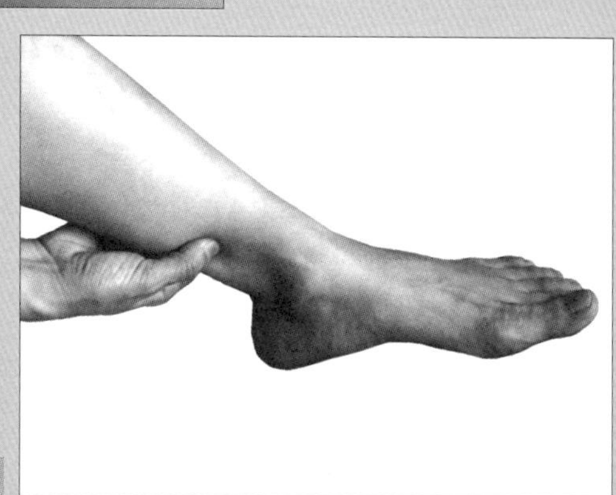

按三陰交

過程20分鐘。

療程：每日1次，10次為1個療程，每個療程之間休息2天。

【按語】

1. 不要濫用壯陽保健品，在醫生指導下用藥。
2. 保持舒暢情緒。
3. 配合心理治療，予以心理疏導，消除其緊張心理。

早洩

早洩以性交之始即行排精，甚至性交前即洩精，不能進行正常性生活為主要表現的疾病。

中醫認為，房勞過度，腎精虧耗，腎陰不足，相火偏亢或稟賦素虧或遺精日久從而引起早洩。

表現為陰莖進入陰道前或接觸陰道後立即射精，以致不能進行正常的性交。

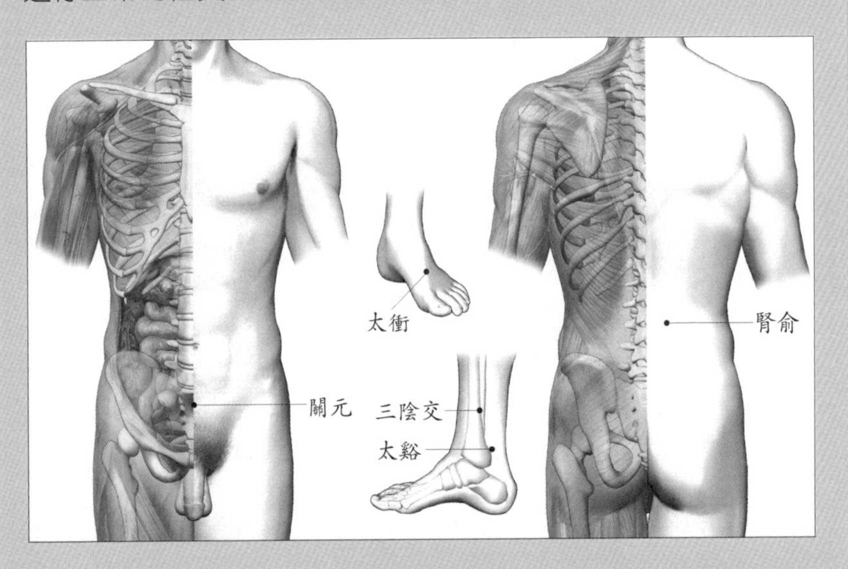

【取穴】

太谿：在足內側，內踝後方，當內踝尖與跟腱之間的凹陷處。

腎俞：在腰部，當第2腰椎棘突下，旁開1.5寸。

三陰交：在小腿內側，當足內踝尖上3寸，脛骨內側緣後方。

太衝：位於足背側，第1、2蹠骨結合部前下方凹陷處。

關元：在下腹部，前正中線上，當臍中下3寸。

【操作】

指按太谿、腎俞以滋補腎陰，用拇指尖端一起一伏地按壓，操作時要緊貼著力部位表面，按壓由輕到重，有節律且有彈性。按揉三陰交、太衝以滋陰降火，用拇指或中指指腹按於穴位上，做輕柔和緩的旋轉揉動，操作時壓力要輕柔，動作連續而有節律，用力由輕到重，再由重到輕沿順時針或逆時針方向迴旋揉動。按揉關元以扶正祛邪、補腎益精。點壓穴位，每穴操作3分鐘左右，整個過程20分鐘。

療程：每日1次，10次為1個療程。

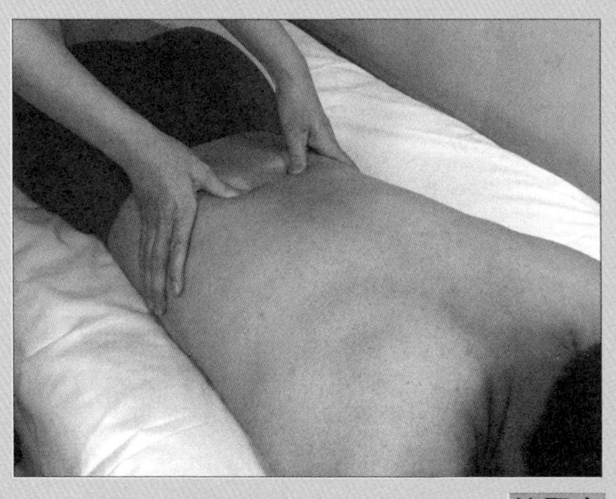

按腎俞

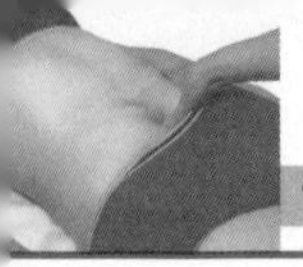

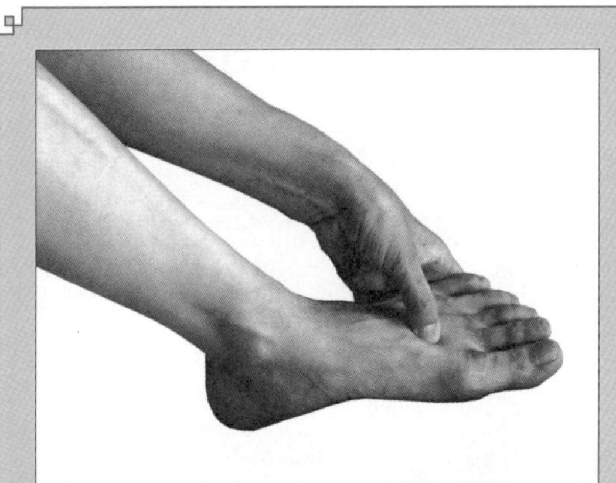

按太衝

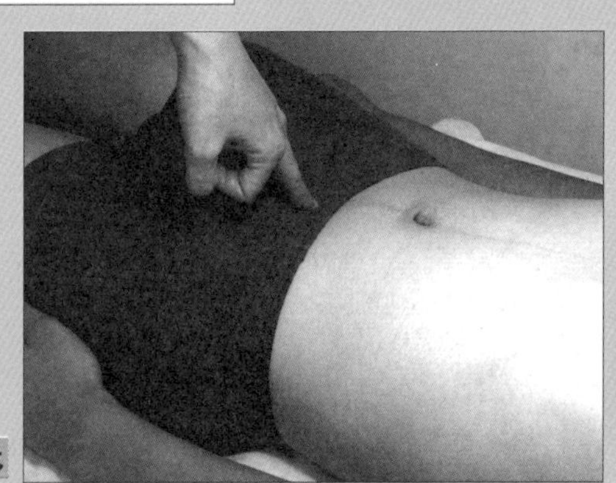

按關元

【按語】

1. 建立美滿、健康、和諧的家庭環境。

2. 注重婚前性教育和性指導。

3. 生活要有規律。

4. 禁止手淫，節制房事，避免劇烈的性慾衝動，避免用重複性交的方式來延長第二次的性交時間，這樣有損於健康，並不可取。

慢性前列腺炎

前列腺炎是由各種致病因素所引起的前列腺體和腺管的炎症性疾病，有急性和慢性之分，是泌尿外科常見病，以中青年男性較為多見。本病類似於中醫的「勞淋」、「熱淋」、「懸癰」。中醫認為，慢性前列腺炎多由脾腎虧虛，相火妄動，濕熱下注相結而致。

表現為排尿不適，或尿頻、尿急、尿痛或淋漓不爽。排尿終末或大便時尿道流出白色分泌物。

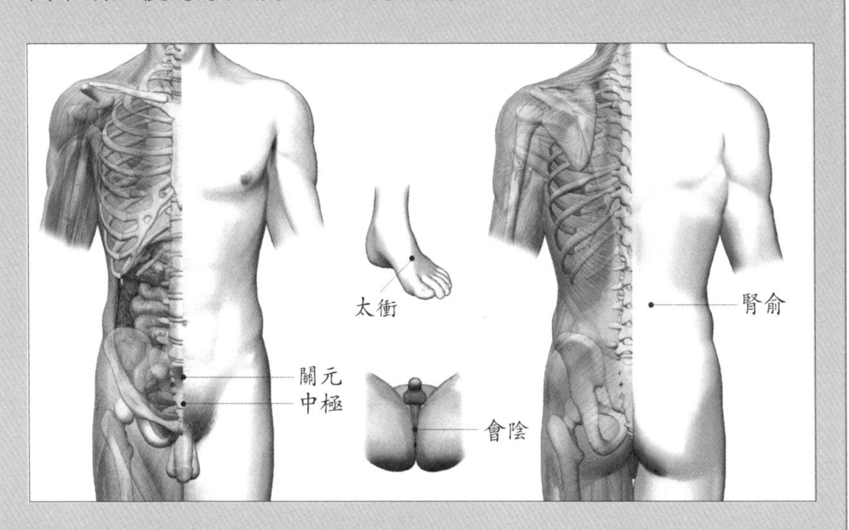

【取穴】

關元：在下腹部，前正中線上，當臍中下3寸。

中極：在下腹部，前正中線上，當臍中下4寸。

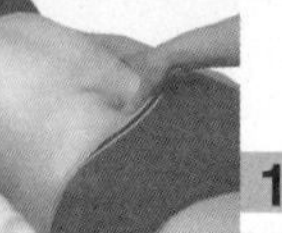

太衝：在足背側，第1、2蹠骨結合部前下方凹陷處。

會陰：在會陰部，男性當陰囊根部與肛門連線的中點，女性當大陰唇後聯合與肛門連線的中點。

腎俞：在腰部，當第2腰椎棘突下，旁開1.5寸。

【操作】

按揉關元、中極以補腎益精，通利膀胱，用拇指或中指指腹、手掌大魚際或掌根按於穴位上，腕部放鬆，前臂做主動擺動，帶動腕部和掌指做輕柔和緩的旋轉揉動。指按太衝、會陰清利濕熱，用拇指前端一起一伏地按壓，操作時要緊貼著力部位表面，按壓由輕到重，有節律且有彈性。每穴操作3分鐘左右，整個過程20分鐘。

療程：每日1次，7次為1個療程，每個療程之間休息1天。

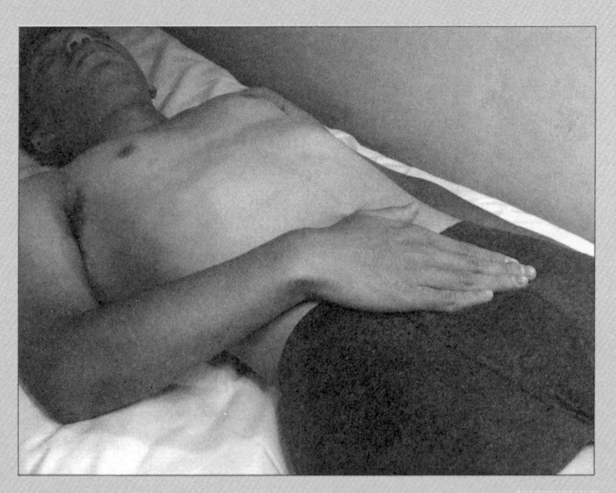

按中極

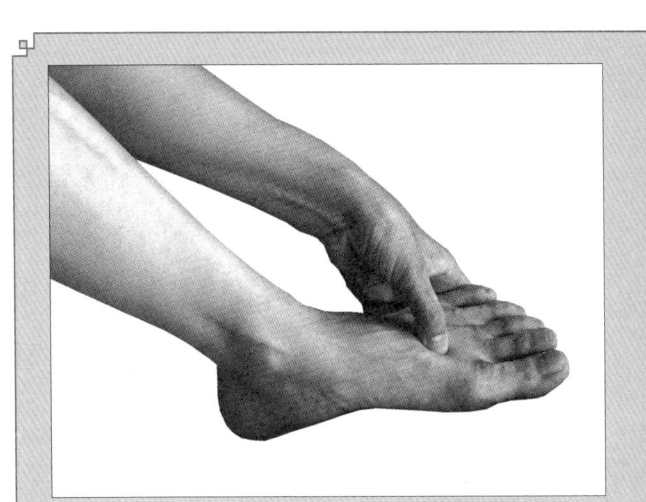

按太衝

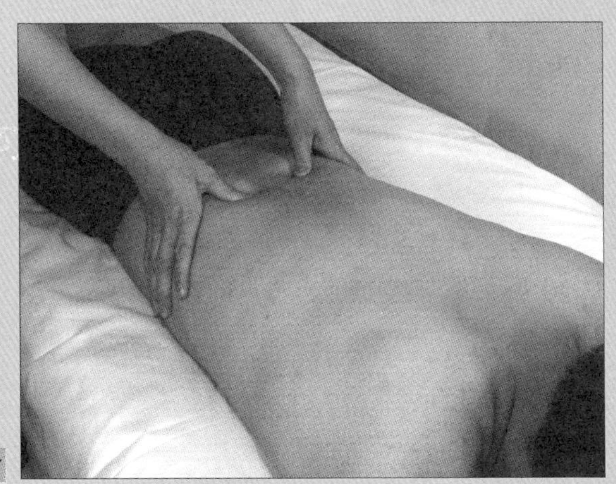

按腎俞

【按語】

1. 注意鍛鍊身體。
2. 節制房事，戒除手淫，房事不要忍精不射。
3. 飲食宜清淡，多飲水，忌菸酒及辛辣刺激、生冷油膩。

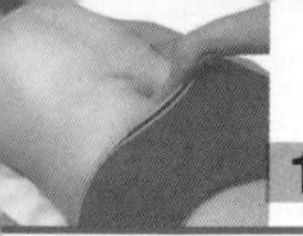

前列腺肥大

前列腺肥大又稱良性前列腺增生症，多發生於50歲以上的中老年人，是一種前列腺明顯增大而影響老年男性健康的常見病。前列腺肥大屬於中醫「癃閉」、「淋證」等範疇。

前列腺肥大表現為尿頻、尿急、夜尿增多，前列腺增大，嚴重者可出現血尿、尿失禁、尿瀦留、泌尿道感染等。

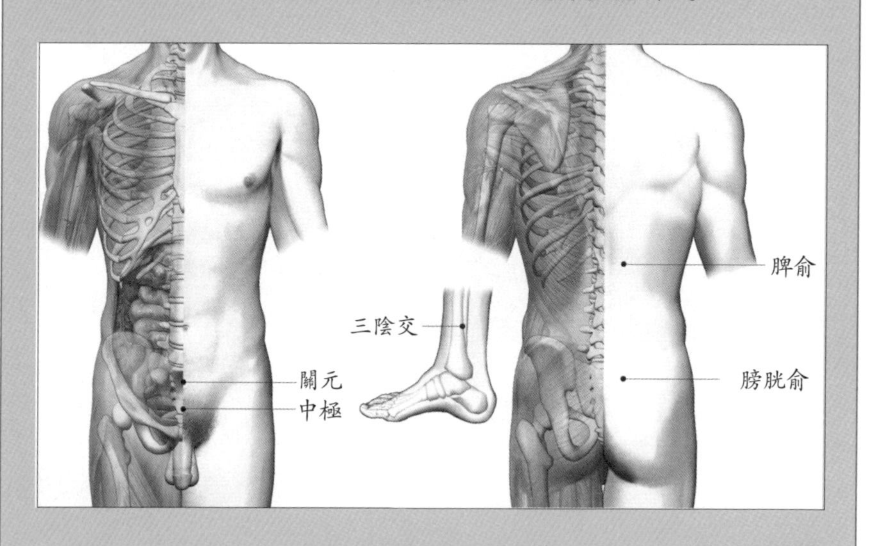

【取穴】

三陰交：在小腿內側，當足內踝尖上3寸，脛骨內側緣後方。

中極：在下腹部，前正中線上，當臍中下4寸。

膀胱俞：在骶部，當骶正中嵴旁1.5寸，平第2骶後孔。

關元：在下腹部，前正中線上，當臍中下3寸。

脾俞：在背部，第11胸椎棘突下，旁開1.5寸。

【操作】

點按三陰交以通調三陰經氣血，用拇指尖端一起一伏地按壓，操作時要緊貼著力部位表面，按壓由輕到重，有節律且有彈性。結束時應慢慢減輕力量，不宜突然放鬆，其力不僅在皮膚，並可深達肌肉。按揉中極、膀胱俞，俞募相配，促進氣化，用拇指或中指指腹、手掌大魚際或掌根按於穴位上，腕部放鬆，以肘部為支點，前臂做主動擺動，帶動腕部和掌指做輕柔和緩的旋轉揉動。每穴操作3分鐘左右，整個過程20分鐘。

療程：每日1次，10次為1個療程。

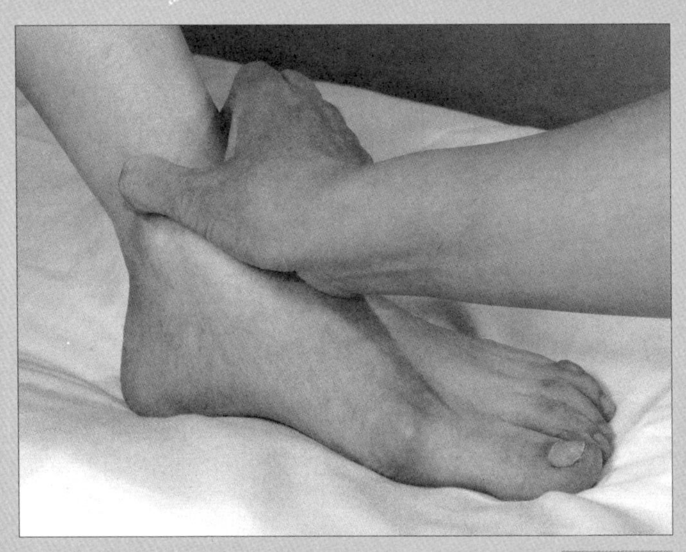

按三陰交

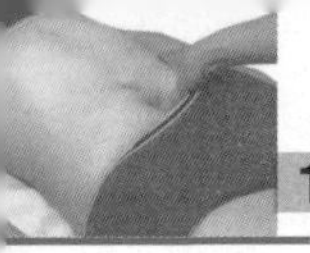

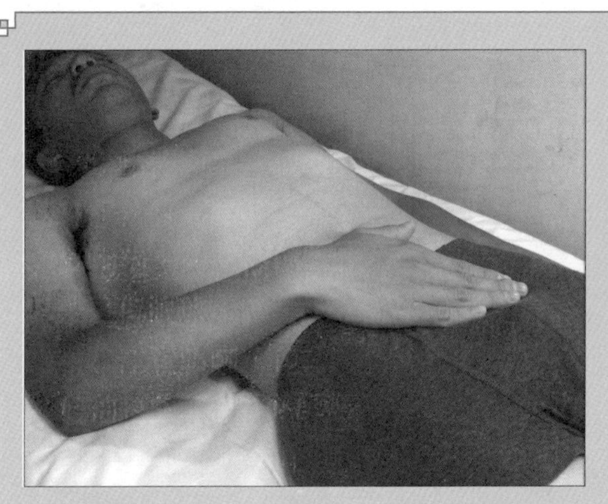

按中極

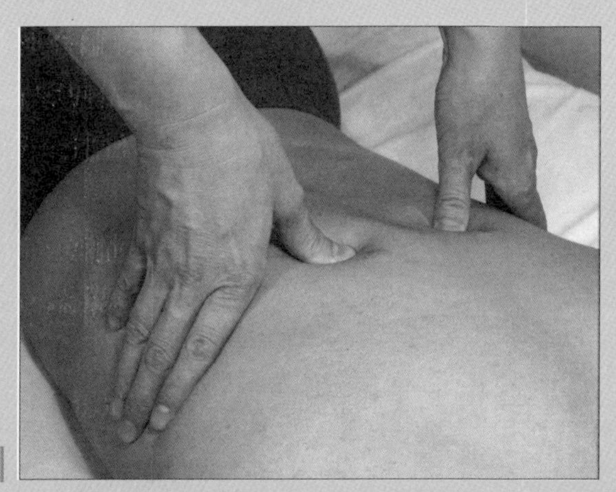

按脾俞

【按語】

1. 保持清潔，堅持清洗會陰部是預防前列腺肥大的一個重要環節。

2. 防止受寒，預防感冒和上呼吸道感染的發生。

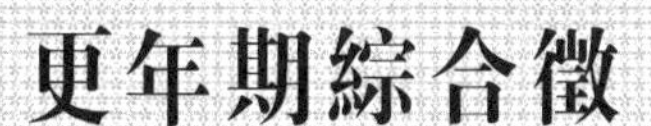

更年期綜合徵

更年期是婦女達到一定年齡，卵巢功能逐漸減退，最後接近完全停止的一個階段，分為絕經前期及絕經後期。從一個長期習慣的生育期內分泌環境過渡到另一個新的內分泌環境，由此產生植物神經功能紊亂，臨床症狀多種多樣，其嚴重程度也因人而異，統稱之為「更年期綜合徵」。中醫稱之為「絕經期前後諸症」。

臨床表現：月經紊亂，性慾減退，陣發性潮熱，出汗，心悸，情緒不穩定。

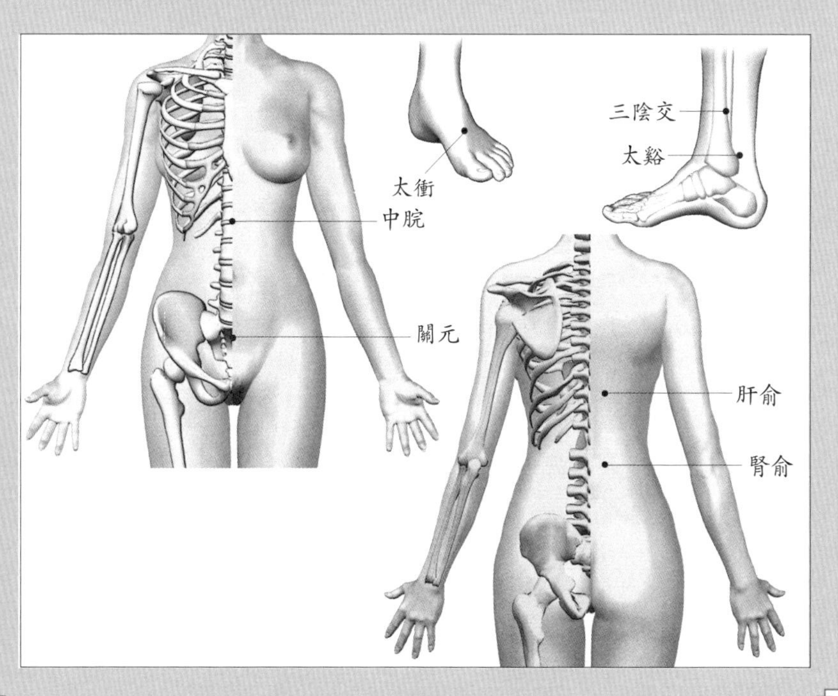

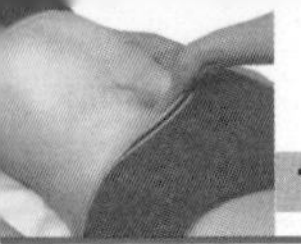

【取穴】

肝俞：在背部，當第9胸椎棘突下，旁開1.5寸。

腎俞：在腰部，當第2腰椎棘突下，旁開1.5寸。

三陰交：在小腿內側，當足內踝尖上3寸，脛骨內側緣後方。

太谿：在足內側，內踝後方，當內踝尖與跟腱之間的凹陷處。

關元：在下腹部，前正中線上，當臍中下3寸。

太衝：在足背側，第1、2蹠骨結合部前下方凹陷處。

中脘：在上腹部，前正中線上，當臍中上4寸。

【操作】

點按肝俞、腎俞以調補肝腎，用拇指尖端一起一伏的按壓，操作時要緊貼著力部位表面，按壓由輕到重，有節律且有彈性。結束時應慢慢減輕力量，不宜突然放鬆，其力不僅在皮膚，並可深達肌肉、骨骼及內臟。三陰交為肝脾腎三經交會穴，按揉以調理肝脾腎。用拇指指腹按於穴位上，腕部放鬆，以肘部為支點，前臂

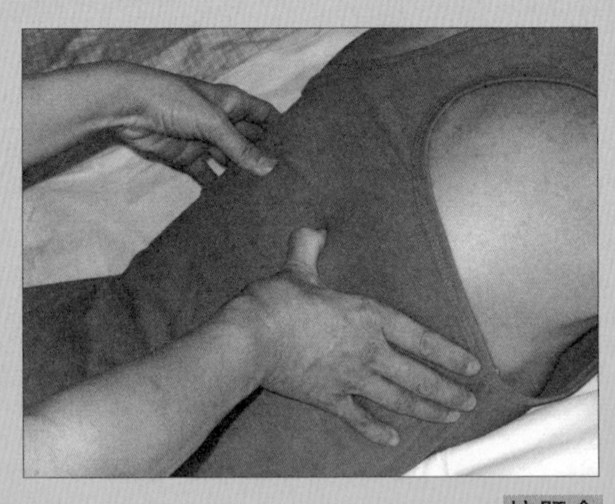

按肝俞

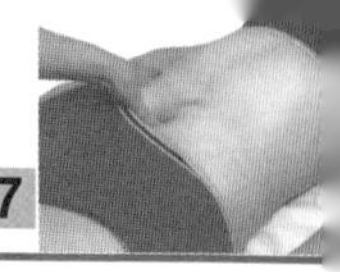

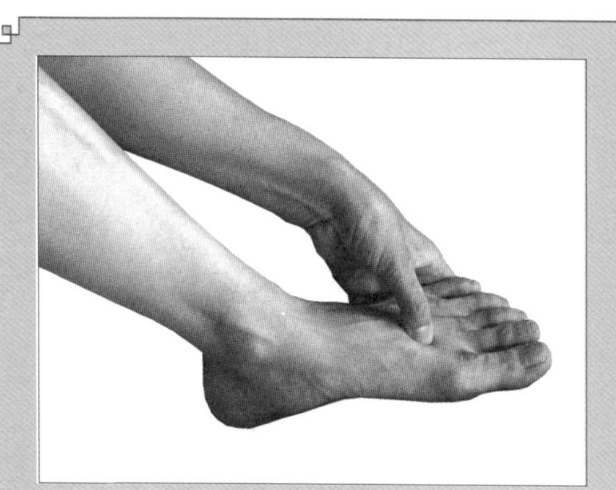

按太衝

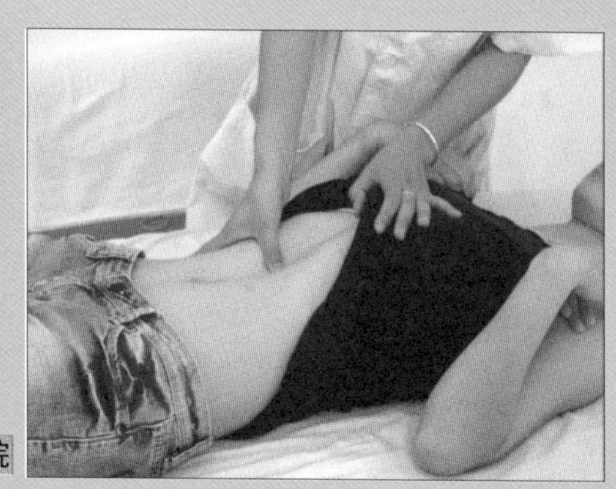

按中脘

做主動擺動，帶動腕部和掌指做輕柔和緩的旋轉揉動。每穴操作3分鐘左右，整個過程20分鐘。

療程：每日1次，5次為1個療程，每個療程之間休息1天。

【按語】

1. 調適生活起居，文康娛樂，適當體育鍛鍊。
2. 注意飲食營養多樣化，忌辛辣油膩。
3. 定期檢查身體，做到早發現、早治療。

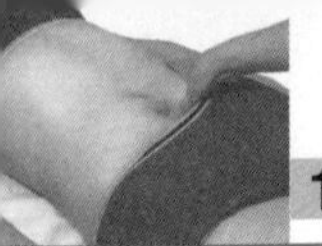

糖尿病

糖尿病是一種常見的內分泌疾病。病久者常伴發心血管、腎、眼、神經系統等併發症，嚴重時可發生酮症酸中毒，失水、昏迷，甚至威脅生命。屬中醫「消渴」範疇。

表現為多飲、多食、多尿、消瘦，尿糖及血糖增高。

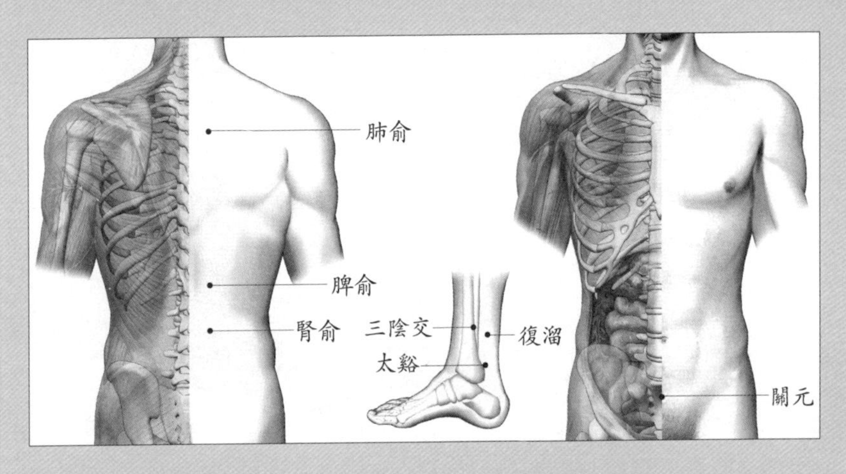

【取穴】

肺俞：在背部，當第3胸椎棘突下，旁開1.5寸。

脾俞：在背部，當第11胸椎棘突下，旁開1.5寸。

腎俞：在腰部，當第2腰椎棘突下，旁開1.5寸。

三陰交：在小腿內側，當足內踝尖上3寸，脛骨內側緣後方。

太谿：在足內側，內踝後方，當內踝尖與跟腱之間的凹陷處。

復溜：在小腿內側，太谿直上2寸，跟腱的前方。

關元：在下腹部，前正中線上，當臍中下3寸。

【操作】

點按肺俞、脾俞、腎俞以培補肺陰、健脾、補腎，用拇指、手掌、掌根和肘關節尖端一起一伏地按壓，由輕到重，有節律且有彈性。按揉三陰交、太谿以滋補肝腎，用拇指或中指指腹按於一定部位或穴位上，做輕柔和緩的旋轉揉動，操作時壓力要輕柔，動作連續而有節律。按揉復溜以滋補腎陰。按揉關元以補腎壯陽。每穴操作3分鐘左右，整個過程20分鐘。

療程：每日1次，10次為1個療程，每個療程之間休息2天。

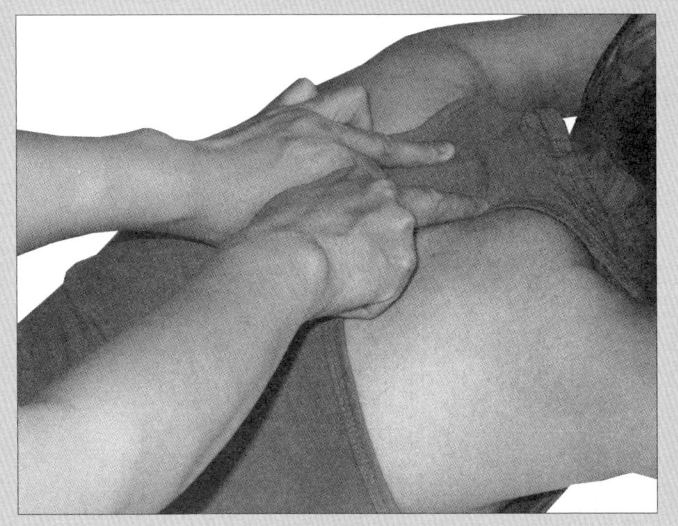

按肺俞

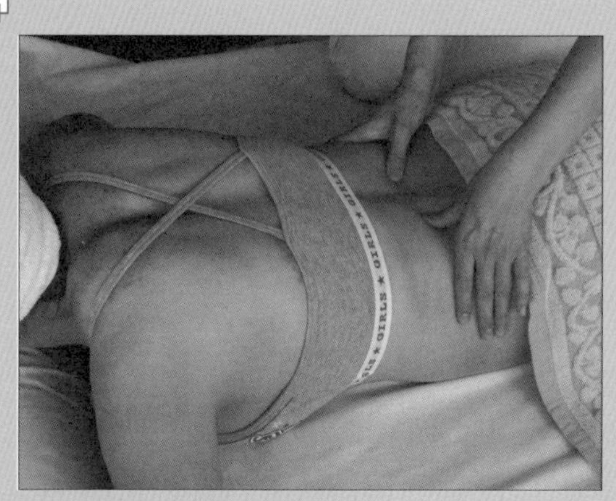

按腎俞

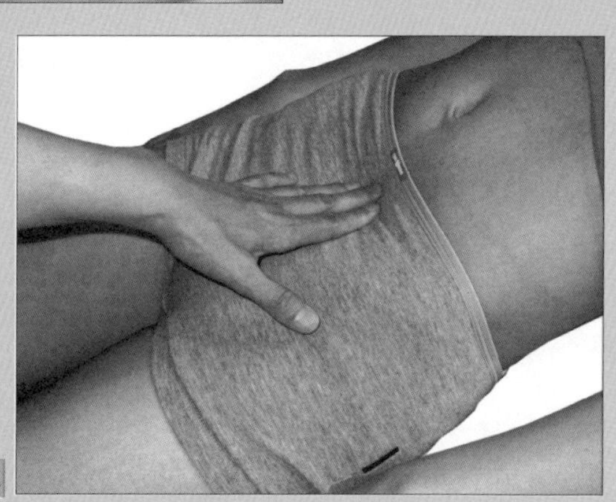
按關元

【按語】

1. 本病除點穴治療外，應根據病情進行藥物治療。
2. 必須結合飲食控制，少食鹽。
3. 進行有規律的活動，防止肥胖。
4. 糖尿病飲食，密切注意血糖、尿糖和臨床體徵的變化。
5. 加強身體鍛鍊，節制房事。

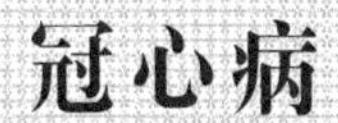

冠心病

冠心病（冠狀動脈硬化性心臟病）是指冠狀動脈粥樣硬化、動力性病變使血管腔狹窄或阻塞，導致心肌缺血缺氧而造成的心臟病，簡稱冠心病，又稱缺血性心臟病。屬於中醫「真心痛」、「胸痹」、「厥心痛」、「胸痛」等範疇。

臨床表現：患者胸部發生疼痛，可伴胸悶隱痛、氣短，重時可心如刀絞，引肩徹背，不得平臥。

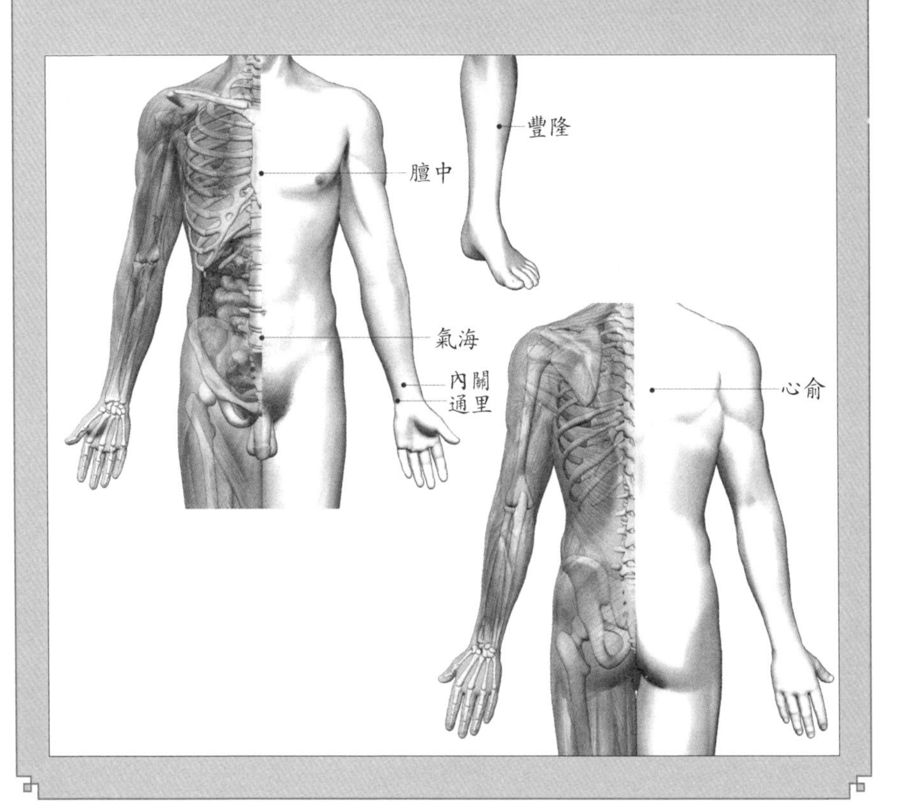

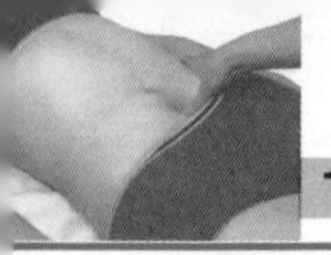

【取穴】

內關：在前臂掌側，當曲澤與大陵的連線上，腕橫紋上2寸，掌長肌腱與橈側腕屈肌腱之間。

心俞：在背部，當第5胸椎棘突下，旁開1.5寸。

通里：在前臂掌側，當尺側腕屈肌腱的橈側緣，腕橫紋上1寸。

膻中：在胸部，當前正中線上，平第4肋間，兩乳頭連線的中點。

氣海：在下腹部，前正中線上，當臍中下1.5寸。

豐隆：小腿前外側，外踝尖上8寸，脛骨前緣2橫指（中指）處。

【操作】

用拇指或中指指腹按於穴位上，腕部放鬆，前臂做主動擺動，帶動腕部和掌指做輕柔和緩的旋轉揉動，操作時壓力要輕柔，動作連續而有節律，內關、通里為心經、心包經的絡穴，能溫陽活血通

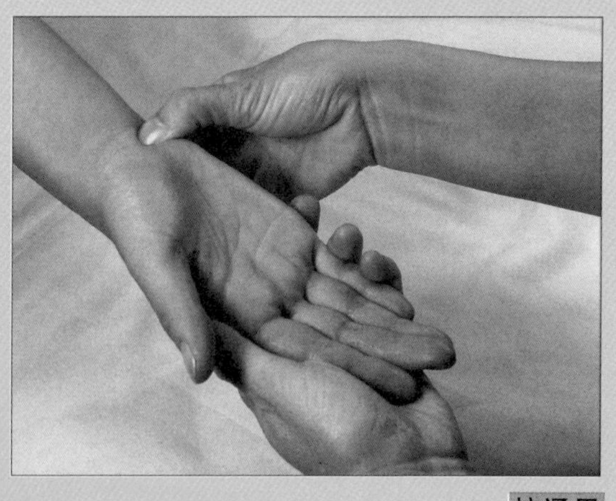
按通里

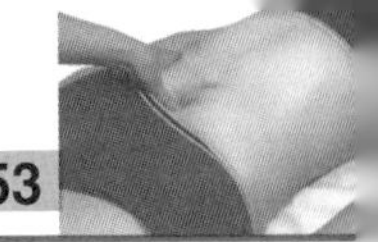

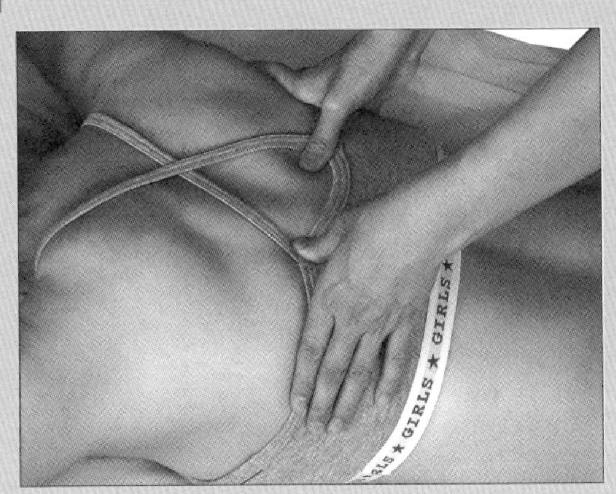

按心俞

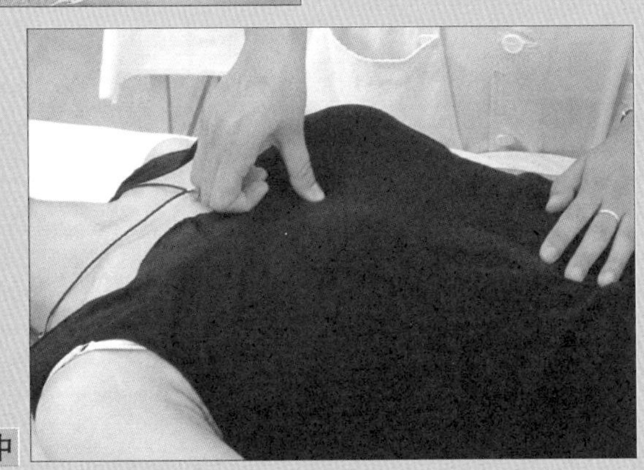

按膻中

絡。每穴操作3分鐘左右，整個過程20分鐘。

療程：每日1次，5次為1個療程，每個療程之間休息1天。

【按語】

1. 在醫生指導下用藥，勿濫停藥，注意病情變化。
2. 保持樂觀心態，加強身體鍛鍊。
3. 戒菸酒，飲食以清淡為主，勿食肥甘厚味。

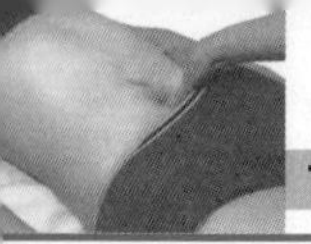

心律失常

心律失常是由於心臟自律性異常或激動傳導障礙而引起的心動過速、過緩，或心律不整。屬中醫學「心悸」、「怔忡」、「脈遲」、「脈數」範疇。

中醫認為心律失常多由於臟腑氣血陰陽虛損、內傷七情、氣滯血瘀交互作用致心失所養、心脈失暢而引起。

臨床表現：患者常有胸悶、心慌、心跳有停頓感，重者可出現頭暈、氣喘、紫紺、暈厥等。

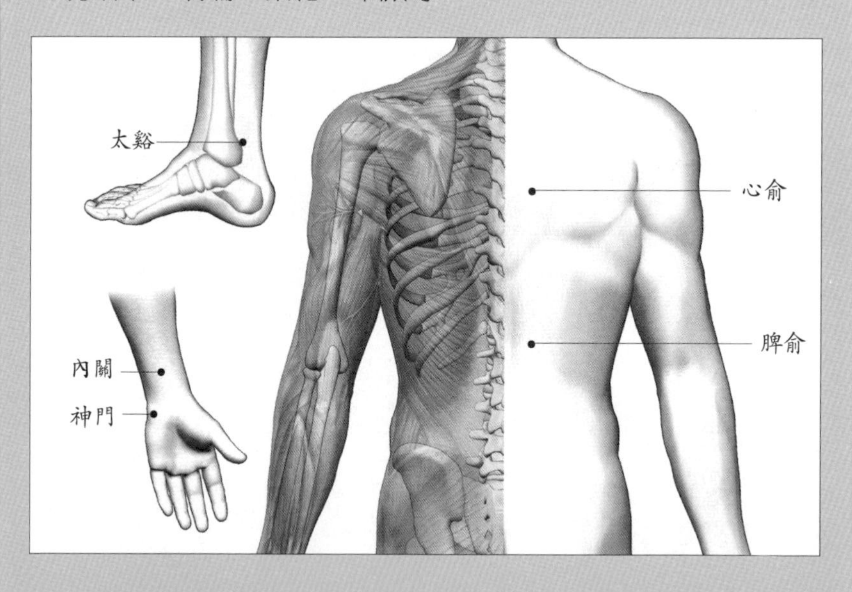

【取穴】

心俞：在背部，當第5胸椎棘突下，旁開 1.5寸。

內關：在前臂掌側，當曲澤與大陵的連線上，腕横紋上2寸，掌長肌腱與橈側腕屈肌腱之間。

神門：位於手腕部位，腕掌側横紋尺側端，尺側腕屈肌腱的橈側凹陷處。

脾俞：在背部，當第11胸椎棘突下，旁開1.5寸。

太谿：在足內側，內踝後方，當內踝尖與跟腱之間的凹陷處。

【操作】

內關、神門行揉按、捏掐之法，用力要輕柔，動作連續而有節律，有酸、麻、脹感為佳，可調心氣養心神。每穴操作3分鐘左右，整個過程20分鐘。

療程：每日1次，5次為1個療程，每個療程之間休息1天。

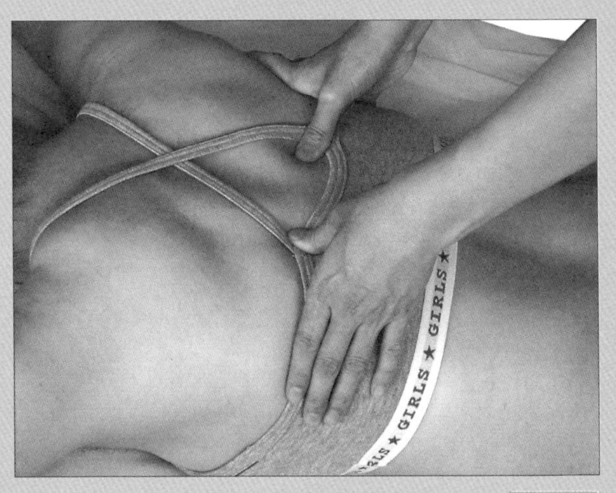

按心俞

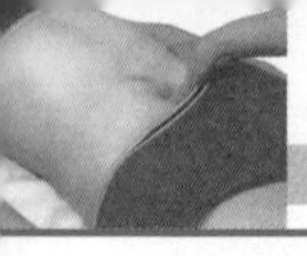

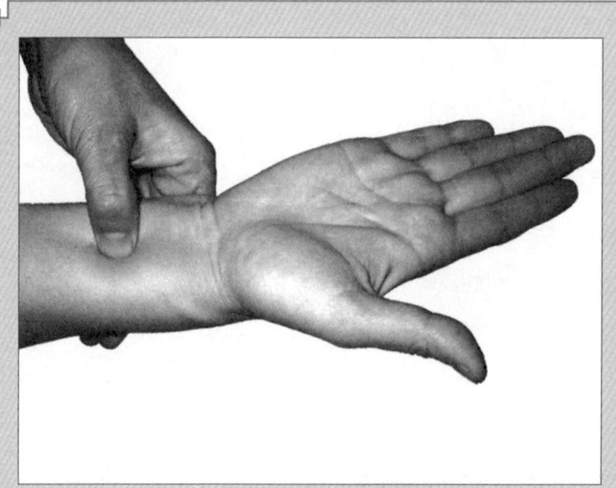

按內關

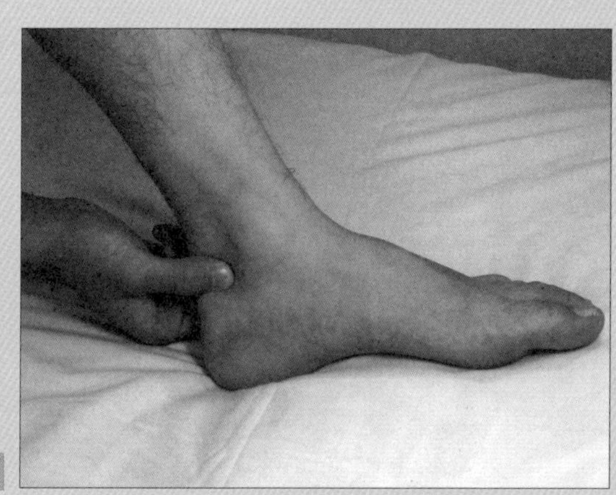

按太谿

【按語】

1. 注意惡劣情緒對心臟的影響，「悲哀憂愁則心動，心動則五臟六腑皆搖」，此處的心動即是指心臟受到的損害，保持情緒的穩定和樂觀的精神狀態是預防發生心律失常的重要措施。

2. 常備預防藥物，控制飲食，維持正常體重，戒菸酒。

3. 注意病情變化。

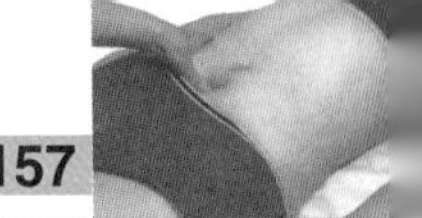

心絞痛

心絞痛是指冠狀動脈供血不足，心肌暫時性缺血、缺氧引起的發作性心前區疼痛。典型的心絞痛是突然發作的胸骨下部分後方或心前區壓榨性、悶脹性或窒息性疼痛，可放射到左肩、左上肢前內側及無名指和小指。疼痛一般持續5～15分鐘，伴有面色蒼白、表情焦慮、出汗和恐懼感。多因勞累、情緒激動、飽食、受寒等因素誘發。

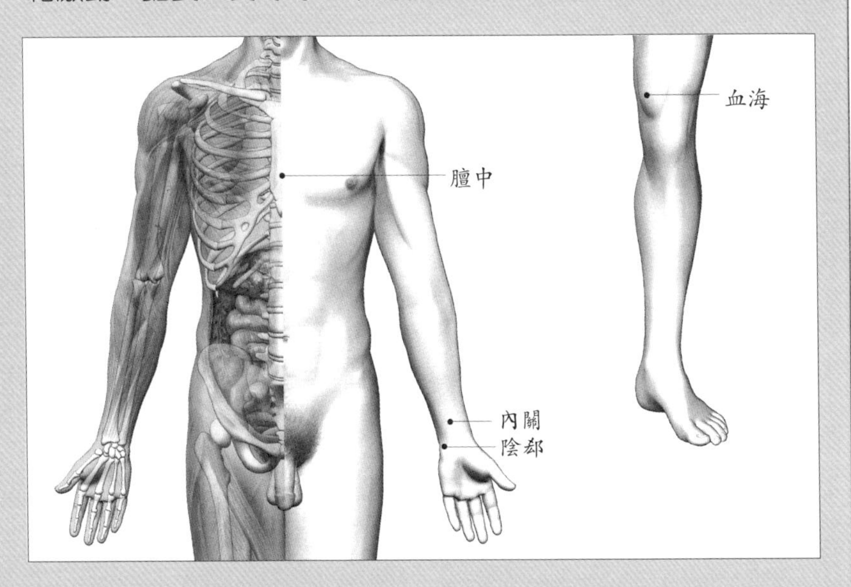

【取穴】

內關：前臂掌側，當曲澤與大陵的連線上，腕橫紋上2寸，掌長肌腱與橈側腕屈肌腱之間。

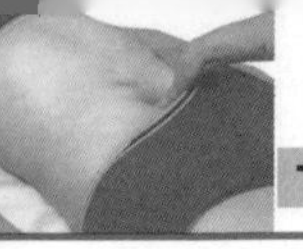

膻中：在胸部，當前正中線上，平第4肋間，兩乳頭連線的中點。

陰郄：在前臂掌側，當尺側腕屈肌腱的橈側緣，腕横紋上0.5寸。

血海：屈膝，在大腿內側，髕底內側端上2寸，當股四頭肌內側頭的隆起處。

【操作】

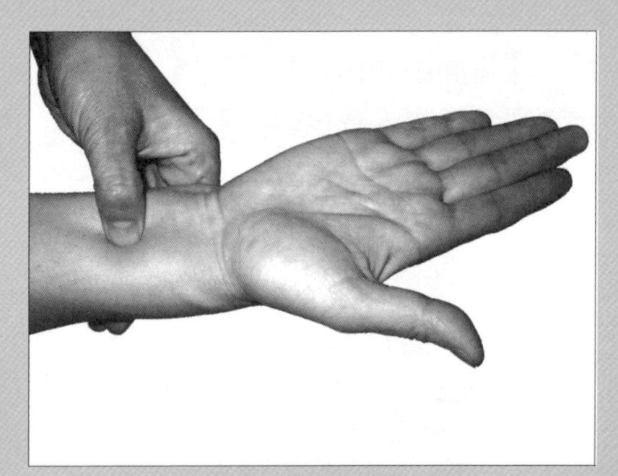

按內關

拇指指腹按於內關、膻中上，腕部放鬆，以肘部為支點，前臂做主動擺動，帶動腕部和掌指做輕柔和緩的旋轉揉動。按揉陰郄可緩急止痛。按揉血海、膻中理氣活血。每穴操作3分鐘左右，整個過程20分鐘。

療程：每日1次，10次為1個療程。

【按語】

1. 注意少食多餐，切忌暴飲暴食，晚餐不宜吃的過飽，以免誘發急性心肌梗塞。

2. 控制膽固醇的攝入和戒菸。

3. 運動鍛鍊，保持心情舒暢。

幼兒腹瀉

腹瀉亦名「泄瀉」，是以大便次數增多、便下稀薄或水樣、帶有不消化的乳食及黏液為特徵，是嬰幼兒常見的脾胃病，3歲以下更為常見。相當於西醫學的急慢性腸炎、胃腸功能紊亂等。

中醫認為，引起幼兒腹瀉的原因以感受外邪、內傷飲食和脾胃虛弱等為多見，6個月以內的嬰兒受驚嚇可引起驚瀉。

表現為大便次數增多、便下稀薄或水樣等。

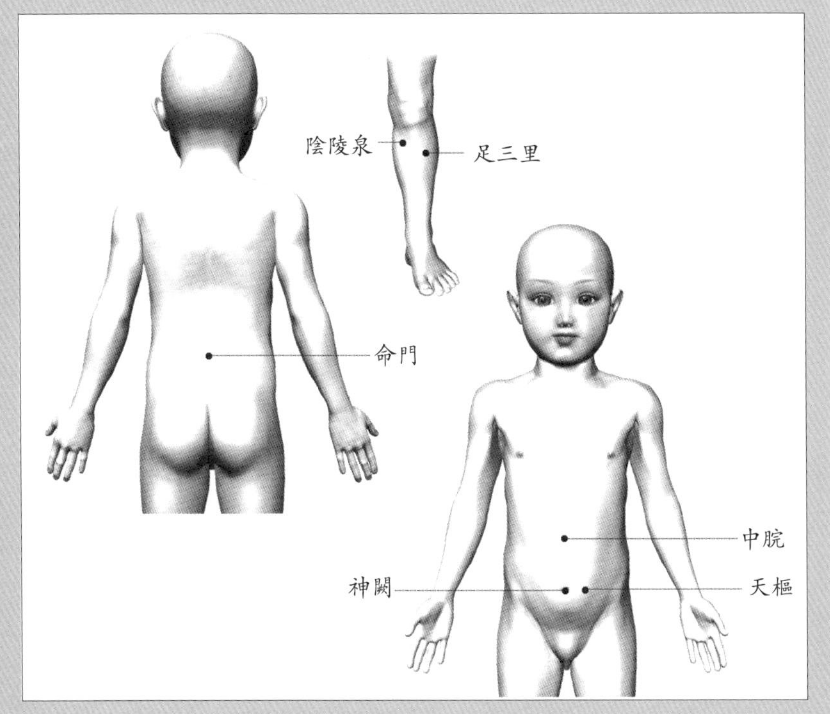

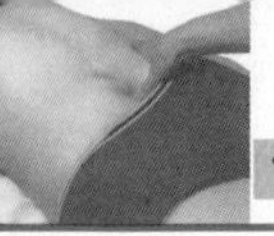

【取穴】

中脘：在上腹部，前正中線上，當臍中上4寸。

天樞：位於臍旁2寸。

陰陵泉：在小腿內側，當脛骨內側髁後下方凹陷處。

足三里：在小腿前外側，當犢鼻下3寸，距脛骨前緣1橫指（中指）。

神闕：在腹中部，臍中央。

命門：位於腰部，當後正中線上，第2腰椎棘突下凹陷中。

【操作】

按揉中脘、天樞，中指指端或食指、中指併攏指腹按於穴位上，腕部放鬆，以肘部為支點，前臂做主動擺動，帶動腕部和掌指做輕柔和緩的旋轉揉動，操作時用力要輕柔，動作連續而有節律，可調理腸胃氣機。點按陰陵泉可健脾化濕。點按足三里以健脾益胃。

摩神闕以溫補元陽，用食、中、無名指指腹或手掌面在穴位上摩動，點按命門以健脾、疏肝、補腎。

每穴操作3分鐘左右，整個過程20分鐘。

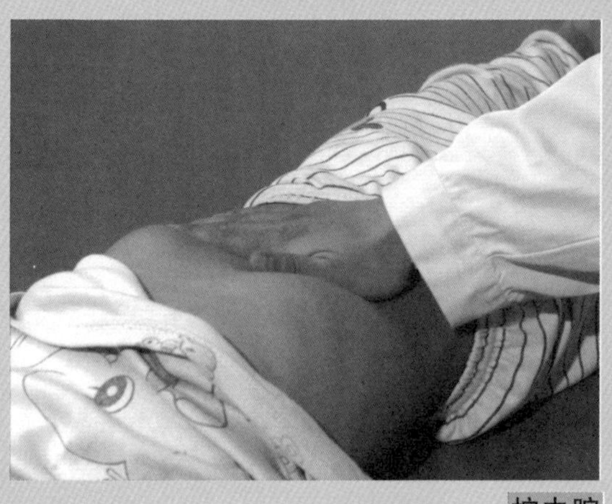

按中脘

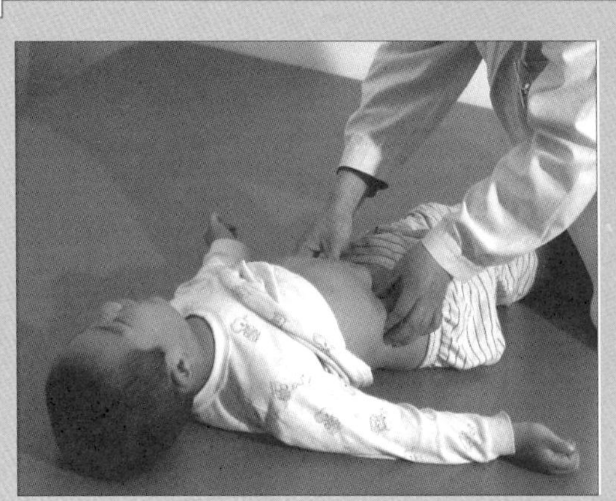

按天樞

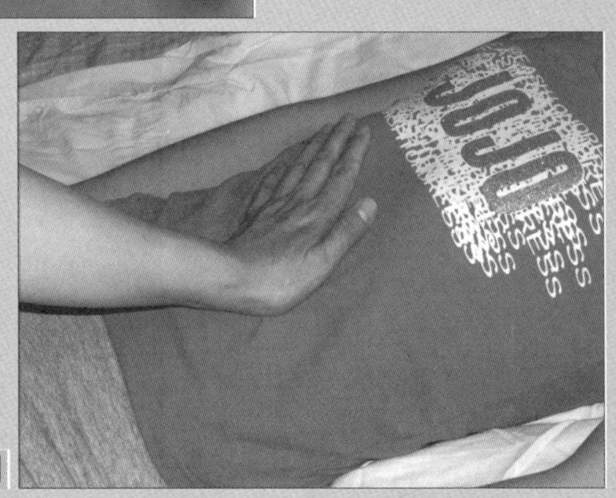

按神闕

療程：每日1次，5天為1個療程。

【按語】

1. 合理餵養，注意衛生管理，培養良好的衛生習慣。

2. 幼兒腹瀉的症狀早期表現為孩子發熱、嘔吐、流鼻涕等類似感冒發燒症狀，注意鑒別。

3. 流行季節應注意消毒隔離，注意氣候變化，防止濫用抗生素。

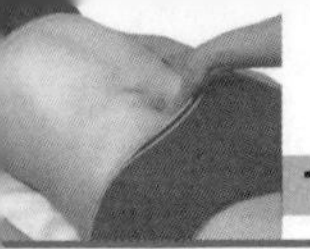

幼兒厭食

幼兒厭食症是指長期的食慾減退或消失，以食量減少為主要症狀，是一種慢性消化功能紊亂綜合徵，是兒科常見病、多發病，1～6歲幼兒多見，且有逐年上升趨勢。嚴重者可導致營養不良、貧血、佝僂病及免疫力低下，出現反覆呼吸道感染，對兒童生長發育、營養狀態和智力發展也有不同程度的影響。

【取穴】

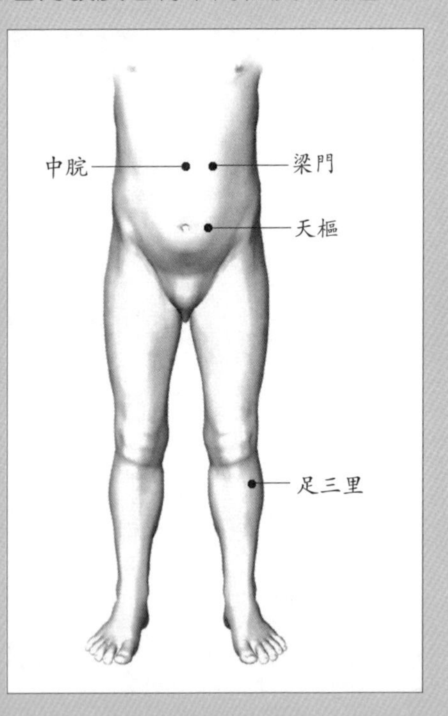

足三里：在小腿前外側，當犢鼻下3寸，距脛骨前緣1橫指（中指）。

中脘：在上腹部，前正中線上，當臍中上4寸。

梁門：在上腹部，當臍中上4寸，距前正中線2寸。

天樞：位於臍旁2寸。

【操作】

足三里健脾和胃，扶正祛邪。用大拇指或中指按壓，有針刺一樣酸麻、發熱感為佳。按揉中脘、梁門可消積化滯、理氣和胃，用中指指腹按於穴位上，腕部放鬆，以肘部

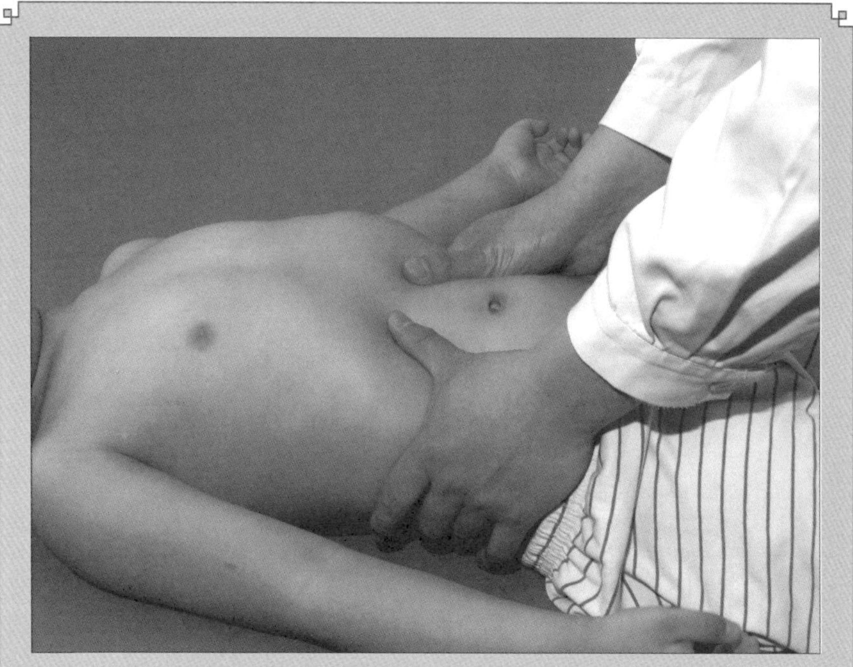

按梁門

為支點，前臂做主動擺動，帶動腕部和掌指做輕柔和緩的旋轉揉動。每穴操作3分鐘左右，整個過程不超過30分鐘。

療程：每日1次，7天為1療程。

【按語】

1. 規律飲食，少吃零食，少飲高熱量飲料。

2. 平衡膳食，食物多樣化。

3. 創造一個安靜愉快的進食環境。

4. 當孩子突然改變環境和生活習慣時，家長應幫助其逐步適應新的環境和新的生活習慣。

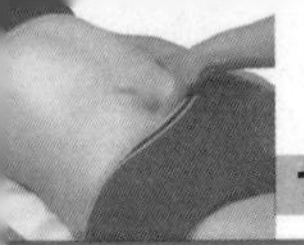

幼兒遺尿

幼兒遺尿即幼兒不自覺地排尿，睡中自出，俗稱尿床。

中醫認為，幼兒尿床多因腎氣不足，膀胱寒冷，下元虛寒，或病後體質虛弱，脾肺氣虛，或不良習慣所致。

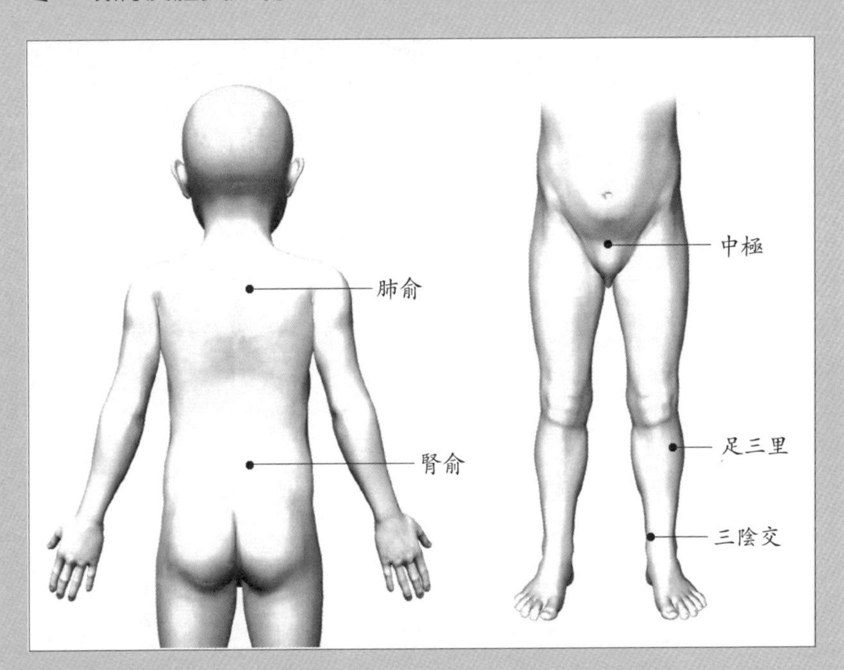

【取穴】

三陰交：在小腿內側，當足內踝尖上3寸，脛骨內側緣後方。

天樞：在下腹部，前正中線上，當臍中下4寸。

足三里：在小腿前外側，當犢鼻下3寸，距脛骨前緣1橫指（中指）。

腎俞：在腰部，當第2腰椎棘突下，旁開1.5寸。

肺俞：在背部，當第3胸椎棘突下，旁開1.5寸。

【操作】

三陰交行捏掐法，可健脾且調三陰經氣，在穴位的左右或上下方向相向用力。足三里為胃之下合穴，拇指尖端一起一伏的按壓，緊貼著力部位表面，有節律且有彈性。按揉腎俞、肺俞，益肺健脾、和胃補腎。每穴操作3分鐘左右，捏脊3～5分鐘，整個過程30分鐘。

療程：每日1次，10天為1個療程。

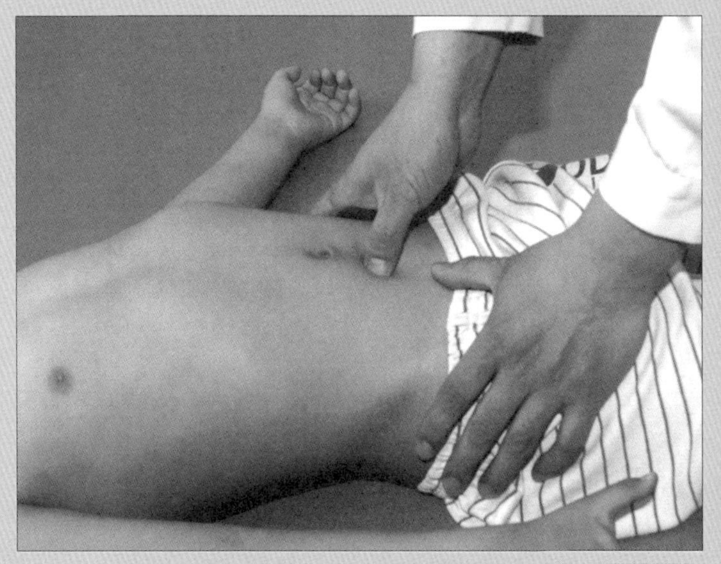

按中極

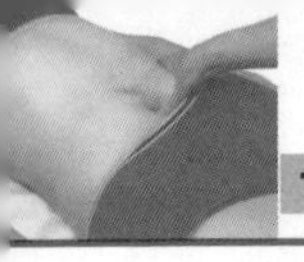

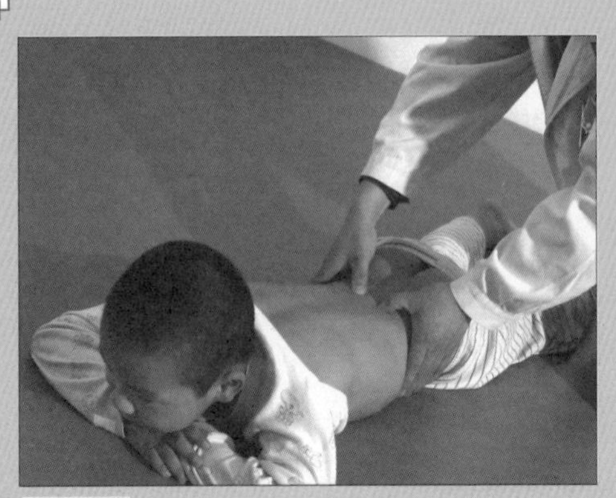

按腎俞

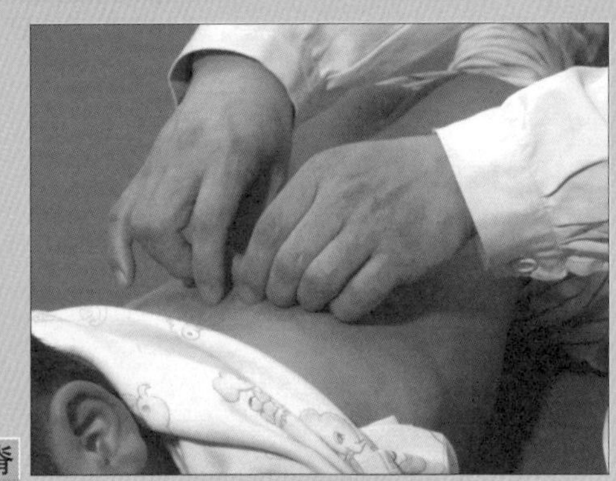

捏脊

【按語】

1. 養成良好的作息規律和衛生習慣，避免過勞，掌握尿床時間和規律。

2. 逐漸糾正害羞、焦慮、恐懼及畏縮等情緒或行為，照顧到患者的自尊心，多勸慰鼓勵，保持樂觀心態。

3. 晚飯後避免飲水，睡覺前排空膀胱內的尿液，可減少尿床的次數。

4. 積極鍛鍊身體，提高機體免疫能力。

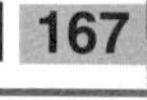

幼兒肌性斜頸

幼兒肌性斜頸又稱幼兒先天性斜頸，俗稱歪脖子。一般指先天性肌性斜頸，由一側胸鎖乳突肌攣縮造成頭向一側偏斜的病症。其病因可能是產傷、胎位不正、宮內異常壓力及位置不良。

臨床表現：頭歪向患側，面朝健側，頸前傾。如不及時糾正，數月後頭面部畸形，晚期可伴有代償性胸椎側凸。

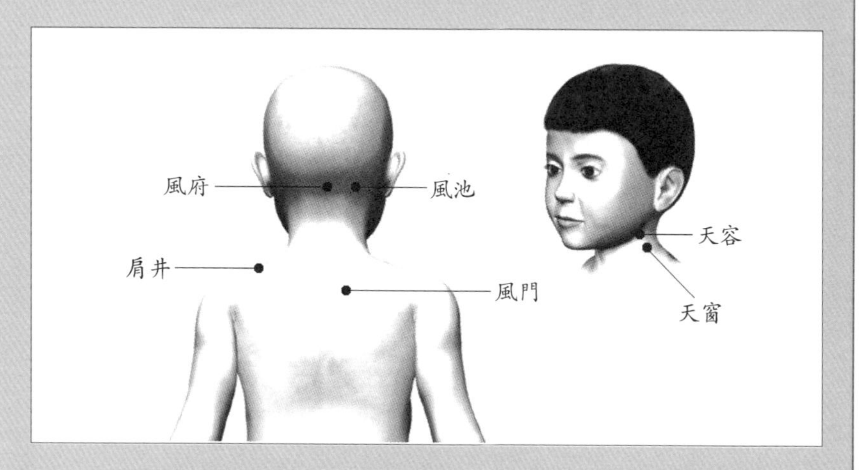

【取穴】

天窗：在頸外側部，胸鎖乳突肌的後緣，扶突穴後，與喉結相平。

天容：在頸外側部，當下頷角的後方，胸鎖乳突肌的前緣凹陷中。

風池：在項部，當枕骨之下，與風府相平，胸鎖乳突肌與斜方肌上端之間的凹陷處。

風府：在項部，當後髮際正中直上1寸，枕外隆凸直下，兩側斜方肌之間的凹陷中。

風門：第二胸椎棘突下，旁開1.5寸。

肩井：在肩上，前直乳中，大椎穴與肩峰連線中點，肩部最高處。

【操作】

按揉天窗、天容可治療頸項強痛，用拇指指腹按於穴位上，做輕柔和緩的旋轉揉動，操作時壓力要輕柔，動作連續而有節律，用力由輕到重，再由逆時針方向迴旋揉動，持續時間宜長些。指按風池、風府、風門可疏風解表，疏通經絡。捏拿肩井可疏通經絡，需要十指伸直，提起肌肉持續幾秒，然後輕柔按摩放鬆後再提拿。將患兒仰臥於母膝上，幼兒的頭轉向健側，使患兒胸鎖乳突肌伸展，然後再把頸屈向健側，多做幾次對疾病的恢復有良好的療效。每穴操作3分鐘左右，整個過程20分鐘。

療程：每日2次，5天為1個療程。

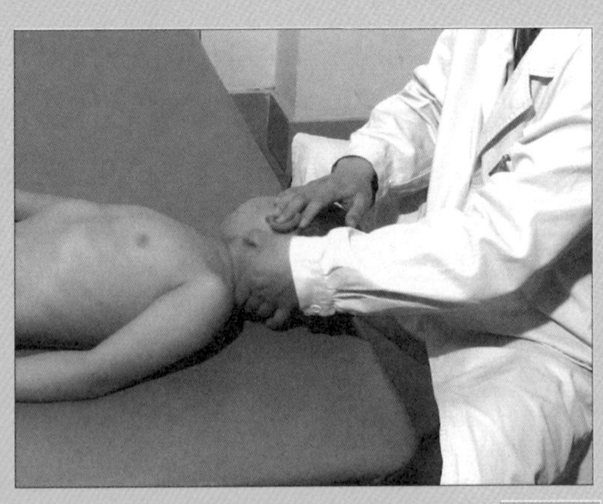
按天窗

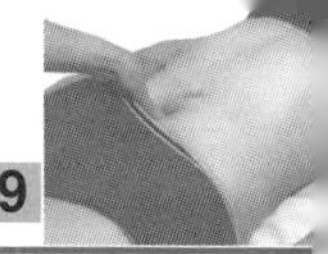

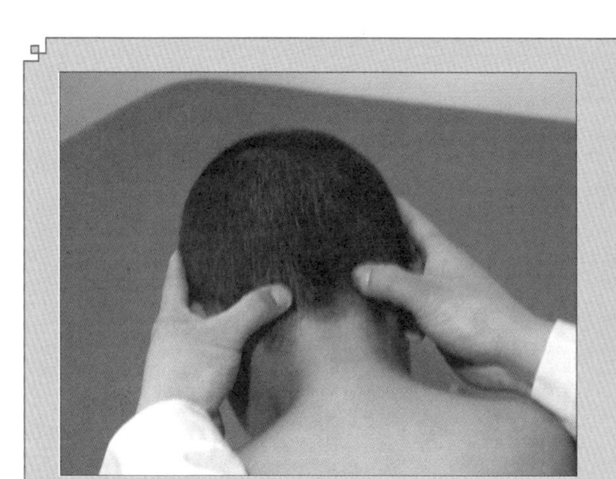

按風府

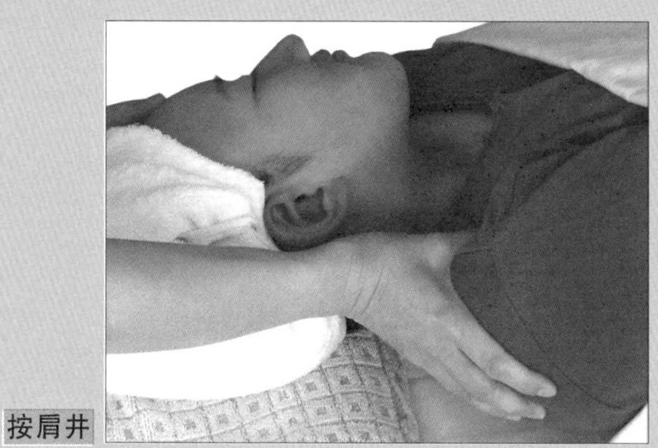

按肩井

【按語】

1. 病因尚未完全明瞭，預防本病應注意防止高齡妊娠，做好孕期保健。

2. 提高接生技術，防止難產和產傷等。

3. 嬰兒肌性斜頸約90%的病例可自然恢復。保守療法無效或病兒就診已遲的適於手術。

幼兒營養不良

營養不良是一種慢性營養缺乏症，由於蛋白質或總熱量長期不足所引起，多見於3歲以下嬰幼兒。屬於中醫「幼兒疳積」範疇。

表現為身微發熱、煩躁啼哭、不嗜飲食、便瀉臭穢、面黃體瘦、毛髮焦稀、神疲肢軟等。

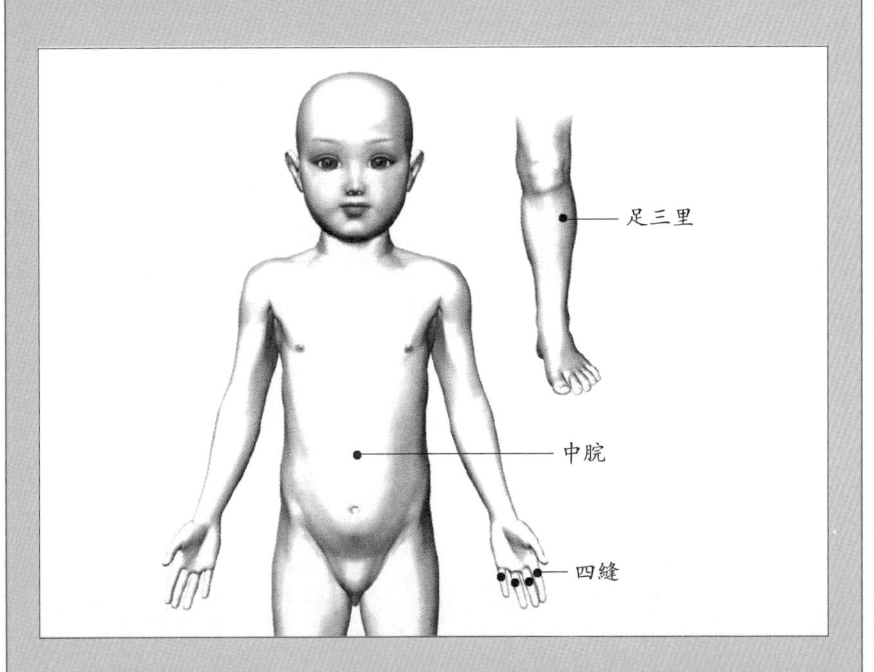

【取穴】

足三里：在小腿前外側，當犢鼻下3寸，距脛骨前緣1橫

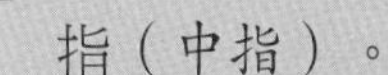
指（中指）。

中脘：在上腹部，前正中線上，當臍中上4寸。

四縫：在第2～5指掌側，近端指關節的中央，一側4穴。

【操作】

足三里、中脘補中益氣，行按揉法，用拇指或中指指腹按於穴位上，做輕柔和緩的旋轉揉動，動作連續而要有節律。經外奇穴四縫，用指按法，力度適中，有酸脹感為度。整個過程約20分鐘。

療程：每日1次，10次為1個療程。

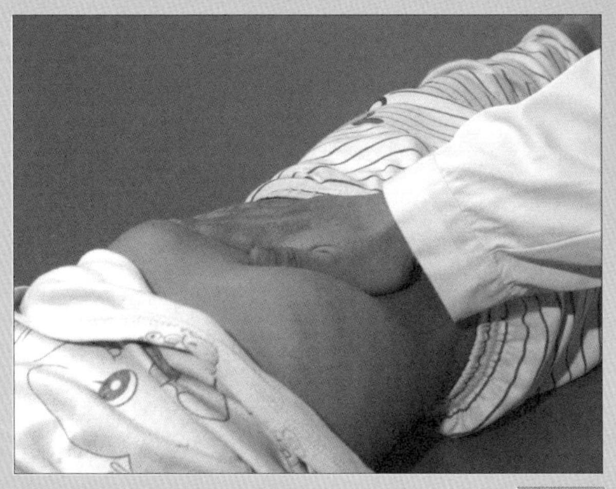

按中脘

【按語】

1. 幼兒營養不良為一種慢性疾患，積極治療，方可取效。
2. 母乳是嬰兒最完善的食品，提倡母乳餵養，注意餵養方

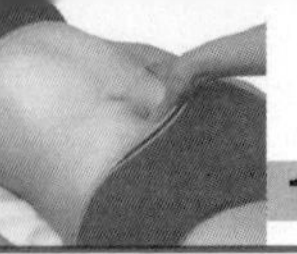

法，按年齡及時添加輔食，掌握先稀後乾，先素後葷，先少後多的原則。

3. 嬰兒1歲左右斷乳，給予易於消化而具有營養的食品，調整飲食。

4. 注意戶外鍛鍊，呼吸新鮮空氣，多曬太陽，增強體質。

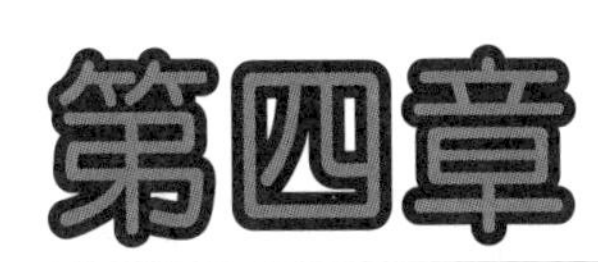
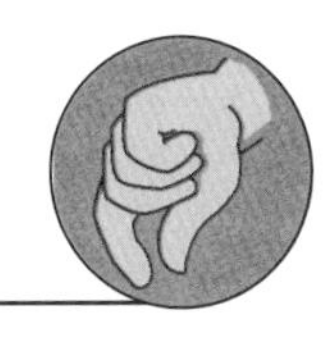

第四章

點穴美容美體

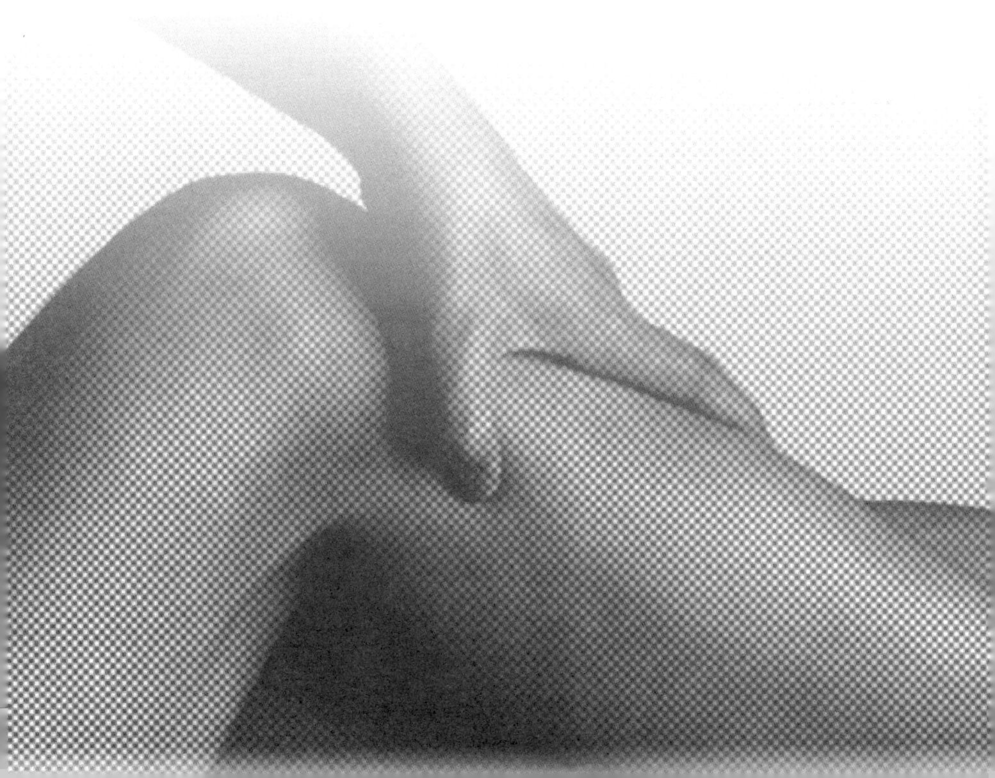

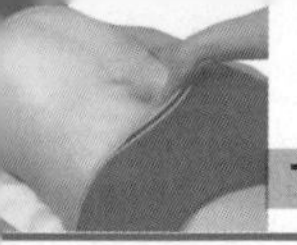

面部色斑

色斑是影響中青年婦女容貌的主要病證之一，主要分為雀斑和黃褐斑。黃褐斑好發於成年女性，中醫認為這是由於某一臟腑氣血不足或運行失常，以致不能外榮於顏面而導致的。黃褐斑的出現多數與內分泌有關，尤其是和女性的雌激素水準有關。月經不調、妊娠、服避孕藥或肝腎功能不全等都可能出現黃褐斑。雀斑為發生於面頰部位的黑褐色斑點，該病屬於常染色體顯性遺傳，患者常有家族史。

黃褐斑以顏面出現淡褐色或褐色的色素沉著，皮損對稱分佈，面積大小不等，形狀不規則，無自覺症狀為臨床特徵。

雀斑則與遺傳有關，症狀為黃褐色或淡黑色，大小不規則，表面光滑，不高出皮膚，多見長在面部，夏天日曬後顏色加深，秋冬季節顏色變淡。

【取穴】

印堂：在額部，當兩眉頭之中間。

陽白：在前額部，當瞳孔直上，眉上1寸。

太陽：在顳部，當眉梢與目外眥之間，眼眶外緣向後約1橫指的凹陷處。

四白：在面部，瞳孔直下，當眶下孔凹陷處。

巨髎：在面部，瞳孔直下，平鼻翼下緣處，當鼻唇溝外側。

顴髎：在面部，目外眥直下方，顴骨下緣凹陷處。

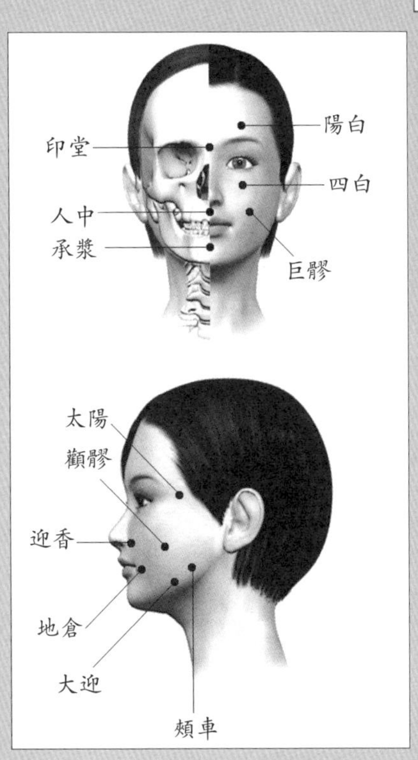

迎香：在鼻翼外緣中點旁，當鼻唇溝中。

頰車：在面頰部，下頜角前上方約1橫指（中指），當咀嚼時咬肌隆起，按之凹陷處。

大迎：在下頜角前方，咬肌附著部的前緣，當面動脈搏動處。

承漿：在面部，當頦唇溝的正中凹陷處。

地倉：在面部，口角外側4分，上直瞳孔。

人中：位於上嘴唇溝的上 1/3 與中 1/3 交點處，為急救昏厥要穴。

【操作】

點壓上述穴位各3分鐘左右，整個過程不超過30分鐘。

療程：每日1～2次。

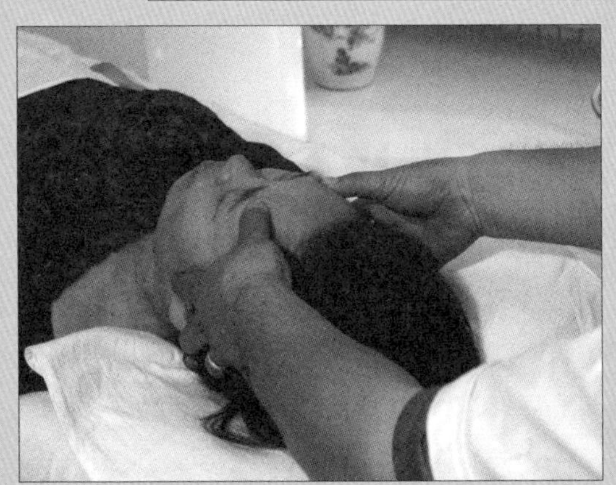

按陽白

【按語】

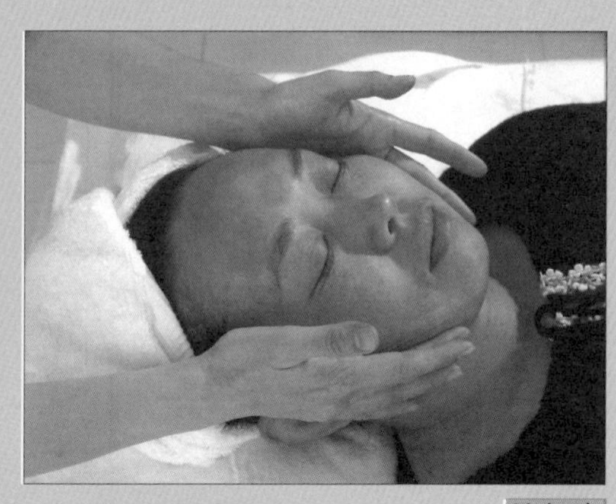
按頰車

1. 點按面部穴位時，手法宜柔和，用力要均勻，防止擦傷皮或壓傷眼球。

2. 注意防曬，色斑最怕日曬，日光的暴曬或紫外線的照射過多皆可促發色斑，並使其加劇。

3. 注意避免各種電離輻射，包括各種顯示幕、各種螢光燈、X光機、紫外線照射儀等。這些不良刺激均可產生類似強日光照射的後果，甚至比日光照射的損傷還要大，其結果是導致色斑加重。

4. 戒掉不良習慣，如抽菸、喝酒、熬夜等。

5. 多喝水、多吃蔬菜和水果，如番茄、黃瓜、草莓、桃等。

6. 注意休息和保證充足的睡眠，睡眠不足易致黑眼圈，皮膚變灰黑。

7. 保持良好的情緒，精神煥發則皮膚好，情緒不好則會有相反的作用。

8. 避免刺激性的食物，刺激性食物易使皮膚老化，尤其咖啡、飲料、濃茶、香菸、酒等。吃得越多，老化會越快，導致黑色素分子浮在皮膚表面，使黑斑擴大及變黑。

9. 避免使用含有重金屬的化妝品。

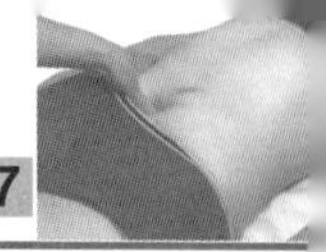

肌膚暗沉

按照中醫的理論，氣血是維持人體生命活動與機體生長的基本物質，氣血通過經脈到達全身，到達體表可以濡養皮膚。因此皮膚是判斷氣血是否充足，循環是否通暢的重要指徵。若氣血不足或循環不暢時，則會產生肌膚暗沉。

臨床表現：臉色蒼白晦暗，肌膚缺少光澤。

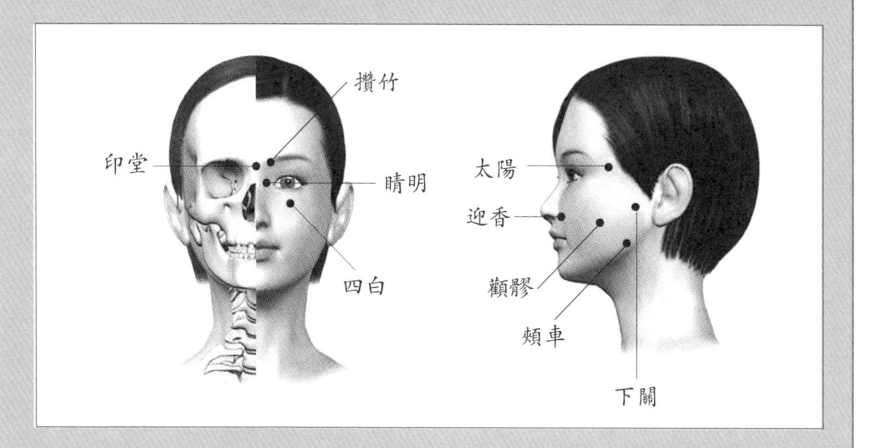

【取穴】

印堂：在額部，當兩眉頭之中間。

太陽：在顳部，當眉梢與目外眥之間，眼眶外緣向後約1橫指的凹陷處。

攢竹：在面部，當眉頭凹陷中，眶上切跡或眶上孔處。

顴髎：在面部，目外眥直下方，顴骨下緣凹陷處。

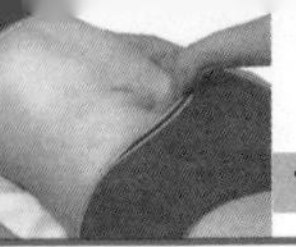

睛明：在面部，目內眥角稍上方凹陷處。

四白：在面部，瞳孔直下，當眶下孔凹陷處。

迎香：在鼻翼外緣中點旁，當鼻唇溝中。

下關：在面頰部，當顴弓與下頜切跡所形成的凹陷中，張口時隆起；正坐或仰臥，閉口取穴。

頰車：在面頰部，下頜角前上方約1橫指（中指），當咀嚼時咬肌隆起，按之凹陷處。

【操作】

點壓印堂、太陽、攢竹、顴髎、睛明、四白、迎香、下關、頰車，各操作3分鐘左右，整個過程不超過30分鐘。

療程：每日1～2次。

【按語】

1. 養成良好生活習慣，起居定時，勞逸有度。保證充足的睡眠，適度的運動和愉快的心情，對養氣生血都有舉足輕重的作用。

2. 多吃補血調氣的食物，如動物內臟、魚蝦、紅棗、紅糖、花生、黑芝麻、菠菜以及各種新鮮蔬果。如氣血問題較為嚴重，應運用中藥進行調補。

3. 戶外運動時注意防曬，在必要時塗抹防曬霜。

4. 在使用化妝品後要及時進行卸妝，保持面部清潔。

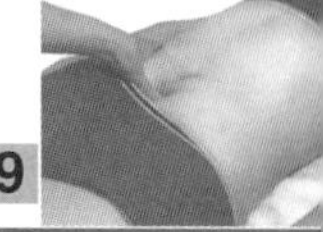

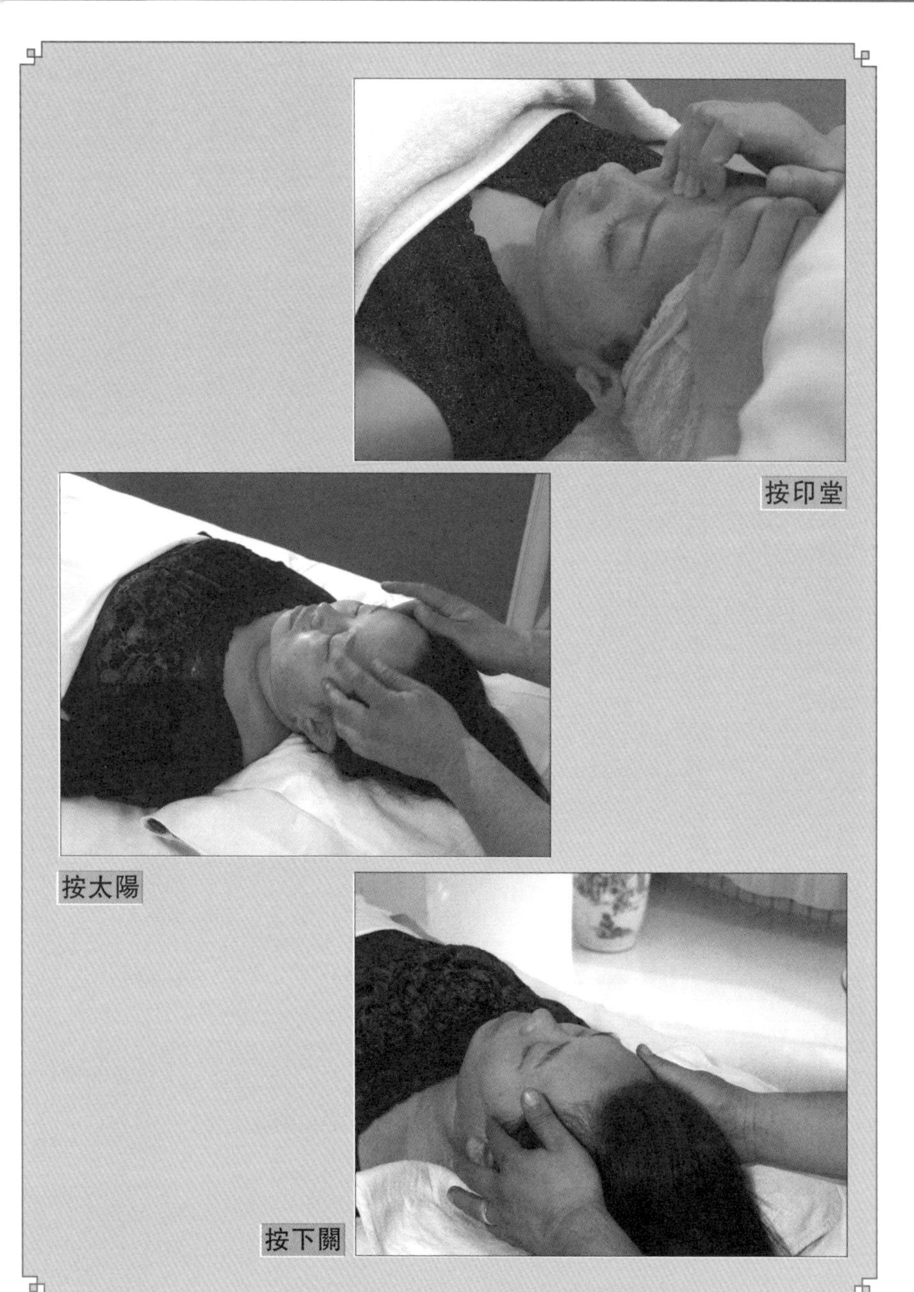

按印堂

按太陽

按下關

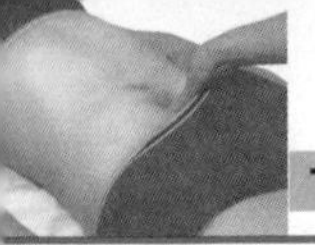

眼神無光

中醫認為目為肝之竅、心之使，五臟六腑之精氣皆上注於目。後來又延伸出五輪學說，即瞳仁屬腎，稱為水輪；黑睛屬肝，稱為風輪；兩眥血絡屬心，稱為血輪；白睛屬肺，稱為氣輪；眼瞼屬脾，稱為肉輪。所以五臟六腑有問題都可以影響到眼睛，甚至產生疾病。

透過點按眼睛周圍穴位或與眼睛有關的經絡穴位，可以起到疏通經絡，宣通氣血，調節眼肌的目的，從而解除眼肌疲勞，消除眼部症狀，使眼睛變得明亮。

臨床表現：眼睛黯淡，眼神無光，沒有神采。

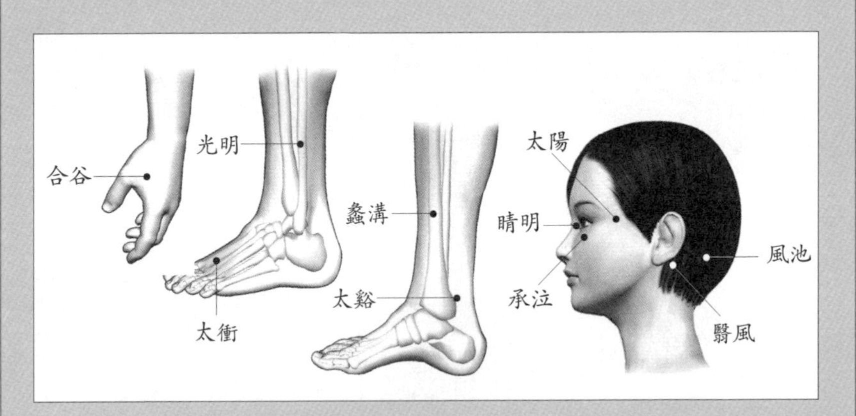

【取穴】

睛明：在面部，目內眥角稍上方凹陷處。

承泣：在面部，瞳孔直下，當眼球與眶下緣之間。

太陽：在顳部，當眉梢與目外眥之間，眼眶外緣向後約1橫指的凹陷處。

翳風：在耳垂後方，當乳突與下頜角之間的凹陷處。

風池：在項部，當枕骨之下，與風府相平，胸鎖乳突肌與斜方肌上端之間的凹陷處。

合谷：位於手背，第1、2掌骨間，當第2掌骨橈側中點處。

光明：小腿外側，當外踝尖上5寸，腓骨前緣。

蠡溝：在小腿內側，當足內踝尖上5寸，脛骨內側面的中央。

太谿：在足內側，內踝後方，當內踝尖與跟腱之間的凹陷處。

太衝：在足背側，第1、2蹠骨結合部前下凹陷處。

【操作】

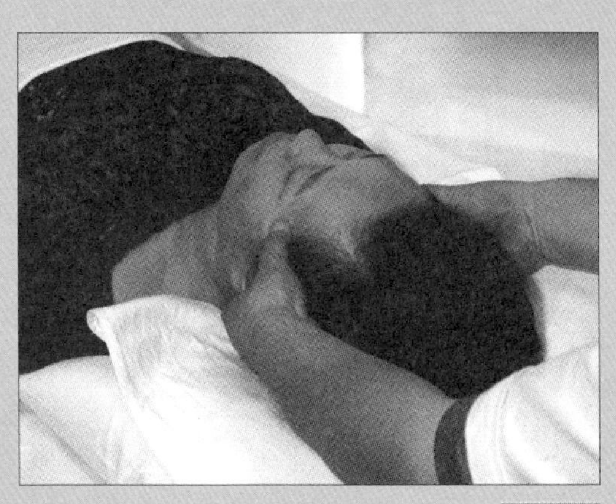

揉太陽

揉睛明、承泣，摩眼眶，揉按太陽，分推前額，揉按翳風，拿揉風池，點按雙側合谷、光明和蠡溝穴，掐雙側太衝穴。肝腎陰虛加太谿、行間。整個過程大約為30分鐘。

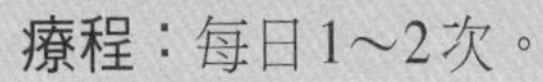

療程：每日1～2次。

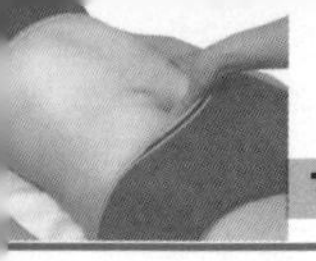

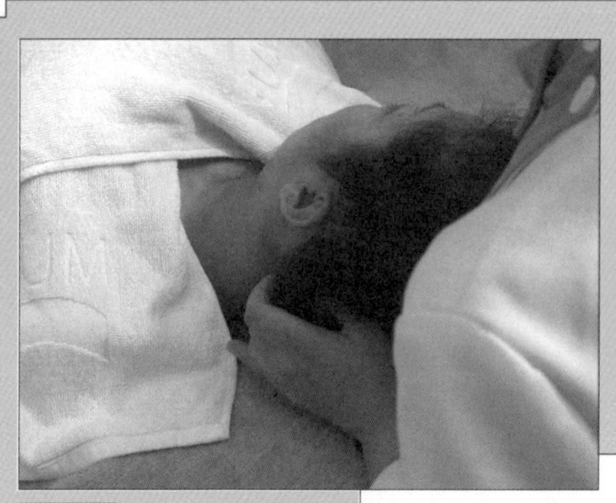

按合谷

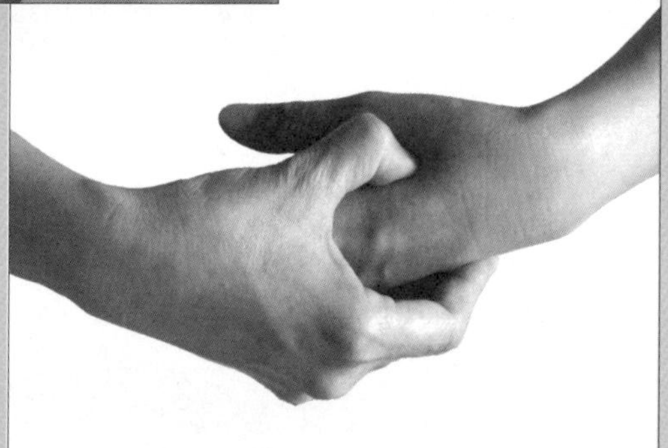

揉風池

【按語】

1. 保證睡眠充足，充足的睡眠是保持眼睛明亮的最基本條件之一。熬夜和不規律的作息時間會導致皺紋、黑眼圈等很多眼部問題。

2. 拒絕酒精和煙草，長期接受酒精和煙草都會使眼部產生細紋或色斑。

3. 預防眼病，注意用眼衛生，減少視覺疲勞。

4. 注意眼部保健，堅持經常做眼保健操及按摩。

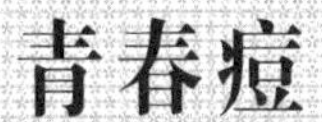

青春痘

痤瘡，俗稱青春痘、粉刺、暗瘡，中醫又稱面瘡、酒刺。痤瘡是皮膚科常見病，多發病。據統計，在青春期男性有95%，女性有85%患過不同程度的痤瘡，所以大家稱其為「青春痘」。它是一種發生於毛囊皮脂腺的慢性皮膚病，多發於頭面部、頸部、前胸後背等皮脂腺豐富的部位。青春痘有黑頭粉刺、白頭粉刺、炎性丘疹、膿皰、結節、囊腫等幾種皮損類型，易形成色素沉著、毛孔粗大甚至疤痕樣損害。影響美觀，嚴重者可導致毀容，給年輕人造成極大的心理壓力和精神痛苦。及時規範的診治，可以避免或減少皮膚的損害。

中醫認為本病的發生與不良的膳食結構、嗜食肥甘厚味有關，腸胃濕熱、蘊久成毒、熱毒上攻溢於肌表，發而為病。

【取穴】

聽會：在面部，當耳屏間切跡的前方，下頜骨髁狀突的後緣，張口有凹陷處。

頰車：在面頰部，下頜角前上方約1橫指（中指），當咀嚼時咬肌隆起，按之凹陷處。

翳風：在耳垂後方，當乳突與下頜角之間的凹陷處。

腰俞：在骶部，當後正中線上，適對骶管裂孔。

承扶：在大腿後面，臀下橫紋的中點。

承山：在小腿後面正中，委中與崑崙之間，當伸直小腿或足跟上提時腓腸肌肌腹下出現尖角凹陷處。

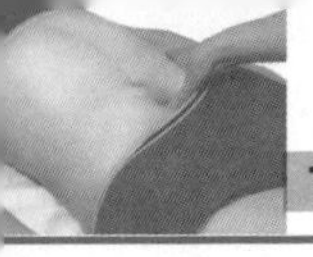

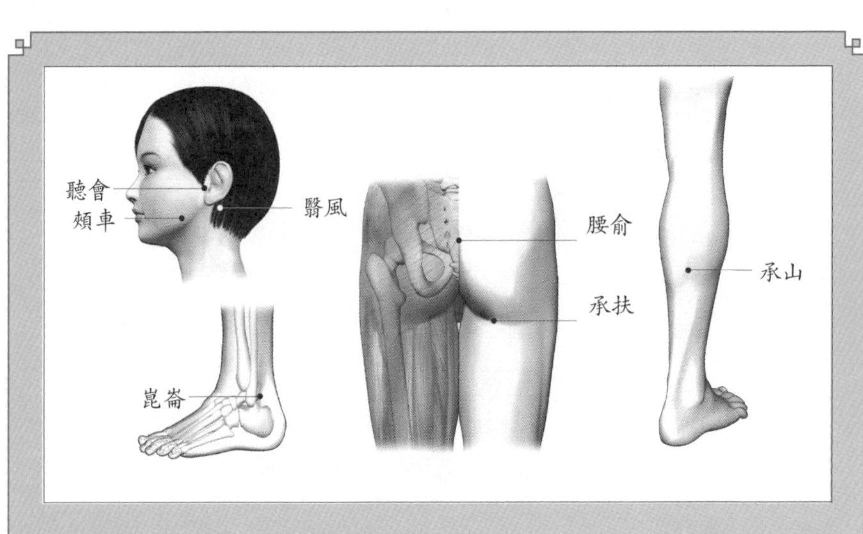

崑崙：在足部外踝後方，當外踝尖與跟腱之間的凹陷處。

【操作】

先行局部點穴，患者坐位，依次點按聽會、頰車、翳風穴，每穴點揉1～2分鐘，再行遠端點穴，患者俯臥位，依次點按腰俞、承扶、承山、崑崙穴，每穴點按1～2分鐘。點按局部穴位時力量要小，輕按效佳。背部及腿部穴位宜較用力，重按為好。

療程：每日1次。

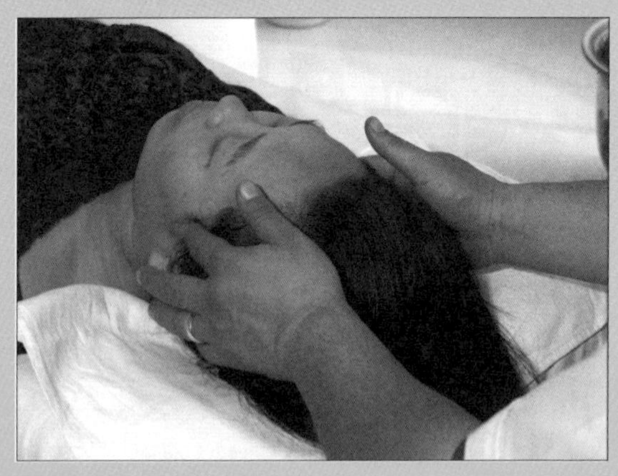

按聽會

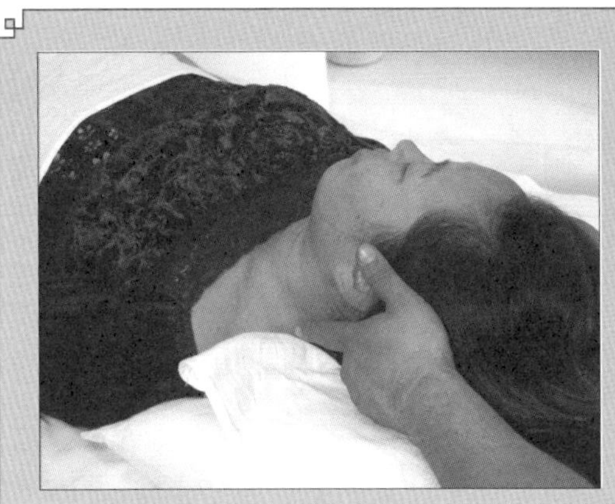

按翳風

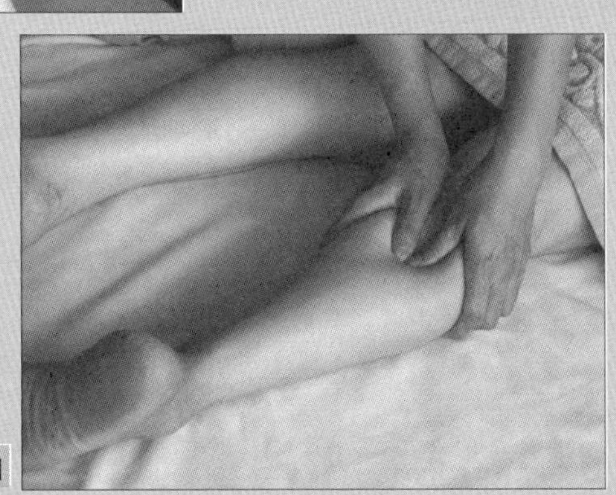

按承山

【按語】

1. 紅腫發炎期間嚴禁擠壓，以防止出現痘印。

2. 保持臉部及全身的清潔，使用適合自己膚質的清潔劑洗臉。洗臉時，輕輕按摩患處，以利毛孔暢通。

3. 注意飲食，多吃蔬菜、水果，少吃油炸、高熱量及辛辣食物。

4. 保持心情愉快，睡眠充足。

5. 應停用可能會導致青春痘的化妝品。

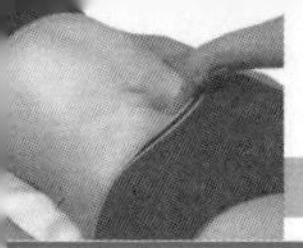

皺紋多

面頰部皺紋是隨年齡增長而產生，是人體老化的徵象之一。是由於機體的新陳代謝減弱，皮膚乾燥，失去彈性，肌肉組織失去收縮力而形成的。因個人所處的自然環境、精神狀態及營養條件的不同，每個人面部皺紋出現的時間有早有晚，年齡愈大，皺紋愈多。另外，面頰部皺紋的產生，可能與遺傳因素、慢性疾病、內分泌疾病以及雌激素水準下降等有關。

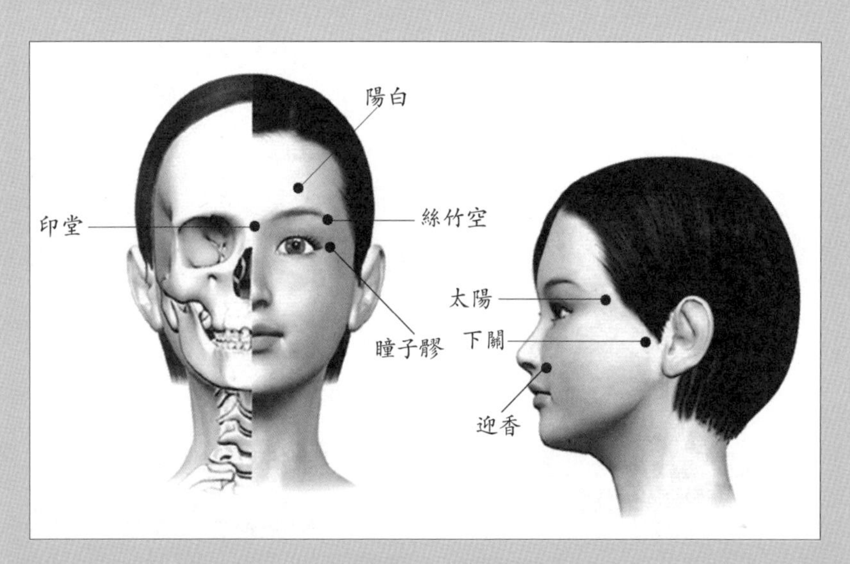

【取穴】

陽白：在前額部，當瞳孔直上，眉上1寸。

印堂：在額部，當兩眉頭之中間。

下關：在面部，耳前方，當顴弓與下頷切跡所形成的凹陷中，閉口取穴。

迎香：在鼻翼外緣中點旁，當鼻唇溝中。

太陽：在顳部，當眉梢與目外眥之間，眼眶外緣向後約1橫指凹陷處。

瞳子髎：位於面部，目外眥旁，當眶外側緣處。

絲竹空：在面部，當眉梢凹陷處。

【操作】

取陽白、印堂、下關、迎香、太陽、瞳子髎、絲竹空等穴，輕輕按揉上述諸穴，以酸脹為度，每次1～5分鐘。按摩後可在面部塗上抗皺美容霜，以增強療效。

療程：每日1～2次。

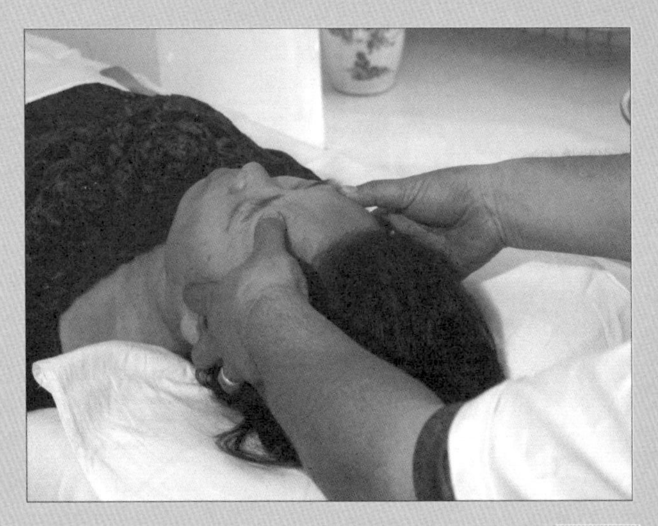

按陽白

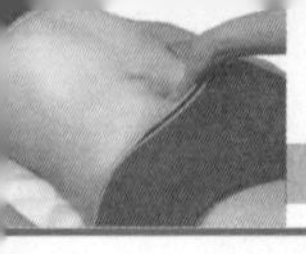

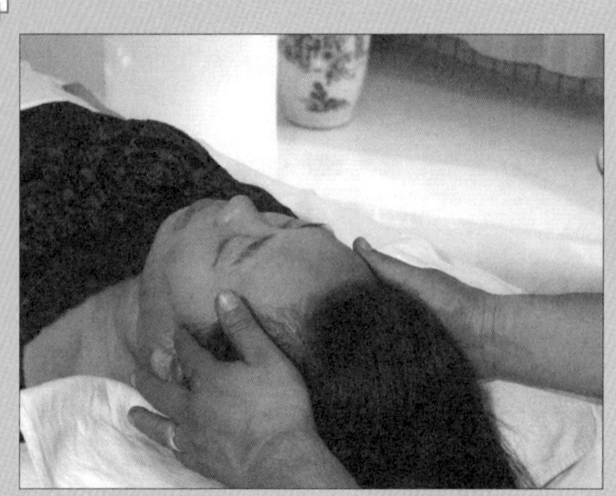
按下關

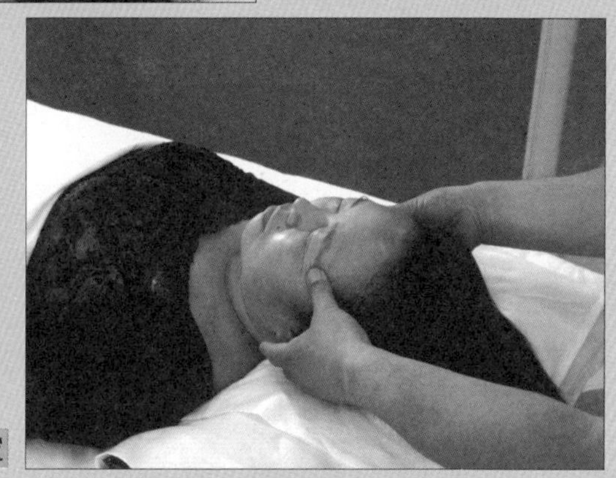
按絲竹空

【按語】

1. 保持樂觀情緒。

2. 注意面部皮膚的清潔與保濕。

3. 外出時注意避免日光暴曬或長時間受冷風刺激。

4. 注意飲食營養，不偏食，多食些維生素含量高的水果和蔬菜。

5. 保持充足的睡眠和適量的運動。

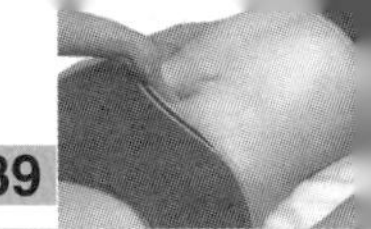

黑眼圈

黑眼圈是由於經常熬夜，情緒不穩定，眼部疲勞、衰老，靜脈血管血流速度過於緩慢，形成慢性缺氧，眼部皮膚細胞供氧不足，靜脈血管中二氧化碳及代謝廢物積累過多，血液顏色較暗以及眼部色素沉著導致的。

【取穴】

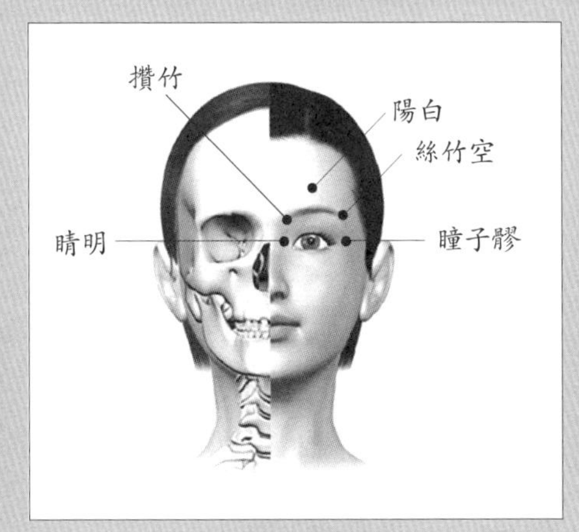

攢竹：在面部，當眉頭陷中，眶上切跡或眶上孔處。

睛明：在面部，目內眥角稍上方凹陷處。

瞳子髎：位於面部，目外眥旁，當眶外側緣處。

陽白：在前額部，當瞳孔直上，眉上1寸。

絲竹空：在面部，當眉梢凹陷處。

【操作】

先點按穴位，每穴半分鐘，配穴操作1～2分鐘。每次15分鐘左右。

療程：每日1～2次。

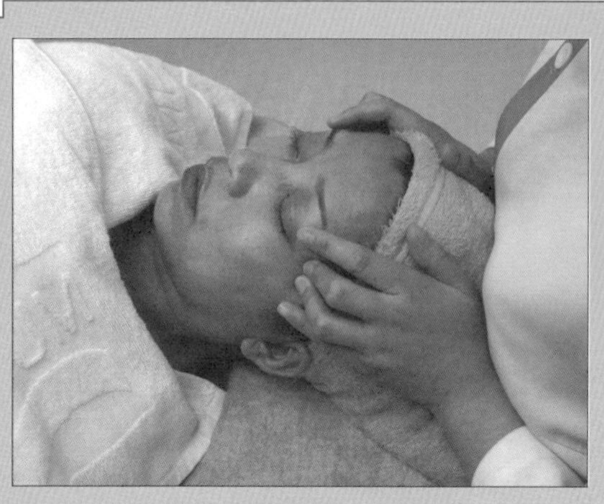

按瞳子髎

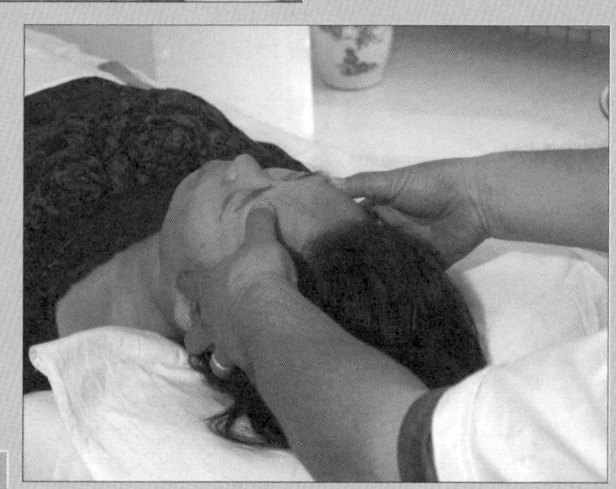

按陽白

【按語】

1. 在眼部周圍操作應注意避免劃傷皮膚和擠壓眼球，力度不宜過重。

2. 大部分黑眼圈是睡眠不足導致的，要養成良好的作息時間規律。

3. 少接觸電子產品，注意用眼衛生。

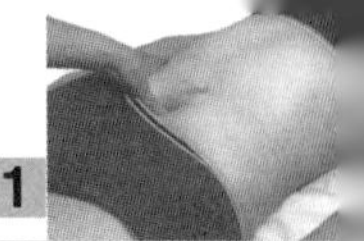

魚尾紋

面部皺紋是歲月流逝的寫照。隨著年齡增長，面部皺紋漸漸會顯現出來，眼角的「魚尾紋」給人以蒼老的感覺，並影響容貌。皺紋雖然不屬於病症，但如果注意調理和養護，可以相應地延緩和減少皺紋的產生。

【取穴】

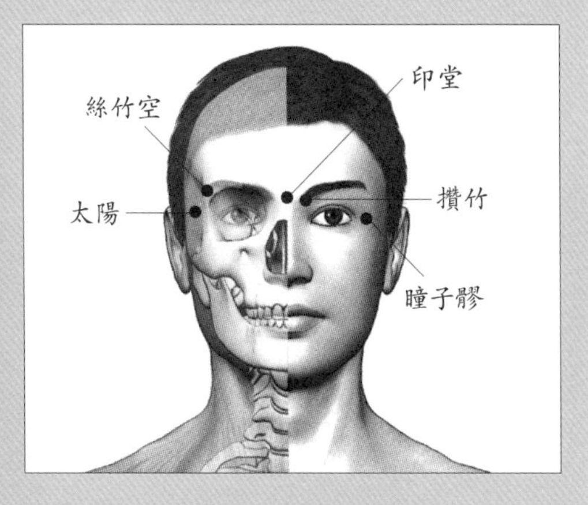

印堂：在額部，當兩眉頭之中間。

攢竹：在面部，當眉頭陷中，眶上切跡或眶上孔處。

絲竹空：在面部，當眉梢凹陷處。

太陽：在顳部，當眉梢與目外眥之間，眼眶外緣向後約1橫指。

瞳子髎：位於面部，目外眥旁，當眶外側緣處。

【操作】

從印堂向攢竹、絲竹空、太陽推揉。從瞳子髎向太陽點推揉按。每穴2～3分鐘，中等力量，以穴位出現酸脹為度。

療程：可在睡前及起床前各做1次。

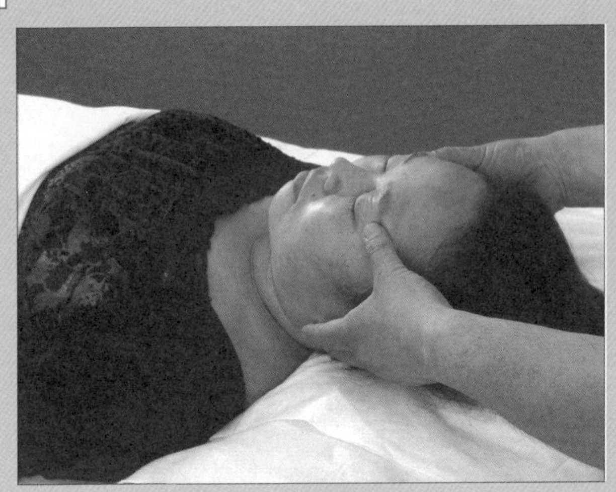

按絲竹空

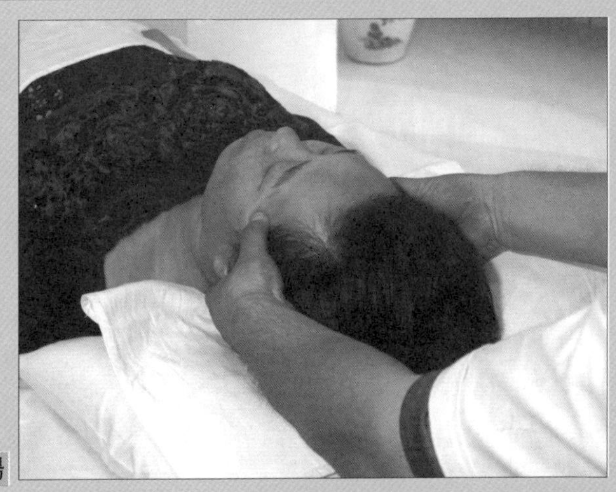

按太陽

【按語】

1. 操作宜順肌肉走向施術。
2. 眼周皮膚薄嫩，操作力度宜輕，勿劃傷、擦傷皮膚。
3. 皮膚乾燥者，可適量塗擦按摩膏施術。

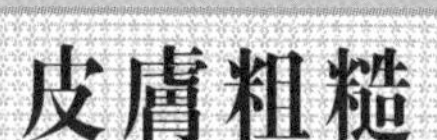

皮膚粗糙

人體的皮膚與臟腑經絡氣血的關係密切，如果人體氣血不足，經絡氣血運行不暢，臟腑功能減退，陰陽失去平衡，皮膚就會出現衰老。當人體皮膚出現衰老時，可表現為肌膚枯槁無澤、彈性減弱、乾燥粗糙、皺紋增加等，會影響人的容貌。而點穴能夠協調陰陽，調節臟腑經絡氣血，提高機體免疫力，促進皮膚新陳代謝，使顏面肌膚保持紅潤、細膩、光滑，富有彈性，體現自然的美。

臨床表現：皮膚毛孔擴張，觸摸有摩擦感以及皮膚彈性差，空氣寒冷乾燥時易起皮屑，自覺皮膚乾燥緊張。

【取穴】

肺俞：在背部，當第3胸椎棘突下，旁開1.5寸。

脾俞：在背部，當第11胸椎棘突下，旁開1.5寸。

腎俞：在腰部，當第2腰椎棘突下，旁開1.5寸。

中脘：在上腹部，前正中線上，當臍中上4寸。

關元：在下腹部，前正中線上，當臍中下3寸。

足三里：在小腿前外側，當犢鼻下3寸，距脛骨前緣1橫指（中指）。

三陰交：在小腿內側，當足內踝尖上3寸，脛骨內側緣後方。

陽白：在前額部，當瞳孔直上，眉上1寸。

地倉：在面部，口角外側4分，上直瞳孔。

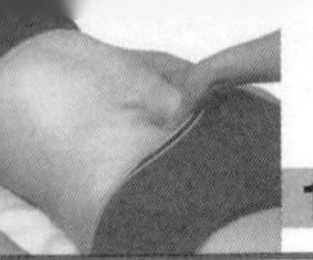

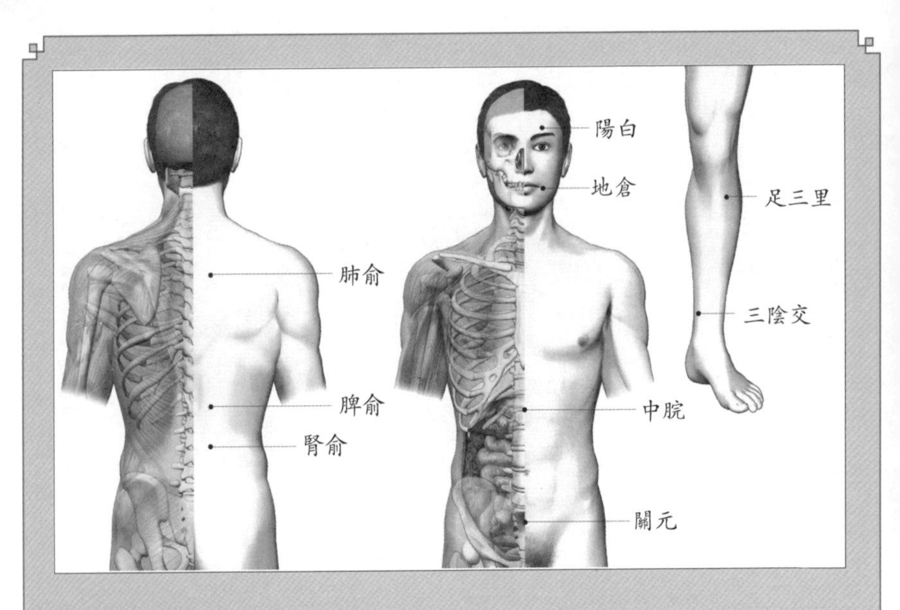

【操作】

先分別按揉肺俞、脾俞、腎俞，每穴點揉2分鐘，用補法；然後依次點按中脘、天樞、關元、足三里、三陰交穴，每穴點按2分鐘，用補法；最後點揉陽白、地倉，每穴點揉1分鐘，用平補平瀉法。點揉面部腧穴時手法要輕柔，以揉為主。

療程：每日1次。

【按語】

1. 注意皮膚保暖，防止寒冷刺激。
2. 選用適合個人體質的肥皂洗臉、沐浴。
3. 合理使用化妝品，宜用天然品，少用或不用人工合成品。
4. 適量服用維生素及脂肪類食物。

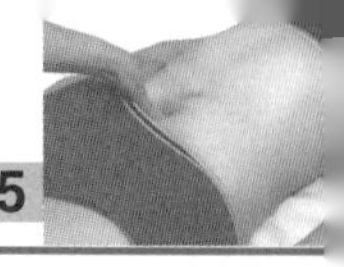

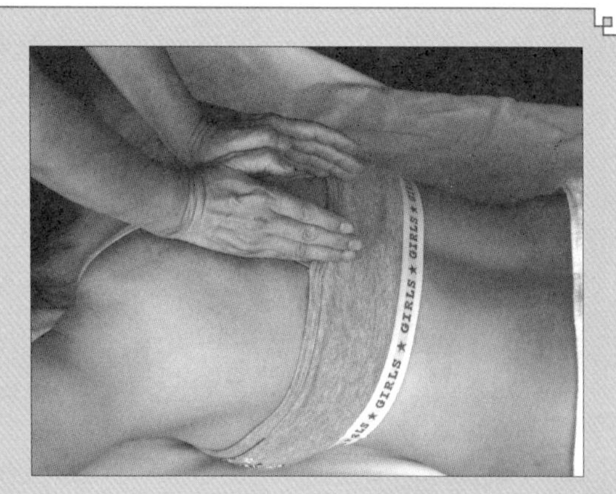

按肺俞

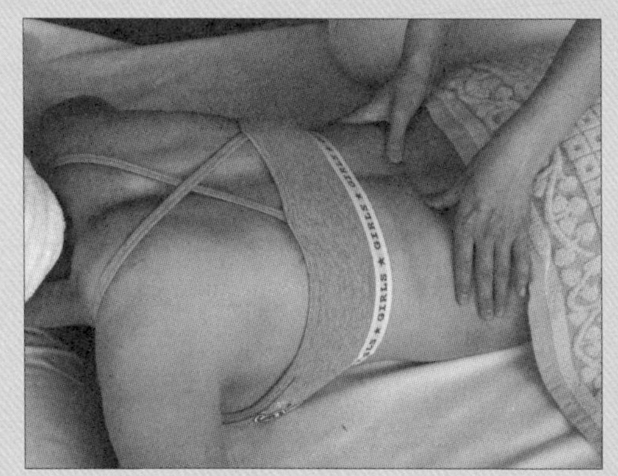

按腎俞

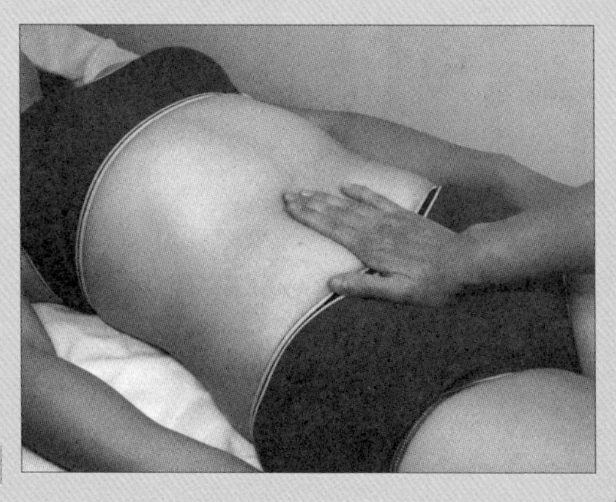

按關元

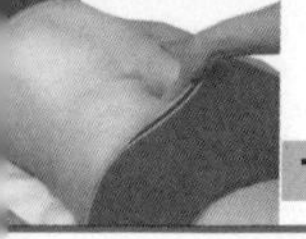

脫髮

正常健康人，每天平均約掉落100根頭髮，這是屬於脫髮新陳代謝的正常過程，不屬於脫髮問題，若脫髮的數目超過100這個數字，就不妥了。脫髮會影響外觀，大大削弱脫髮者的自信心，造成極大的心理壓力，故應積極治療。

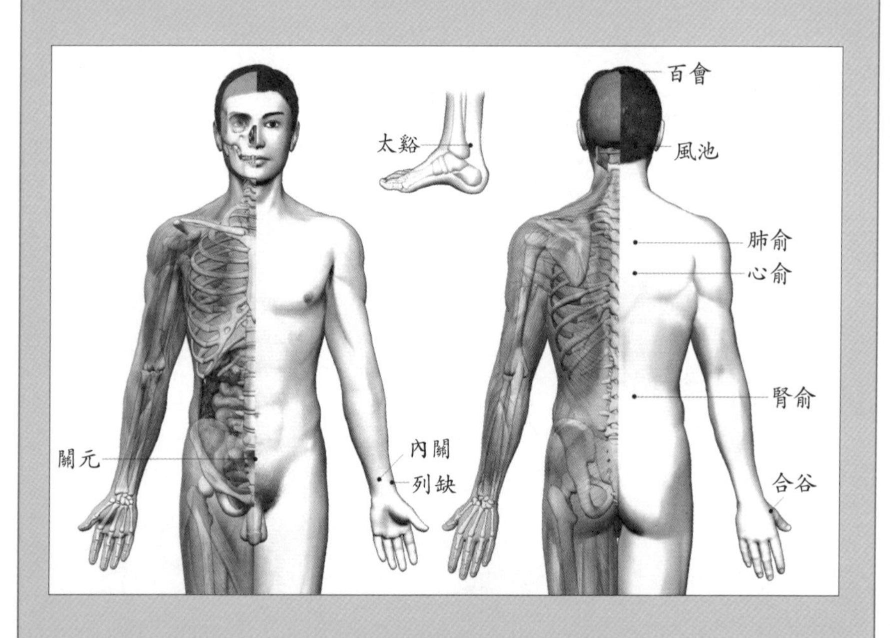

【取穴】

內關：在前臂掌側，當曲澤與大陵的連線上，腕橫紋上2寸，掌長肌腱與橈側腕屈肌腱之間。

合谷：位於手背，第1、2掌骨間，當第2掌骨橈側中點處。

列缺：在前臂橈側緣，橈骨莖突上方，腕橫紋上1.5寸處。當肱橈肌與拇長展肌腱之間。

肺俞：在背部，當第3胸椎棘突下，旁開1.5寸。

心俞：在背部，當第5胸椎棘突下，旁開1.5寸。

腎俞：在腰部，當第2腰椎棘突下，旁開1.5寸。

太谿：在足內側，內踝後方，當內踝尖與跟腱之間的凹陷處。

關元：在下腹部，前正中線上，當臍中下3寸。

百會：頭部正中，兩耳尖連線的交點，入前髮際5寸。

風池：在項部，當枕骨之下，與風府相平，胸鎖乳突肌與斜方肌上端之間的凹陷處。

【操作】

點揉內關、合谷、列缺，揉按肺俞、心俞、腎俞，揉太谿、關元，按百會，揉拿風池。每穴操作1~2分鐘。

療程：每日1~2次。

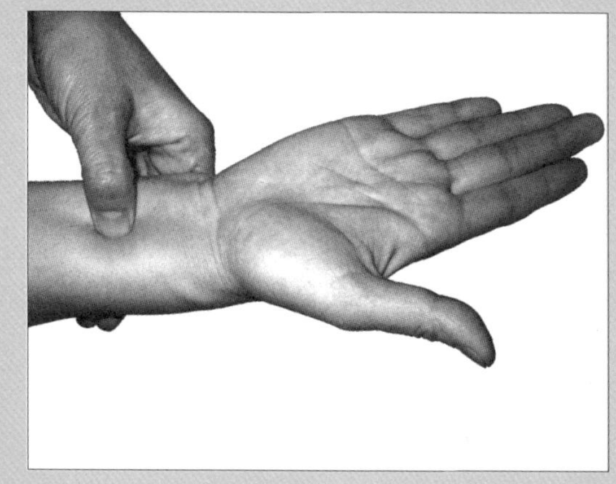

按內關

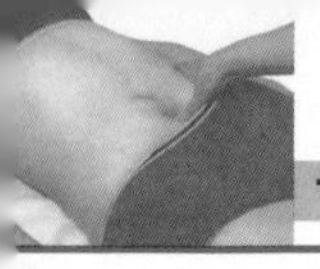

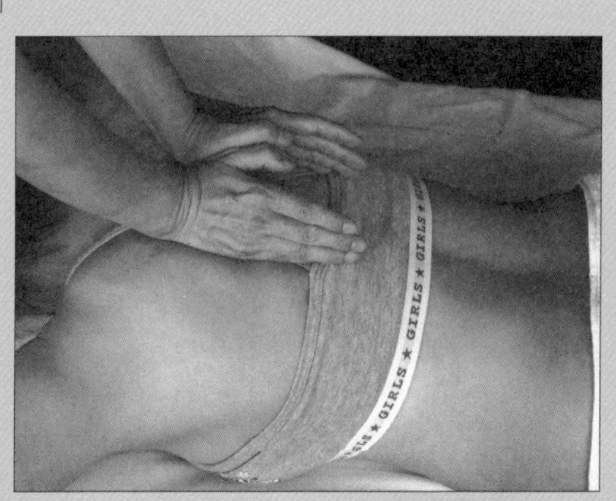

按肺俞

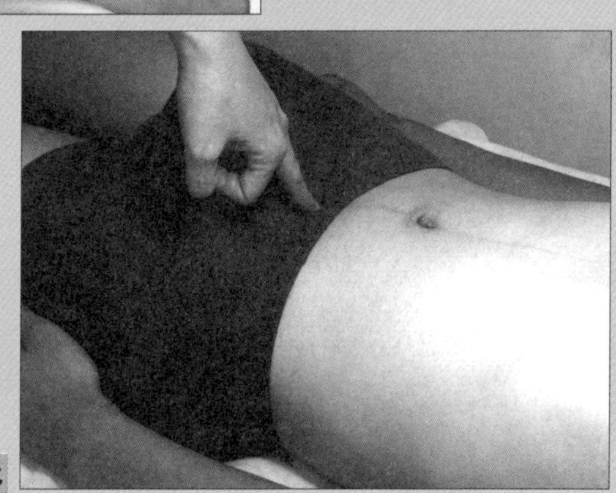

按關元

【按語】

1. 精神不宜緊張，保持情緒樂觀。

2. 增加飲食營養，參加適當的體育鍛鍊。

3. 可做頭部輕微擊打的保健操。即用手指肚輕輕彈點頭皮各部2～3分鐘。

4. 保持大便通暢，多吃蔬菜、豆製品。

5. 少吃高脂肪及辛辣食品。

白髮

人在正常的生理狀態下，四五十歲後，頭髮會逐漸變白，當然隨著生活節奏的加快，人類頭髮變白的時間在逐漸提前。但是，如果在剛剛進入中年，甚至在青少年時期就出現白髮，即所謂的「少白頭」，或者頭髮發黃、乾枯、灰白則不正常。

現代醫學則認為，頭髮的早白、枯黃與營養不良（如維生素缺乏、蛋白質缺乏），過度疲勞，某些慢性消耗性疾病（如貧血、胃腸功能紊亂等），化學因素（如染髮、燙髮），以及遺傳因素等都可以導致本病的發生。

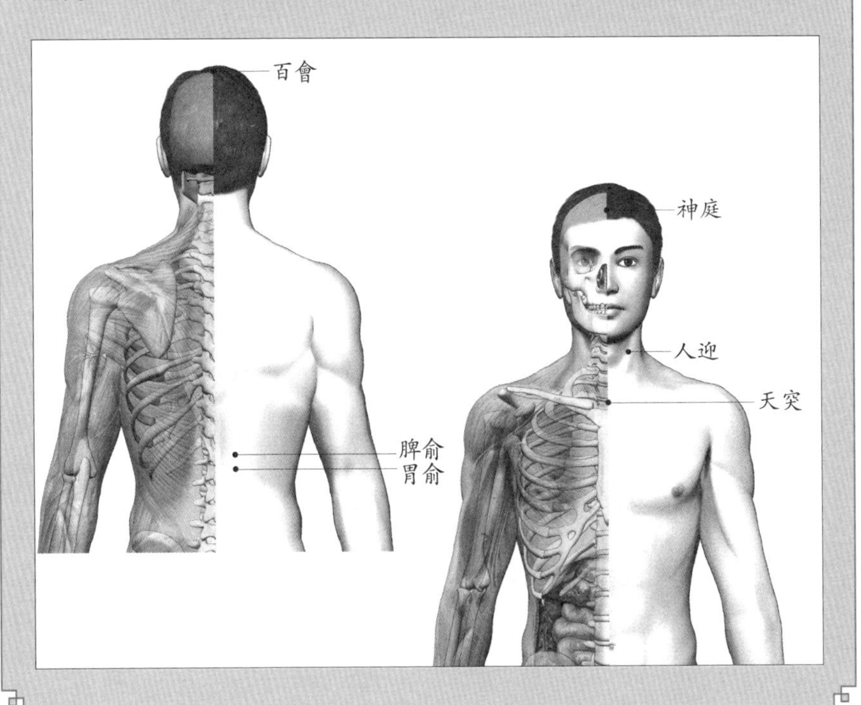

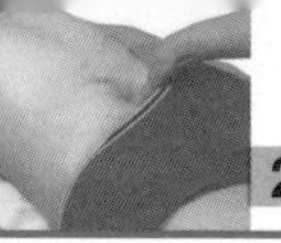

【取穴】

百會：頭部正中，兩耳尖連線的交點，入前髮際5寸。

神庭：在頭部，當前髮際正中直上0.5寸。

人迎：在頸部，喉結旁，當胸鎖乳突肌的前緣，頸總動脈搏動處。

天突：在頸部，當前正中線上，胸骨上窩中央。

脾俞：在背部，當第11胸椎棘突下，旁開1.5寸。

胃俞：在背部，當第12胸椎棘突下，旁開1.5寸。

【操作】

依次點揉百會、神庭、人迎、天突穴，每穴點揉半分鐘，然後點揉脾俞、胃俞各1分鐘。

療程：每日1～2次。

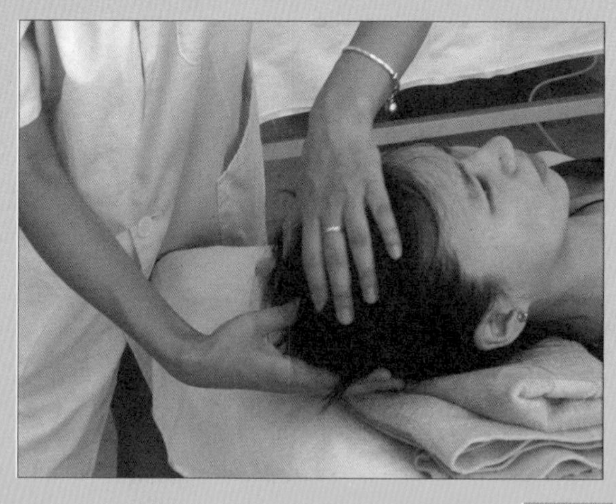

按百會

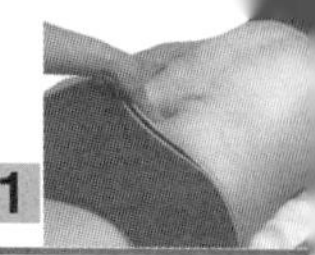

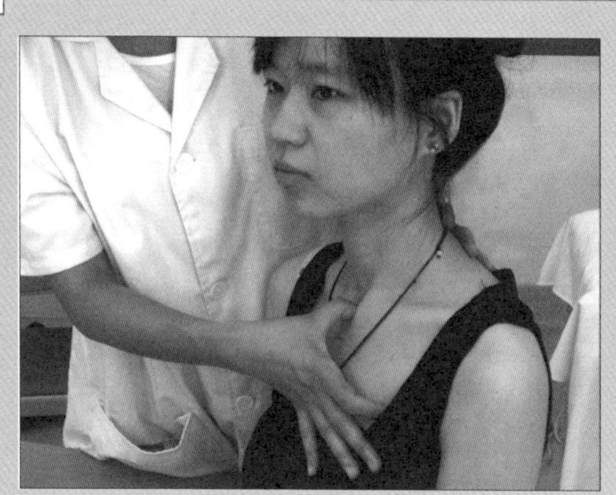

按天突

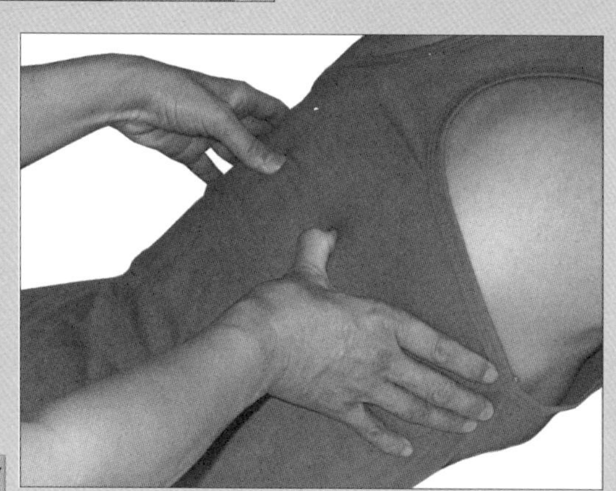

按胃俞

【按語】

1. 注意合理的飲食營養，常食富含蛋白質和維生素的食物，少食糖及脂肪類食物。

2. 堅持參加體育鍛鍊，保持充足的睡眠。

3. 保持頭髮清潔，不用鹼性洗滌用品洗頭。

4. 保護頭髮免受傷害，不要過勤地燙髮，夏日注意防曬。

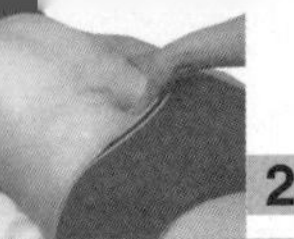

乳房癟小

胸部是女性曲線美的重要組成部分，女性的乳房以豐盈而有彈性、兩側對稱、大小適中為美。乳房癟小多與女性胸部先天發育不良、攝入營養不足、情志等因素有關，影響女性的形體與健康，日久會產生自卑、抑鬱等諸多心理問題。乳房癟小現已經成為胸部亞健康的重要原因之一。

臨床表現：乳房癟小，彈性下降，局部有硬節或壓痛，嚴重者出現乳房下垂、萎縮等症狀。可伴有全身症狀，患者常有面色淡白，煩躁易怒，腰膝酸軟，脈細弱等。

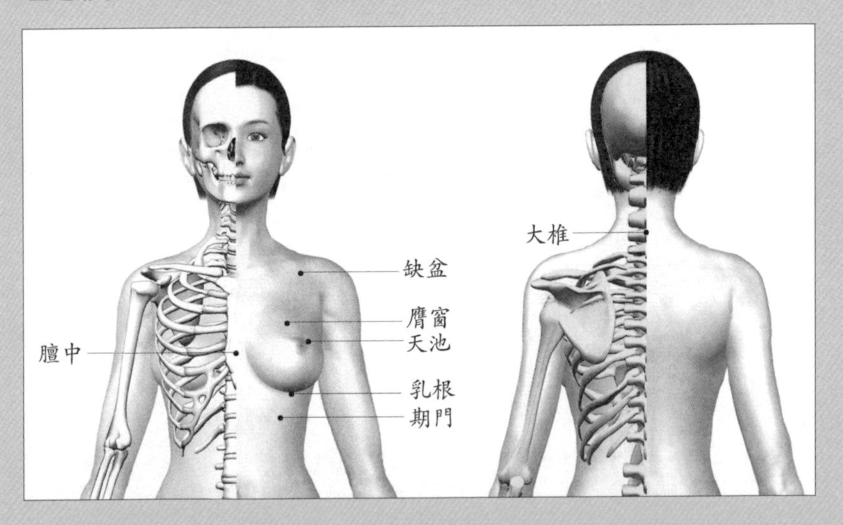

【取穴】

缺盆：在鎖骨上窩中央，距前正中線4寸。

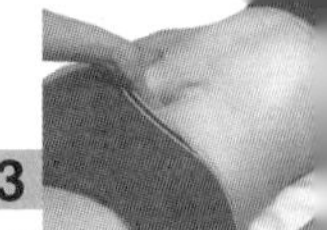

膺窗：在胸部，當第3肋間隙，距前正中線4寸。

乳根：在胸部，當乳頭直下，乳房根部，第5肋間隙，距前正中線4寸。

膻中：在胸部，當前正中線上，平第4肋間，兩乳頭連線的中點。

天池：在胸部，當第4肋間隙，乳房外1寸，前正中線旁開5寸。

大椎：在後正中線上，第7頸椎棘突下凹陷中。

期門：在胸部，當乳頭直下，第6肋間隙，前正中線旁開4寸。

【操作】

首先用雙手拇指分別按揉大椎穴兩側，與此同時，頭頸向後仰，一按一鬆，做20次，以有酸脹感為度；指揉缺盆、膺窗約3分鐘；再按揉乳房，以乳根、天池、期門諸穴為重點，手法宜柔和均勻，時間約5分鐘；然後反覆搓摩乳房3分鐘；最後雙掌合力托夾乳房根部，用力向乳頭方向合推30次。若有乳頭下陷，可在按摩的同時，將乳頭向外向上牽拉數次。每次按摩治療約20分鐘。

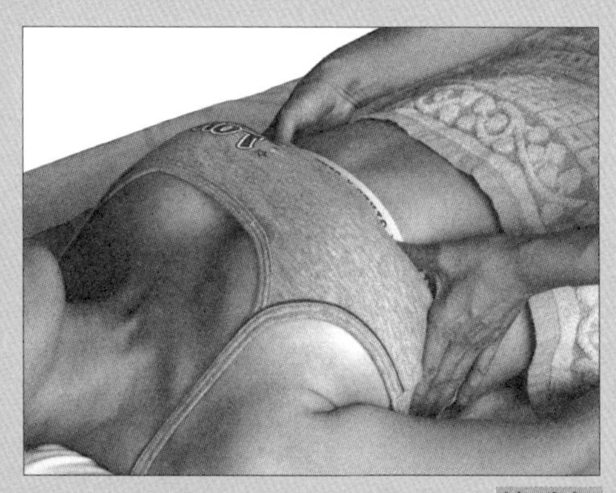

按乳根

療程：每日早晚各1次。

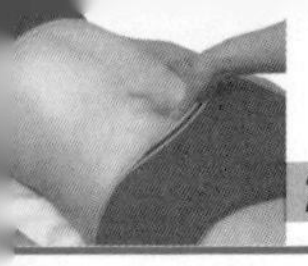

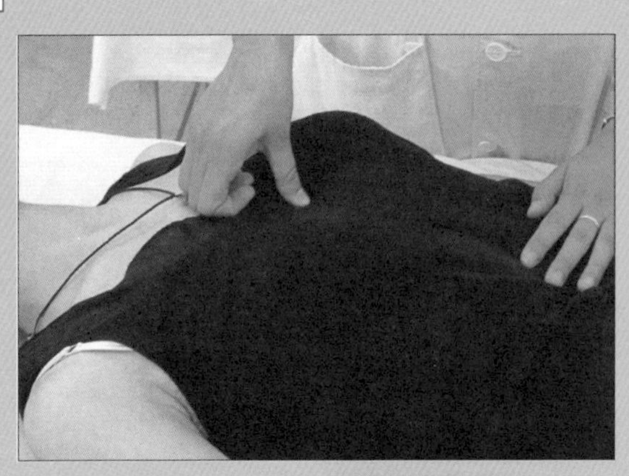
按膻中

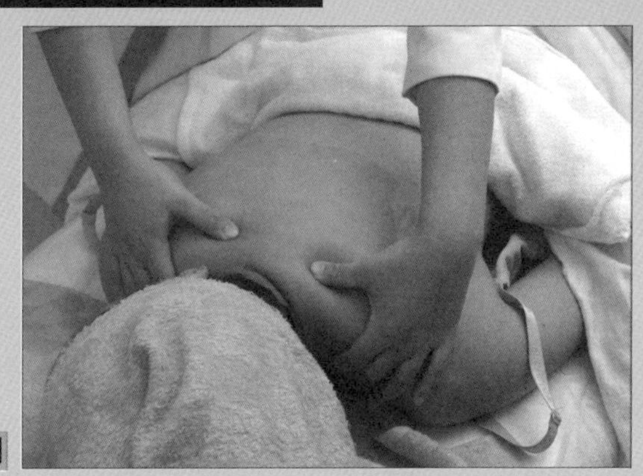
按大椎兩側

【按語】

1. 按摩前須解除乳罩或脫去內衣。

2. 按摩時可在乳房部塗上護膚霜、營養液。

3. 保持情緒穩定，增加身體鍛鍊，適當增加營養，選擇合適乳罩。

4. 積極防治影響乳房發育的各種疾病。

5. 注意飲食營養，身體健康才會有豐滿健美的乳房。

腹部肥碩

腹部肥碩，多以腹部肌肉鬆弛、贅肉增多為特點，是很多肥胖者發愁的原因。腹部肥碩的原因有很多，三餐飲食不規律、熱量攝入過多、久坐不動、缺少運動、女性產後等都會導致腹部肥碩。

臨床表現：腹部肥碩，肌肉鬆弛、贅肉增多，疲倦乏力，動則氣喘，多汗，腰痛，便秘等。除有以上表現外，常有嗜睡、心臟擴大、心力衰竭，以及食慾亢進、容易饑餓，或閉經、陽痿、不育等性功能異常，嚴重者還可出現糖尿病、高血壓病、冠心病、高血脂症等嚴重併發症。

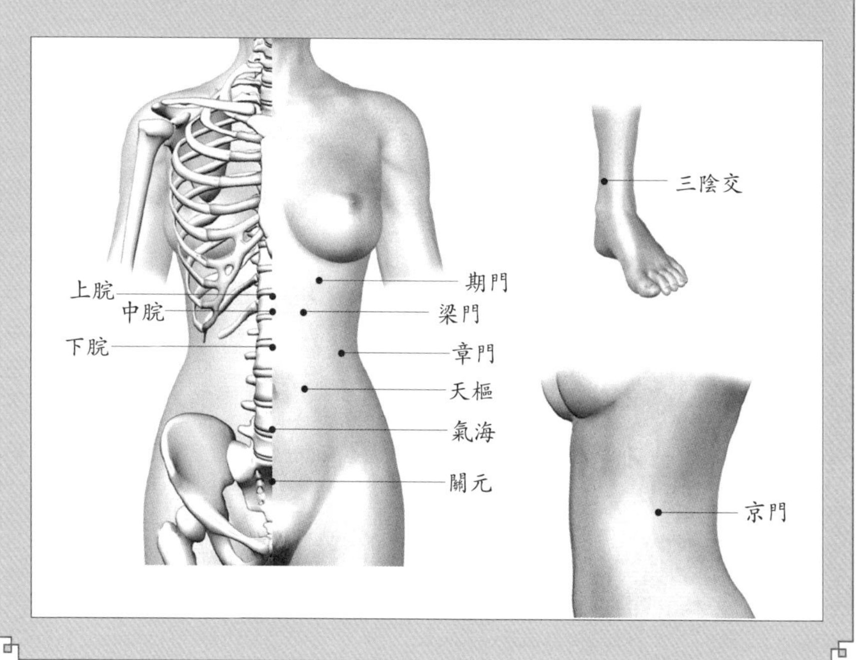

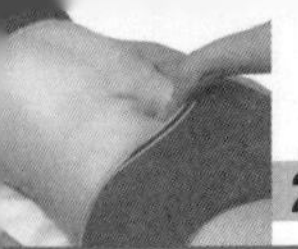

【取穴】

上脘：在上腹部，前正中線上，當臍中上5寸。

中脘：在上腹部，前正中線上，當臍中上4寸。

下脘：在上腹部，前正中線上，當臍中上2寸。

天樞：位於臍旁2寸處。

氣海：在下腹部，前正中線上，當臍中下1.5寸。

關元：在下腹部，前正中線上，當臍中下3寸。

期門：在胸部，當乳頭直下，第6肋間隙，前正中線旁開4寸。

章門：在側腹部，當第11肋游離端的下方。

京門：在側腰部，章門後1.8寸，當第12肋骨游離端的下方。

梁門：在上腹部，當臍中上4寸，距前正中線2寸。

三陰交：在小腿內側，當足內踝尖上3寸，脛骨內側緣後方。

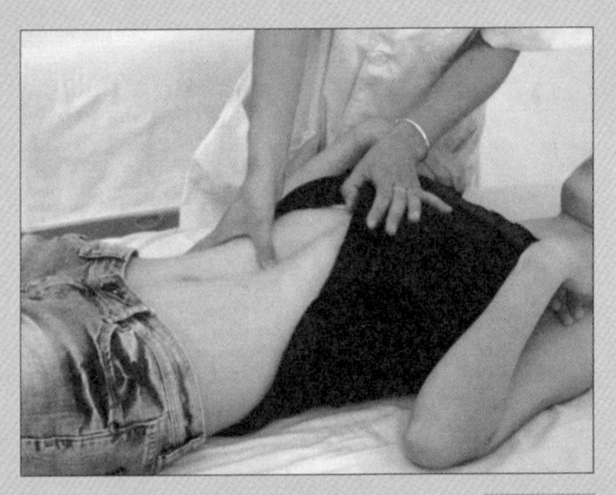

按中脘

【操作】

揉按期門、章門、京門、梁門穴，各穴按半分鐘，要配合呼吸，用瀉法；然後點按上脘、中脘、下脘、氣海、天樞、關元，各1分鐘；最後點揉兩側三陰交1分鐘，用補法。

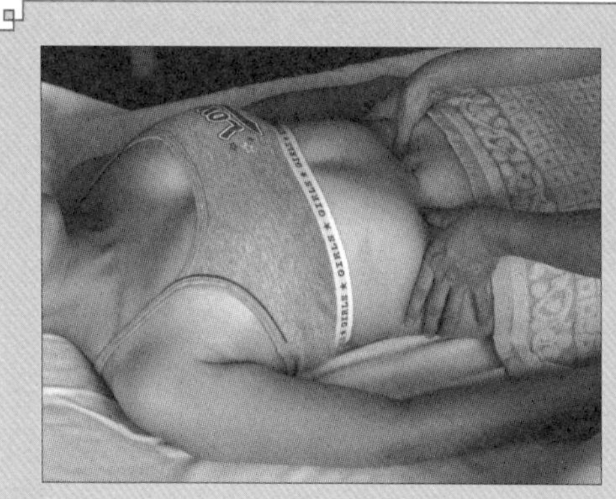

按天樞

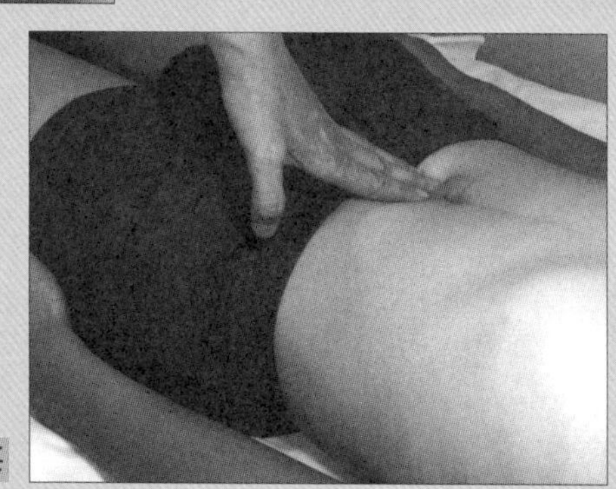

按氣海

療程：每日1～2次。

【按語】

1. 此套手法不宜過重，以免傷及內臟。可應用適量的精油或減肥膏。

2. 養成規則的飲食習慣，一日三餐，定時定量，早餐要飽，午餐要好，晚餐要少。

3. 少食或不食零食、甜食、飲料，減少高脂肪、高熱量食物的攝入，飲食選擇清淡為主，避免暴飲暴食。

4. 適當運動，如從事有氧運動：散步、騎自行車、游泳等。

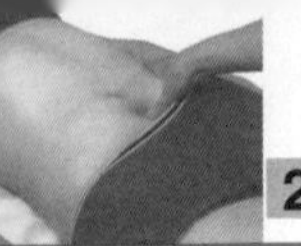

大腿粗

下肢部由於負重和行走，容易疲勞，而且重力作用使下肢血液不易回流，導致下肢浮腫。而且此處脂肪容易沉積。點按下肢穴位可以改善局部微循環，健美腿部，延緩腿部衰老。

【取穴】

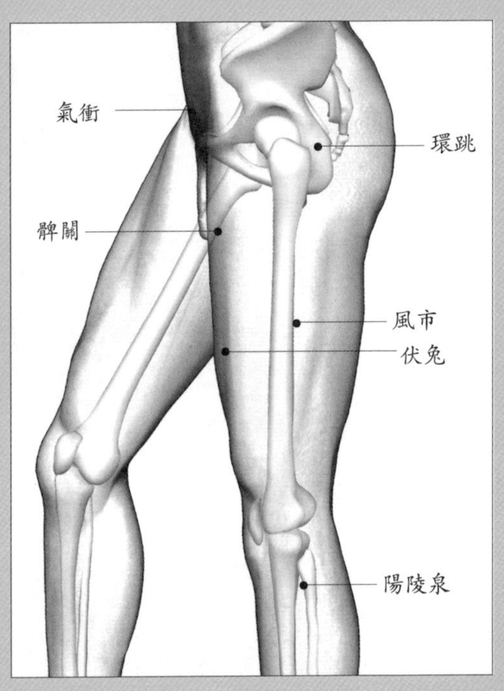

環跳：在股外側部，側臥屈股，當股骨大轉子最凸點與骶管裂孔連線的外 1/3 與中 1/3 交點處。

風市：在大腿外側部的中線上，當膕橫紋上7寸。

陽陵泉：在小腿外側，當腓骨小頭前下方凹陷處。

伏兔：在大腿前面，當髂前上棘與髕底外側端的連線上，髕底上6寸。

氣衝；在腹股溝稍上方，當臍中下5寸，距前正中線2寸。

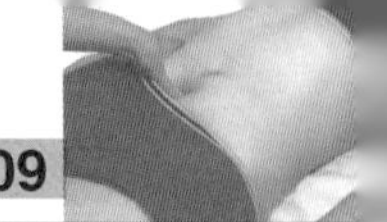

髀關：在大腿前面，當髂前上棘與髕底外側端的連線上，屈髖時，平會陰，居縫匠肌外側凹陷處。

【操作】

用拇指或中指點按環跳、風市、陽陵泉、伏兔、氣衝、髀關穴，每穴點按半分鐘，行瀉法。

療程：每日1次。

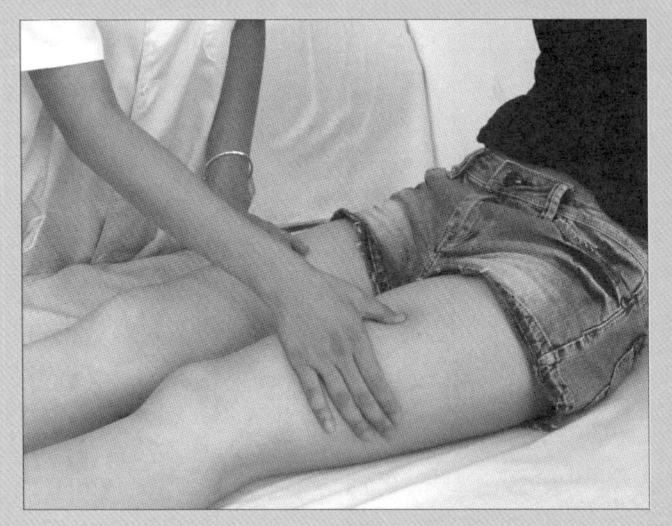

按伏兔

【按語】

1. 適當積極參加體育活動，慢跑或游泳效果較好。

2. 可選擇吃一些具有減肥作用的食物如茶、醋、冬瓜、韭菜、黃瓜、綠豆芽、稻米、冬菇等。

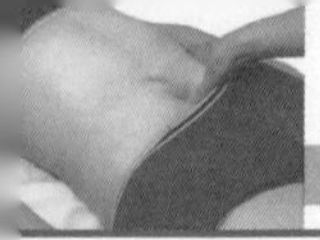

小腿粗

小腿粗是由於先天遺傳，還有可能是由於運動量過大導致肌肉發達，這影響了很多愛美女性的身材。

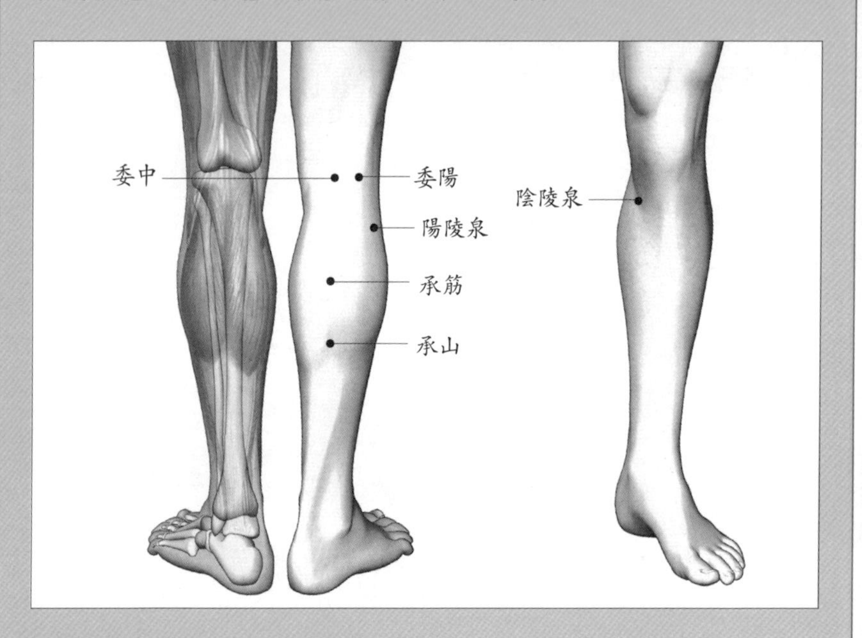

【取穴】

承山：在小腿後面正中，委中與崑崙之間，當伸直小腿或足跟上提時腓腸肌肌腹下出現尖角凹陷處。

承筋：在小腿後面，當委中與承山的連線上，腓腸肌肌腹中央，委中下5寸。

陽陵泉：在小腿外側，當腓骨小頭前下方凹陷處。

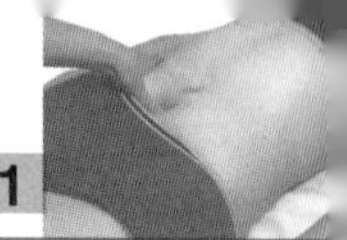

陰陵泉：在小腿內側，當脛骨內側髁後下方凹陷處。

委中：在膕橫紋中點，當股二頭肌腱與半腱肌肌腱的中間。

委陽：在膕橫紋外側端，當股二頭肌腱的內側。

【操作】

用拇指依次點按承山、承筋、陽陵泉、陰陵泉、委中、委陽穴，每穴點按半分鐘，用瀉法。

療程：每日1次。

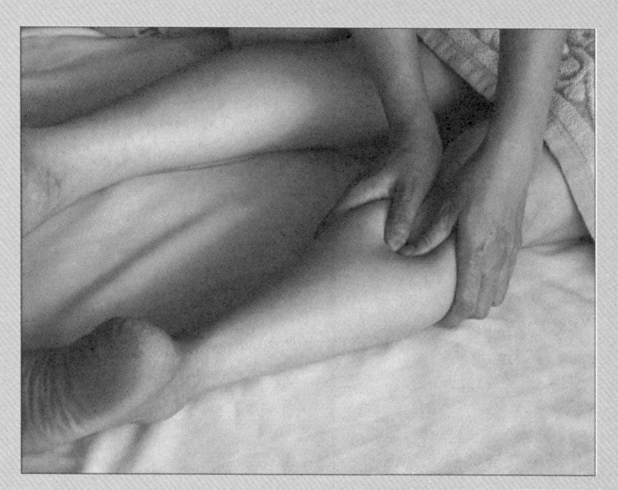

按承山

【按語】

1. 適當積極參加體育活動，慢跑或游泳效果較好。

2. 可選擇吃一些具有減肥作用的食物如茶、醋、冬瓜、韭菜、黃瓜、綠豆芽、稻米、冬菇等。

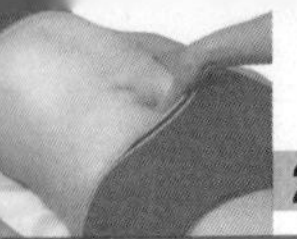

肥胖

由於人民生活水準的日益提高，肥胖已成了當今社會上談論較多的一個話題。肥胖是人體內脂肪堆積過多，體重超過正常人標準的20%以上。導致肥胖的原因是多種多樣的，目前國內外許多醫學家都在致力於研究肥胖的成因，以及控制肥胖的方法。雖取得了一定成效，但減肥後體重易反彈，而且還存在減肥不當，亦留下了不少遺憾。

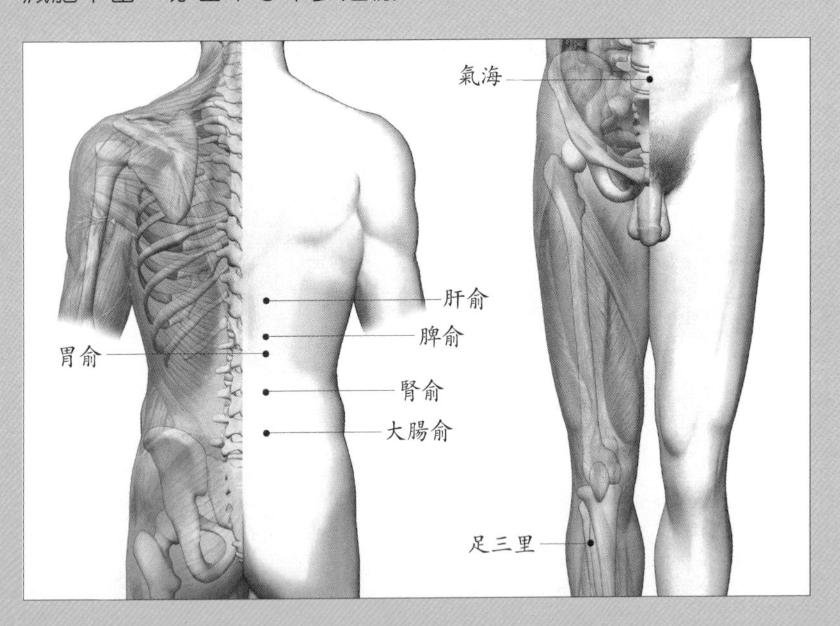

【取穴】

脾俞：在背部，當第11胸椎棘突下，旁開1.5寸。

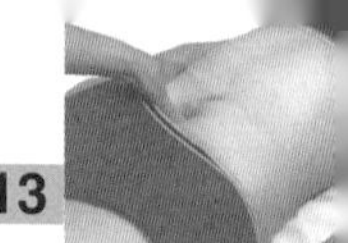

肝俞：在背部，當第9胸椎棘突下，旁開1.5寸。

大腸俞：在腰部，當第4腰椎棘突下，旁開1.5寸。

腎俞：在腰部，當第2腰椎棘突下，旁開1.5寸。

胃俞：在背部，當第12胸椎棘突下，旁開1.5寸。

氣海：在下腹部，前正中線上，當臍中下1.5寸。

足三里：在小腿前外側，當犢鼻下3寸，距脛骨前緣1橫指（中指）。

【操作】

以點按為主。以拇指指腹依次點揉脾俞、肝俞、大腸俞、腎俞、胃俞、氣海、足三里各半分鐘，用平補平瀉法。施手法宜稍重，使力透至穴位深部。針對患者具體情況，選擇脂肪堆積部位進行。

療程：每日1～2次。

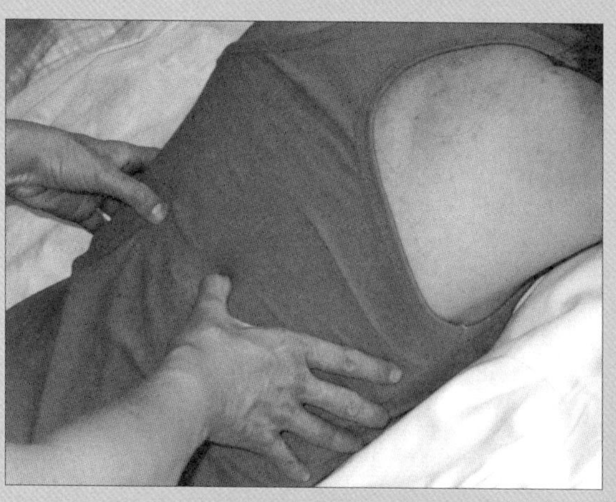

按肝俞

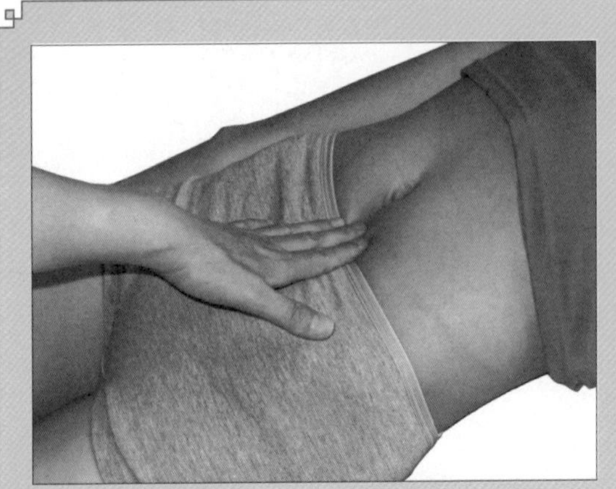

按氣海

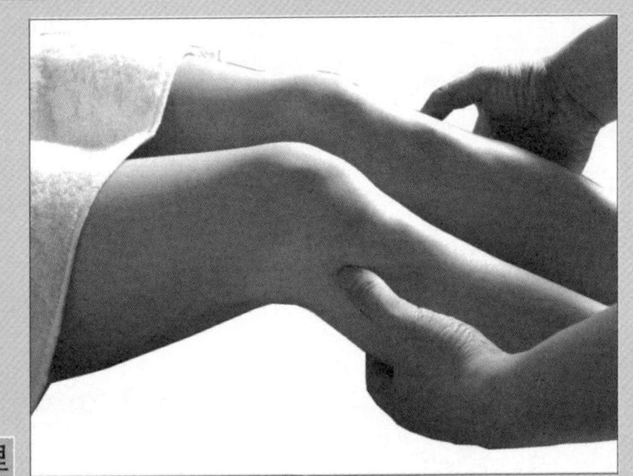

按足三里

【按語】

1. 減肥的同時應囑患者加強體育鍛鍊，可採取做體操、氣功、打太極拳、跑步等形式，多參加體力勞動。

2. 應注意合理飲食，適當控制飲食，少食高脂、高糖、高熱量的食物，多食蔬菜水果。節食減肥不宜急於求成，盲目減少飲食或者急劇限制飲食，嚴重者可造成水、電解質紊亂、酮中毒，甚至誘發心肌梗塞、腦血栓形成等。

腰粗

腰部無論從健康還是從形體美方面看都是非常重要的部位，點按腰部穴位既可以強腰健腎，又可強壯腰肌，健美腰部。肥胖者往往腰粗。

【取穴】

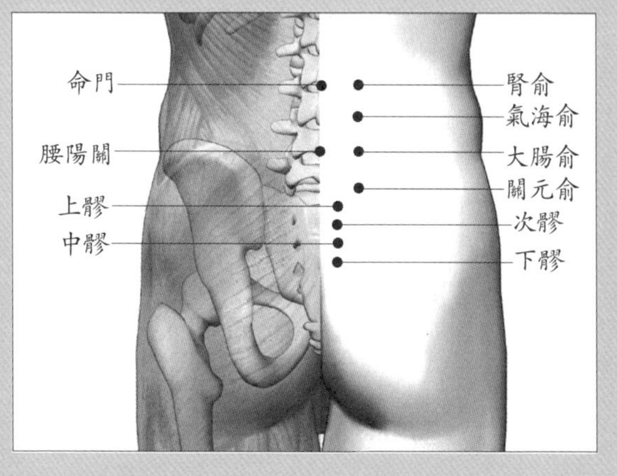

命門：位於腰部，當後正中線上，第2腰椎棘突下凹陷中。

腰陽關：當後正中線上，第4腰椎棘突下凹陷中。

腎俞：在腰部，當第2腰椎棘突下，旁開1.5寸。

氣海俞：在腰部，當第3腰椎棘突下，旁開1.5寸。

大腸俞：在腰部，當第4腰椎棘突下，旁開1.5寸。

關元俞：在腰部，當第5腰椎棘突下，旁開1.5寸。

上髎：骶部，當髂後上棘與中線之間，適對第1骶後孔處。

次髎：骶部，當髂後上棘與中線之間，適對第2骶後孔處。

中髎：骶部，當髂後上棘與中線之間，適對第4骶後孔處。

下髎：骶部，當中髎下內方，適對第4骶後孔處。

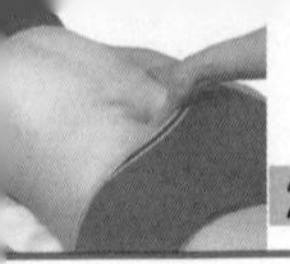

【操作】

點按或用掌根按揉命門、腰陽關、腎俞、氣海俞、大腸俞、關元俞穴各半分鐘，後用小魚際直擦其上髎、次髎、中髎、下髎穴，以受術者有透熱感為度。

療程：每日1次。

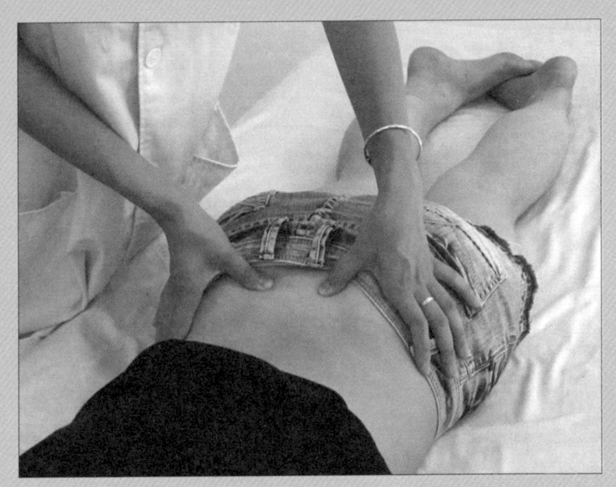

按大腸俞

【按語】

1. 應注意合理飲食，少食高脂、高糖、高熱量的食物，多食蔬菜水果。節食減肥不宜急於求成，盲目減少飲食或者急劇限制飲食，嚴重者可造成水、電解質紊亂、酮中毒，甚至誘發心肌梗塞、腦血栓形成等。

2. 定期測量腰圍，以便更好地控制飲食。

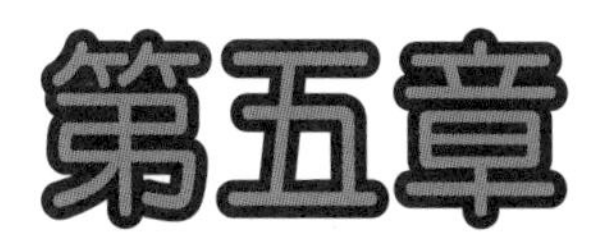

第五章

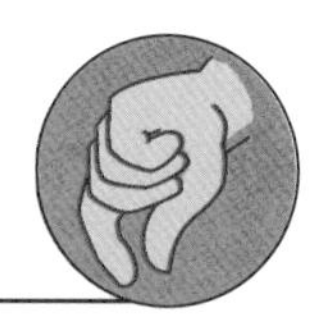

點穴緩解症狀

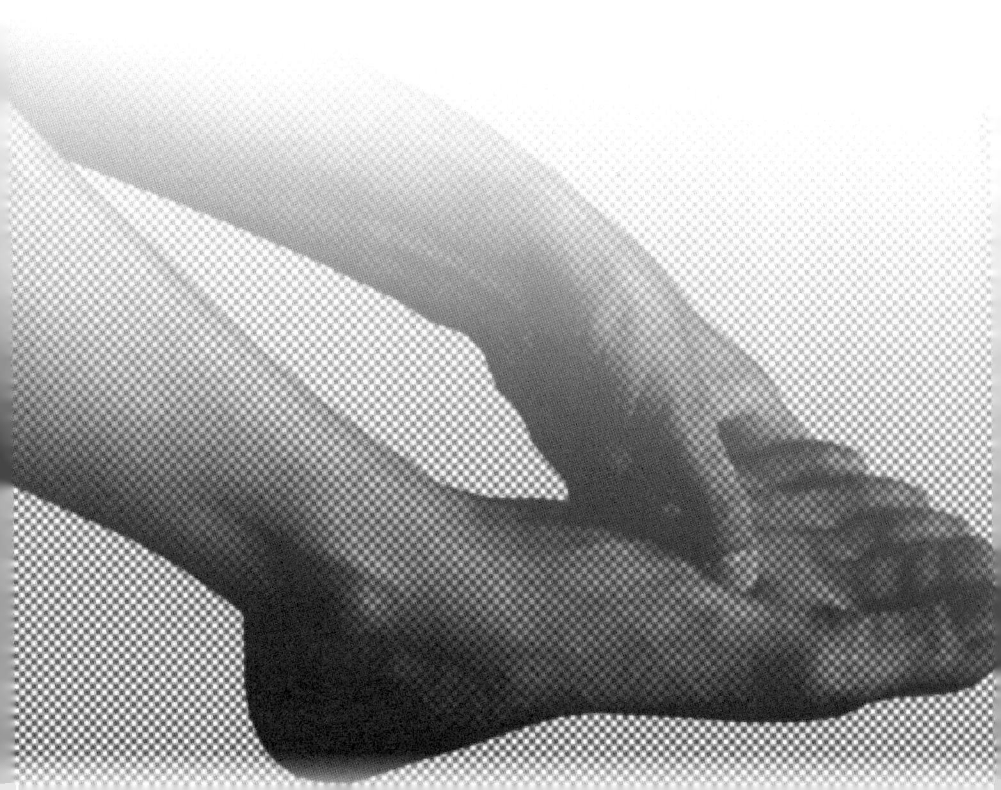

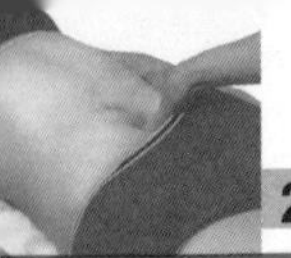

暈車、暈船

暈車、暈船是指患者由於內耳中調節人體位置平衡的前庭器官過分敏感，若長時間車船顛簸，會出現頭暈目眩、噁心嘔吐等症狀。

疲勞、悶熱、汽油氣味刺激均可誘發暈車、暈船。

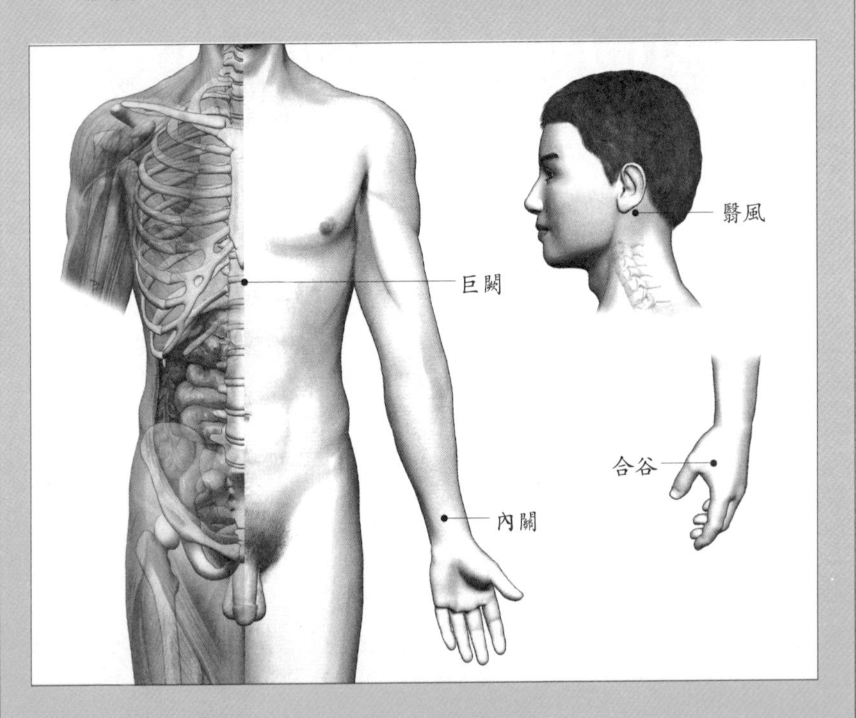

【取穴】

翳風：在耳垂後方，當乳突與下頜角之間的凹陷處。

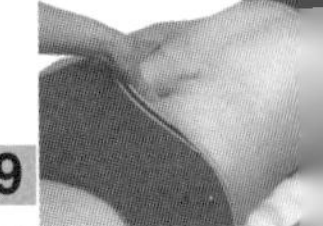

巨闕：在上腹部，前正中線上，當臍中上6寸。

內關：在前臂掌側，當曲澤與大陵的連線上，腕橫紋上2寸，掌長肌腱與橈側腕屈肌腱之間。

合谷：位於手背第1、2掌骨間，當第2掌骨橈側的中點處。

【操作】

上車、船之前，作為預防，依次點按翳風、巨闕，每穴點按3分鐘，力度以患者耐受為度，點按巨闕穴時，配合深呼吸。若在車、船行進過程中出現暈車、暈船輕微表現時，立即強刺激點按雙側內關、合谷穴，每穴點按3分鐘，交替操作，效果顯著。

【按語】

1. 點穴治療對預防暈車、暈船以及發生暈車、暈船後緩解症狀效果良好。

2. 暈車、暈船應與梅尼埃病相鑒別。

3. 上車之前注意飲食清淡，睡眠充足，乘車時保持車內空氣暢通，儘量少在行進過程中看書。

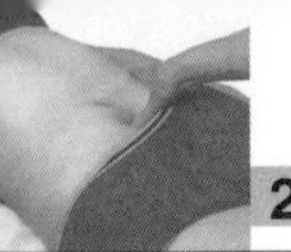

大便不暢

大便不暢是指由於大腸傳導失常，導致大便秘結，排便週期延長；或週期不長，但糞質乾結，排出艱難；或糞質不硬，雖有便意，但排出不暢，中醫稱為便秘。可見於西醫學的功能性便秘，腸道易激綜合徵，直腸及肛門疾病等疾病。

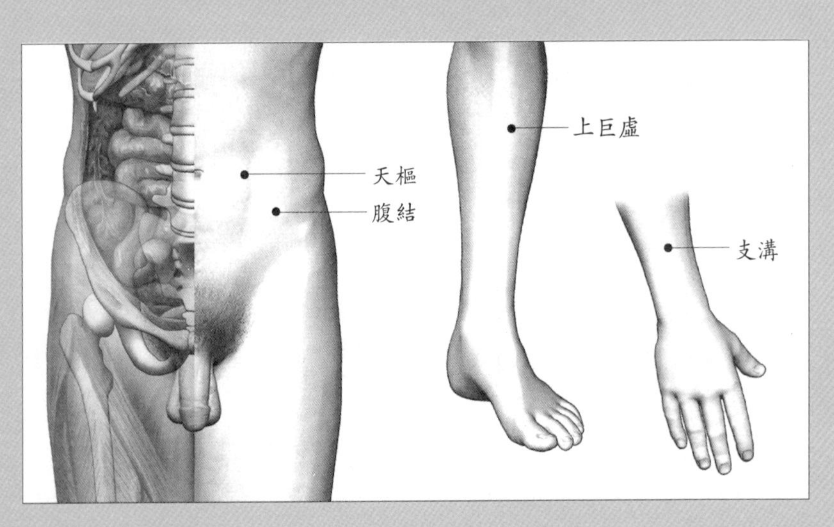

【取穴】

天樞：位於臍旁2寸處。

上巨虛：小腿前外側，當犢鼻下6寸，距脛骨前緣1橫指（中指）。

腹結：在下腹部，大橫下1.3寸，距前正中線4寸。

支溝：手背腕橫紋上3寸，尺骨與橈骨之間，陽池與肘尖的連線上。

【操作】

患者放鬆，仰臥位，先點壓穴位，天樞、腹結對治療大便不暢效果較好，可點按5分鐘左右，上巨虛、支溝各操作1～2分鐘，整個過程15分鐘左右。

療程：每日1次，3次為1個療程，2個療程之間休息1天。

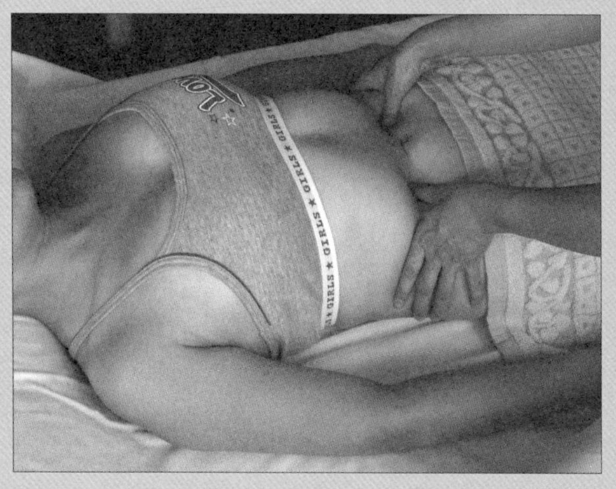

按天樞

【按語】

1. 點穴治療大便不暢效果較好。

2. 平時注意飲食宜多食蔬菜水果，少食辛辣炙煿之品，並且養成良好的排便習慣。

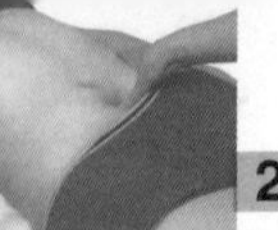

大腦疲勞

大腦疲勞是指由於大腦的超負荷活動，患者出現注意力不集中，記憶力下降，反應遲鈍等症狀。隨著現代社會生活、工作壓力的增加，越來越多的青中年有著不同程度的大腦疲勞，嚴重影響著患者身心健康。

臨床表現：注意力不集中，記憶力下降，思維反應遲鈍，精神不振，情緒波動較大，易激惹，說話、做事時常出錯，頭腦昏脹，食慾差，不願與人交談，嚴重者會出現失眠，性功能障礙等疾病，疲勞過度會導致疲勞死。

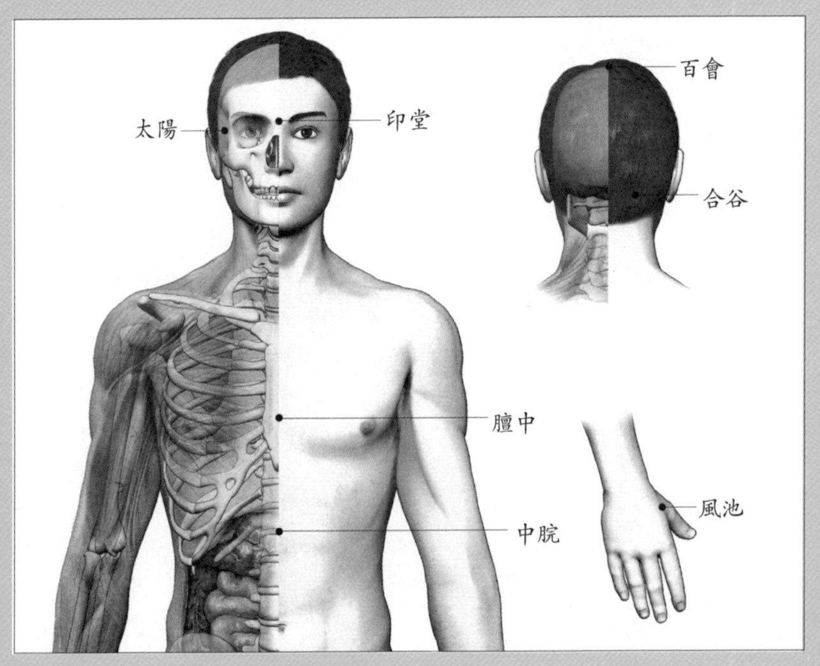

【取穴】

百會：在頭部，當前髮際正中上5寸，兩耳尖連線中點處。

風池：在項部，當枕骨之下，與風府相平，胸鎖乳突肌與斜方肌上端之間的凹陷處。

太陽：在顳部，當眉梢與目外眥之間，眼眶外緣向後約1橫指。

印堂：位於兩眉頭之間。

合谷：位於手背第1、2掌骨間，當第2掌骨橈側的中點處。

膻中：在胸部，當前正中線上，平第4肋間，兩乳頭連線的中點。

中脘：在上腹部，前正中線上，當臍中上4寸。

【操作】

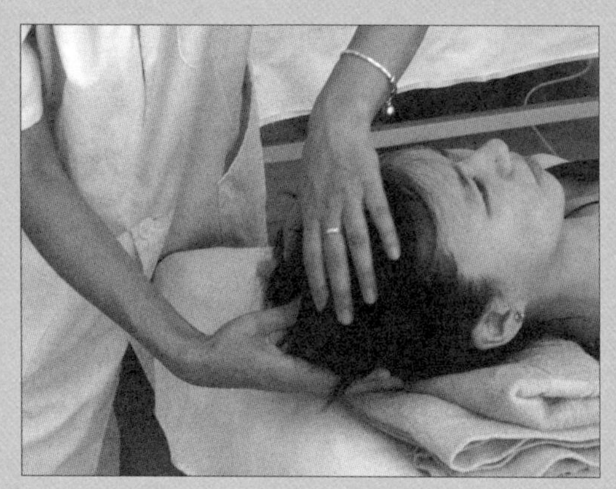

按百會

患者放鬆，仰臥位，先捏拿放鬆肩背部肌肉，之後依次點揉百會、風池、太陽、印堂、合谷、足三里穴，每穴操作3分鐘，中等刺激，然後指摩膻中、中脘穴，手法輕柔，每穴

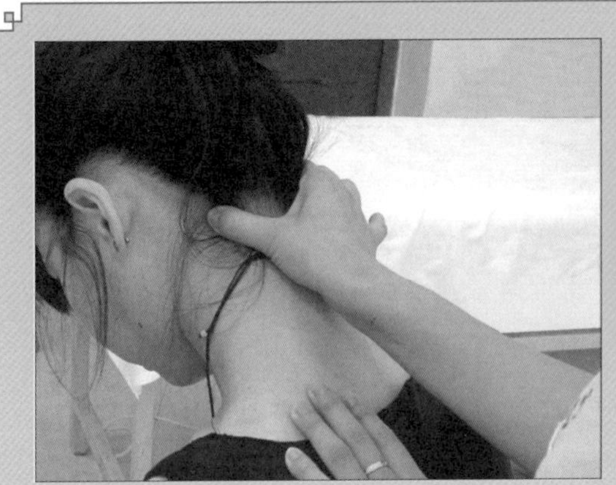

按風池

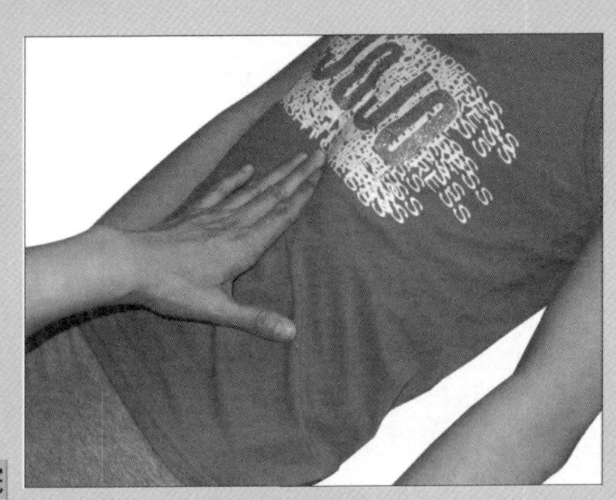

按中脘

操作3分鐘，之後點按太衝、湧泉穴，重刺激，每穴1分鐘，最後抓頭皮，操作完畢，整個過程30分鐘左右。

療程：每日1次，5次為1個療程，2個療程之間休息1天。

【按語】

1. 點穴治療大腦疲勞效果良好。

2. 平時注意勞逸結合，調整心態，保持心情舒暢，睡前泡腳，保證充足睡眠。

睡眠不好

睡眠不好是指因外邪擾動，或正虛失養，導致心神不寧，臨床以經常性不能獲得正常睡眠為主症的一種病症，中醫稱為不寐。可見於西醫學的神經官能症、更年期綜合徵等疾病。

臨床表現：睡眠時間減少，或不易入睡，或睡後易醒、醒後不能再睡；或時寐時醒，甚至徹夜不眠。心煩不易入睡，小便短赤，為心火熾盛；心悸不安，心煩不寐，腰膝酸軟，耳鳴，為心腎不交。

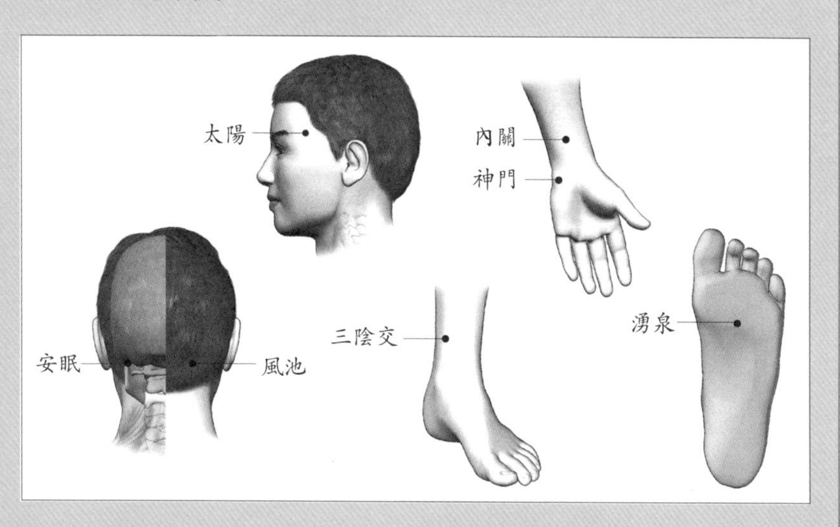

【取穴】

太陽：在顳部，當眉梢與目外眥之間，眼眶外緣向後約1橫指。

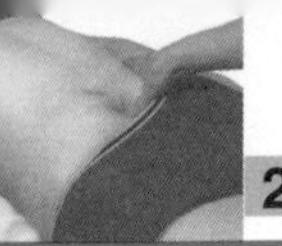

風池：在項部，當枕骨之下，與風府相平，胸鎖乳突肌與斜方肌上端之間的凹陷處。

安眠：在翳風穴與風池穴連線的中點。

神門：在腕部，腕掌側橫紋尺側端，尺側腕屈肌腱的橈側凹陷處。

內關：在前臂掌側，當曲澤與大陵的連線上，腕橫紋上2寸，掌長肌腱與橈側腕屈肌腱之間。

三陰交：在小腿內側，當足內踝尖上3寸，脛骨內側緣後方。

湧泉：在足底部，蜷足時足前部凹陷處，約當足底2、3趾趾縫紋頭端與足跟連線的前1/3與後2/3交點上。

【操作】

患者放鬆，俯臥位，先點壓太陽、風池、神門、內關、三陰交、湧泉各操作3分鐘左右，安眠為治療睡眠不好的經驗效穴，可點按5分鐘左右，整個過程30分鐘左右。

療程：每日1次，7次為1個療程，2個療程之間休息1天。

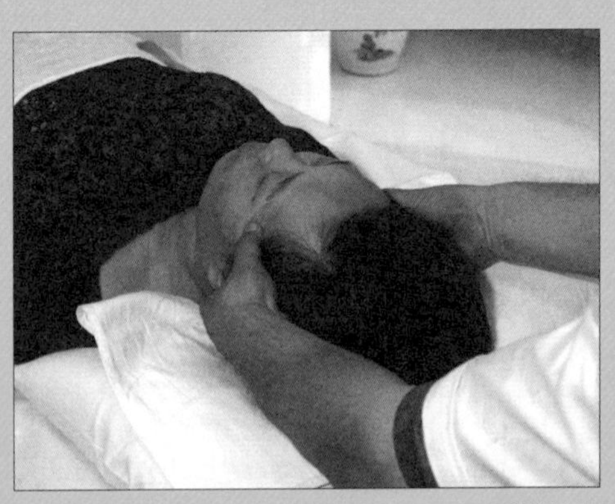

按太陽

【按語】

1. 點穴治療睡眠不好效果較好。

2. 平時注意多參加一些體能運動，或鍛鍊

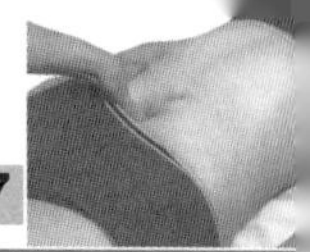

性勞動，並且注意生活規律，按時作息，養成良好的睡眠習慣。

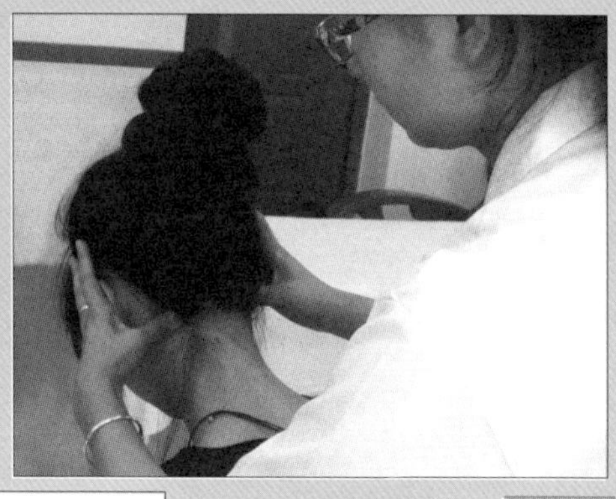

按安眠

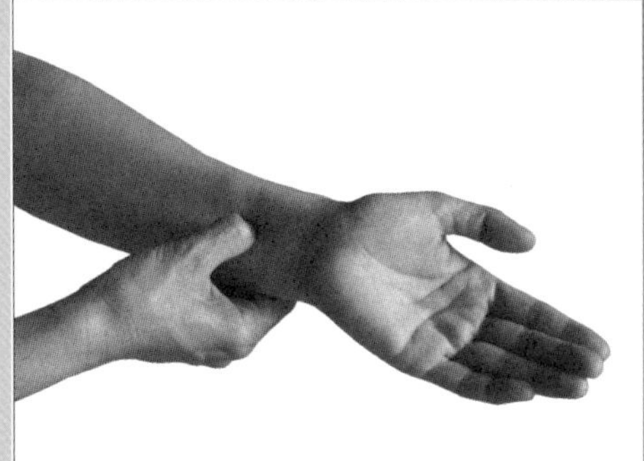

按內關

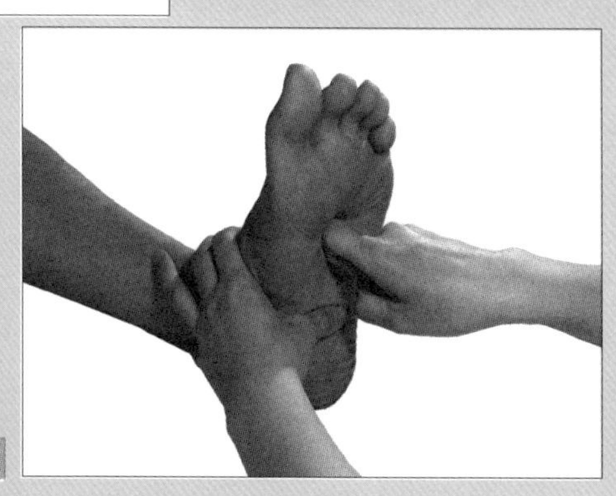

按湧泉

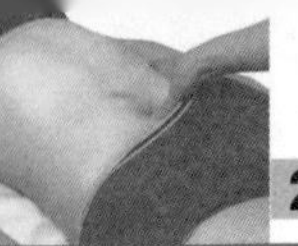

食慾不振

食慾不振是指進食的慾望降低，為消化系統疾病中常見的症狀，多由於西醫學中的急、慢性胃炎，肝炎，肝硬化，神經性厭食或某些藥物的副作用等引起。

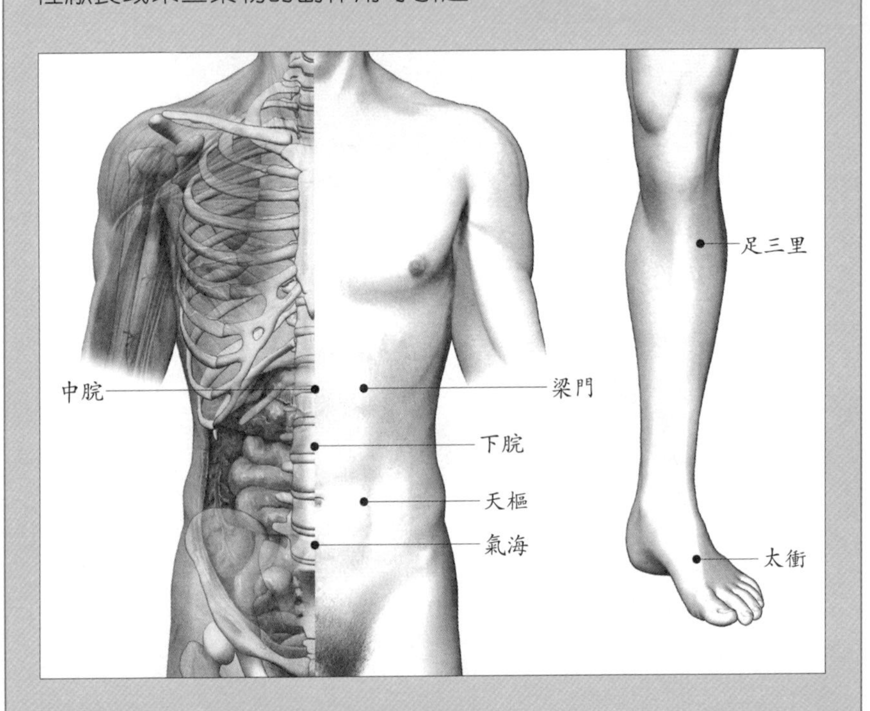

【取穴】

中脘：在上腹部，前正中線上，當臍中上4寸。

梁門：在上腹部，當臍中上4寸，距前正中線2寸。

下脘：在上腹部，前正中線上，當臍中上2寸。

天樞：位於臍旁2寸。

氣海：在下腹部，前正中線上，當臍中下1.5寸。

足三里：在小腿前外側，當犢鼻下3寸，距脛骨前緣1橫指（中指）。

太衝：在足背側，第1、2蹠骨結合部前下方凹陷處。

【操作】

患者放鬆，仰臥位，先順時針繞臍摩腹10圈，再逆時針摩10圈，操作3～5分鐘，之後依次點揉梁門、下脘、天樞、氣海、足三里、太衝，每穴操作3分鐘左右，中脘對治療食慾不振效果較好，可點按5分鐘左右。整個過程30分鐘左右。

療程：每日1次，3次為1個療程，2個療程之間休息1天。

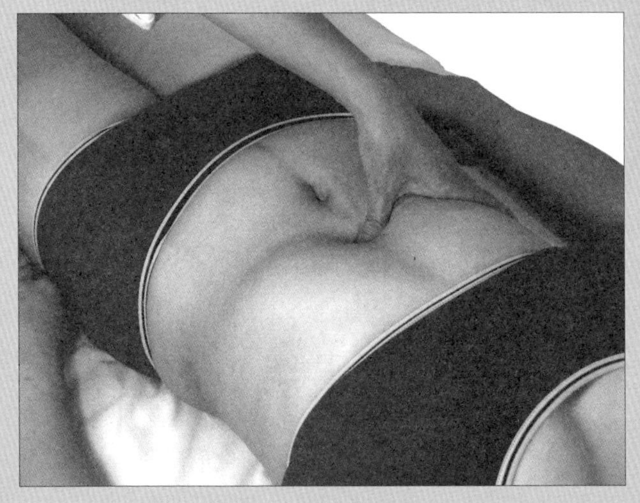

按中脘

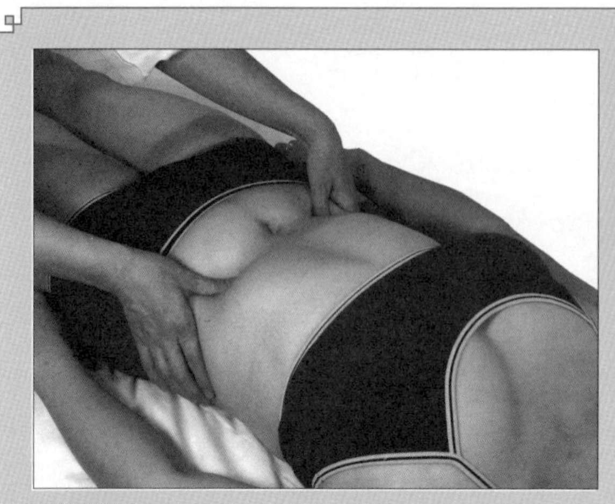

按天樞

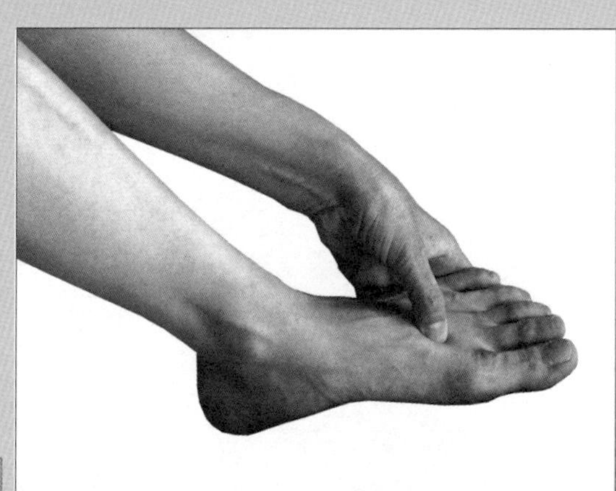

按太衝

【按語】

1. 點穴治療食慾不振效果較好。

2. 平時注意保持心情舒暢，飲食宜多食蔬菜水果，不挑食，不要過食生冷油膩，不要因為減肥而過度節食，養成良好的飲食習慣。

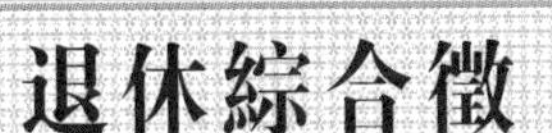

退休綜合徵

退休綜合徵是一種發生在老年期的典型心理——社會不適應性疾病，是複雜的心理異常反應，屬於心理障礙。這種心理障礙往往還會引發其他生理疾病、影響身體健康。主要表現為無助感、無力感、多疑、空虛、孤獨、怕死，可伴有悶悶不樂、不愛說話、急躁易怒、坐立不安、愛嘮叨、注意力不集中、日常愛出差錯、憤世嫉俗、偏執、懷舊等。

【取穴】

百會：在頭部，當前髮際正中直上5寸，兩耳尖連線中點處。

太陽：在顳部，當眉梢與目外眥之間，眼眶外緣向後約1橫指。

合谷：位於手背第1、2掌骨間，當第2掌骨橈側中點處。

膻中：在胸部，當前正中線上，平第4肋間，兩乳頭連線的中點。

中脘：在上腹部，前正中線上，當臍中上4寸。

氣海：在下腹部，前正中線上，當臍中下1.5寸。

足三里：在小腿前外側，當犢鼻下3寸，距脛骨前緣1橫指（中指）。

太衝：在足背側，當第1、2蹠骨結合部前下方凹陷處。

湧泉：在足底部，蜷足時足前部凹陷處，約當足底2、3趾趾縫紋頭端與足跟連線的前1/3與後2/3交點上。

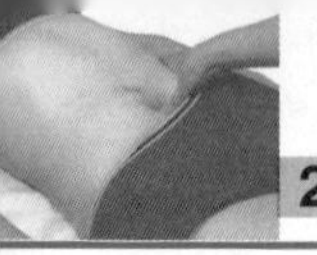

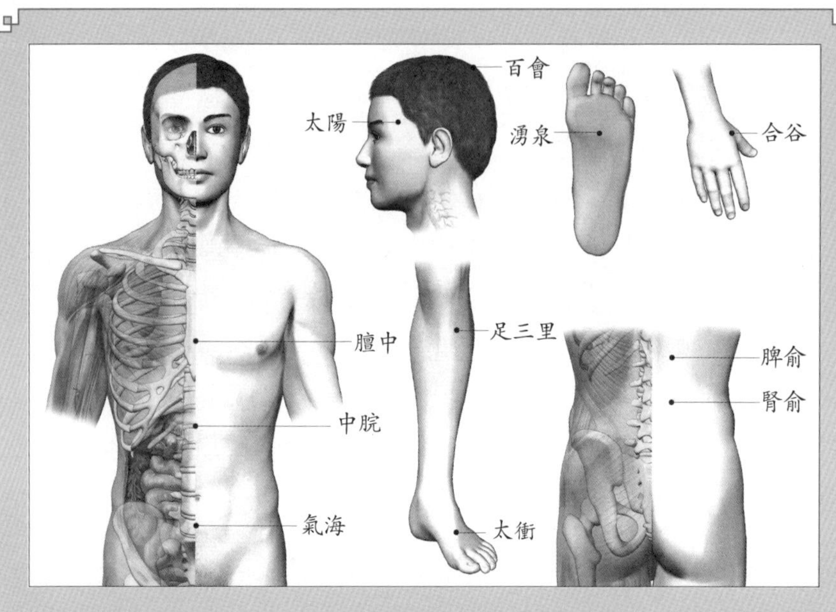

脾俞：在背部，當第11胸椎棘突下，旁開1.5寸。

腎俞：在腰部，當第2腰椎棘突下，旁開1.5寸。

【操作】

患者放鬆，仰臥位，依次點揉百會、太陽、合谷、膻中、中脘、氣海、足三里、太衝穴，每穴操作3分鐘左右，其中，膻中、太衝穴對治療退休綜合徵效果較好，可點按5分鐘左右，然後俯臥位，依次按揉脾俞、腎俞、湧

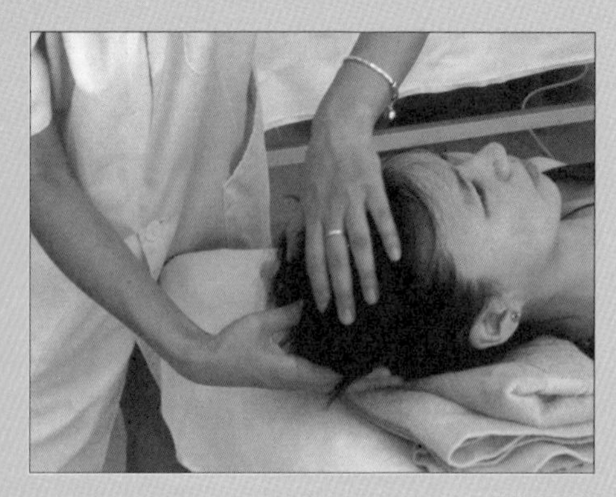

按百會

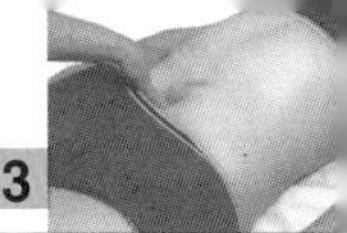

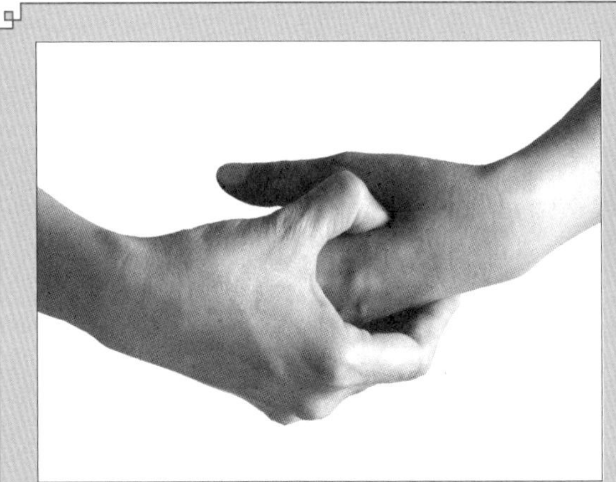

按合谷

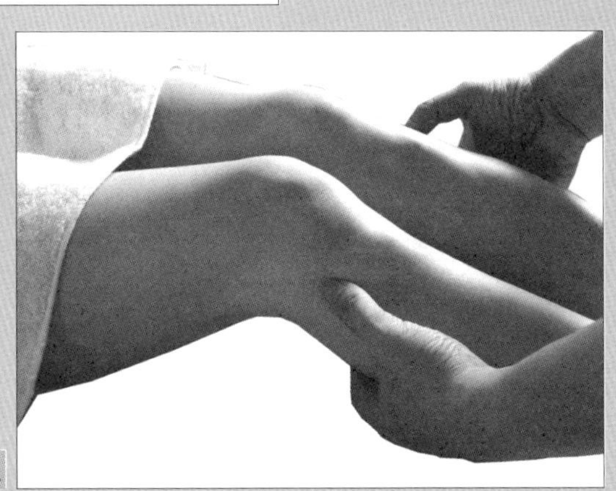

按足三里

泉，每穴操作3分鐘左右，整個過程40分鐘左右。

療程：每日1次，7次為1個療程，2個療程之間休息1天。

【按語】

1. 點穴治療退休綜合徵效果較好，應堅持長期治療。

2. 平時應注意調整心態，可以參加一些老年人娛樂活動，多與別人溝通交流。

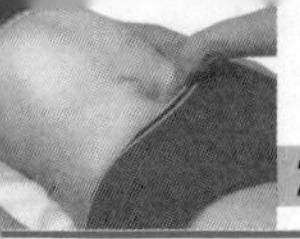

空調綜合徵

空調綜合徵俗稱空調病，是指長時間在空調環境下工作生活，因空氣不流通，環境得不到改善，空調居室的低溫環境刺激機體，引起皮膚乾燥、畏寒不適、疲乏無力、頭痛咽痛、肌肉酸痛、手足麻木、胃腸道不適等一系列不適症狀的總稱。好發於夏季。主要表現為精神不振、疲乏無力、欲睡、肌肉酸痛、手足麻木、心情不暢、煩悶、皮膚乾燥、易患感冒、注意力不集中等症狀。

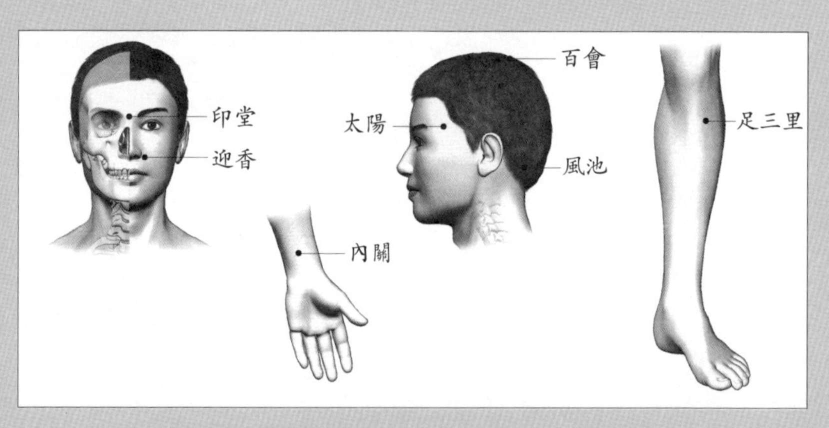

【取穴】

百會：在頭部，當前髮際正中直上5寸，兩耳尖連線中點處。

風池：在項部，當枕骨之下，與風府相平，胸鎖乳突肌與斜方肌上端之間的凹陷處。

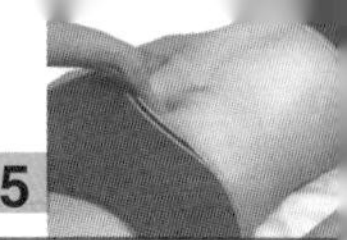

太陽：在顳部，當眉梢與目外眥之間，眼眶外緣向後約1橫指。

印堂：當兩眉頭之中間。

迎香：在鼻翼外緣中點旁，當鼻唇溝中。

內關：在前臂掌側，當曲澤與大陵的連線上，腕橫紋上2寸，掌長肌腱與橈側腕屈肌腱之間。

足三里：在小腿前外側，當犢鼻下3寸，距脛骨前緣1橫指（中指）。

【操作】

患者放鬆，仰臥位，依次點揉百會、風池、太陽、印堂、迎香、內關、足三里，每穴操作3分鐘左右，整個過程20分鐘左右。

療程：每日1～2次。

【按語】

1. 點穴治療空調綜合徵效果較好。

2. 平時使用空調時注意，應儘量把空調間的空氣加濕，經常開窗換氣，並且不要把空調溫度打得太低，室內外溫差不可超過7℃，不要離空調風口太近。

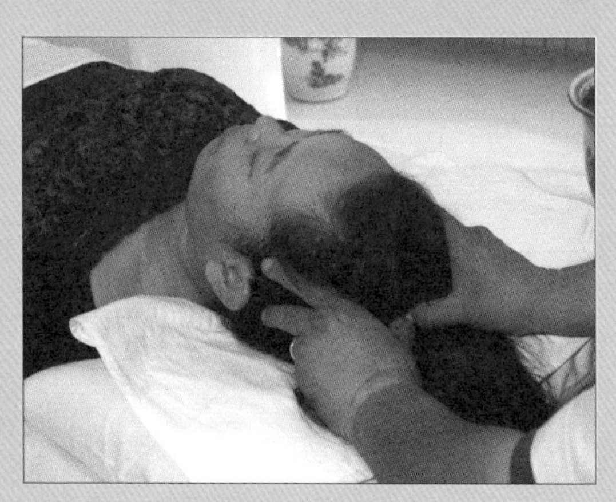

按百會

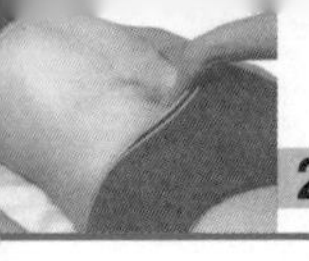

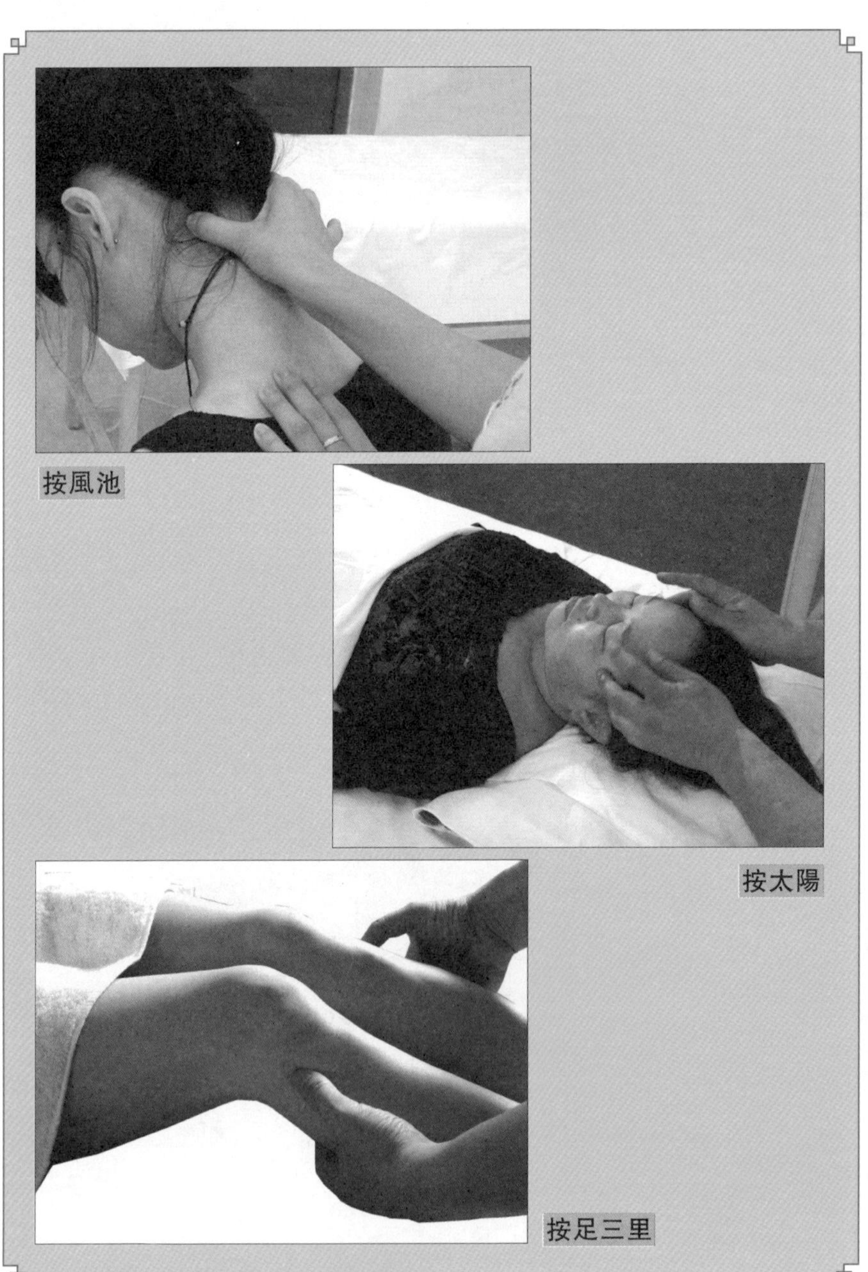
按風池
按太陽
按足三里

聽力下降

臨床上可引起聽力下降的病因有很多，如耳鳴、耳聾、耵聹栓塞、鼓膜穿孔、中耳炎、聽骨鏈中斷、梅尼埃病、先天性耳聾等均可引起聽力不同程度的下降甚至耳聾。

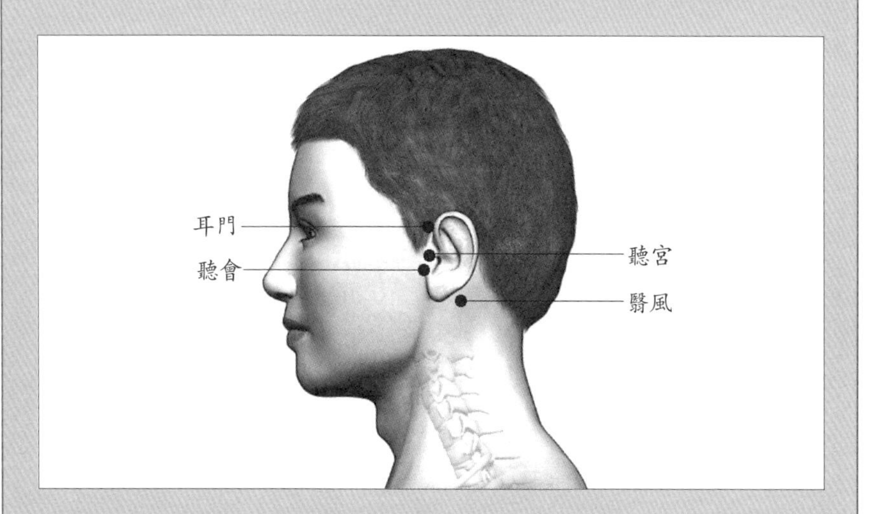

【取穴】

耳門：在面部，當耳屏上切跡的前方，下頜骨髁狀突後緣，張口有凹陷處。

聽宮：在面部，耳屏前，下頜骨髁狀突的後方，張口時呈凹陷處。

聽會：在面部，當屏間切跡的前方，下頜骨髁狀突的後緣，張口有凹陷處。

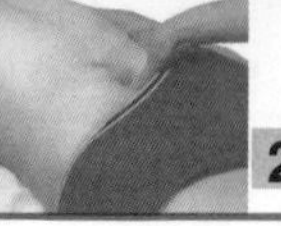

翳風：在耳垂後方，當乳突與下頜角之間的凹陷處。

【操作】

患者放鬆，仰臥位，依次點揉耳門、聽宮、聽會、翳風穴，每穴操作5分鐘左右，之後用食指和拇指夾住耳根進行擦法，操作2分鐘，整個過程20分鐘左右。

療程：每日1次，10次為1個療程，2個療程之間休息1天。

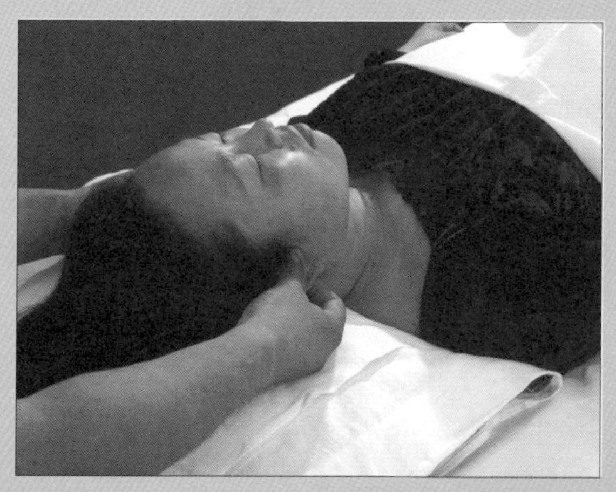

按耳門

【按語】

1. 點穴治療聽力下降效果較好，但起效較慢，應長期堅持，不可半途而廢。

2. 老年性耳聾應與耳內炎症導致的聽力下降及外傷性聽力下降相鑒別。

3. 平時注意不要長處喧鬧環境中，不可長時間戴耳機。

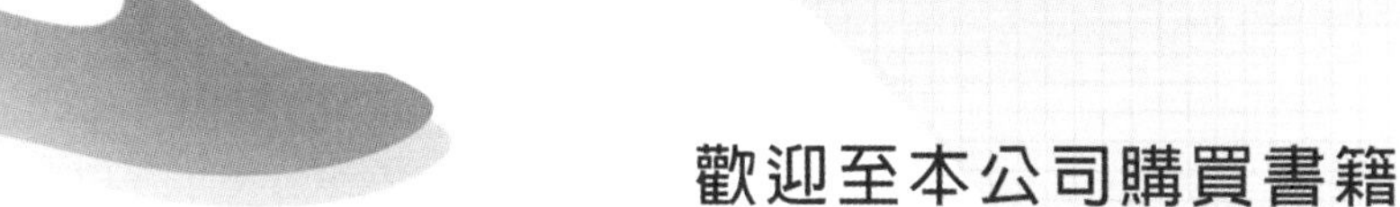

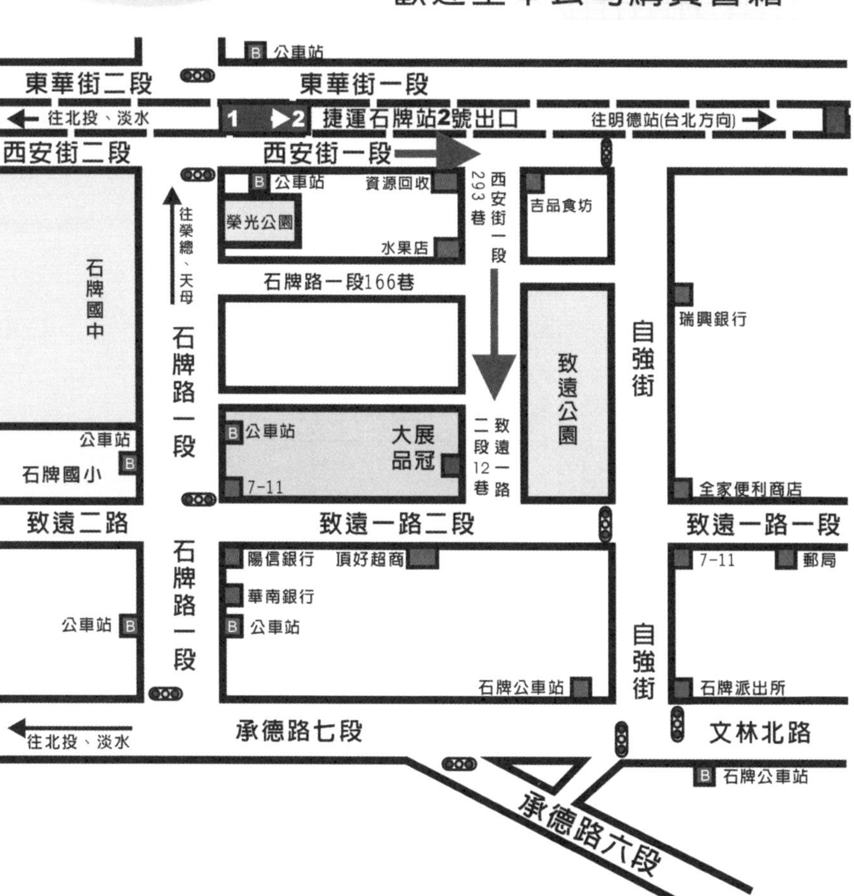

建議路線

1.搭乘捷運．公車

淡水線石牌站下車，由石牌捷運站２號出口出站(出站後靠右邊)，沿著捷運高架往台北方向走(往明德站方向)，其街名為西安街，約走100公尺(勿超過紅綠燈)，由西安街一段293巷進來(巷口有一公車站牌，站名為自強街口)，本公司位於致遠公園對面。搭公車者請於石牌站(石牌派出所)下車，走進自強街，遇致遠路口左轉，右手邊第一條巷子即為本社位置。

2.自行開車或騎車

由承德路接石牌路，看到陽信銀行右轉，此條即為致遠一路二段，在遇到自強街(紅綠燈)前的巷子(致遠公園)左轉，即可看到本公司招牌。

國家圖書館出版品預行編目資料

點穴止痛絕招 ／ 王穎 主編
——初版，——臺北市，品冠文化，2017〔民106.11〕
面；21公分 ——（休閒保健叢書；43）
ISBN 978－986－5734－70－1（平裝；附影音光碟）
1.穴位療法 2.經穴
413.915 106016139

點穴止痛絕招 附VCD

主　　編／王　穎
責任編輯／壽亞荷
發 行 人／蔡孟甫
出 版 者／品冠文化出版社
社　　址／台北市北投區（石牌）致遠一路2段12巷1號
電　　話／（02）28233123 · 28236031 · 28236033
傳　　眞／（02）28272069
郵政劃撥／19346241
網　　址／www.dah-jaan.com.tw
E - mail ／service@dah-jaan.com.tw
承 印 者／傳興彩色印刷有限公司
裝　　訂／眾友企業公司
排 版 者／弘益電腦排版有限公司
授 權 者／遼寧科學技術出版社
初版1刷 ／2017年（民106）11月

定 價／330元

大展好書　好書大展

品嘗好書　冠群可期

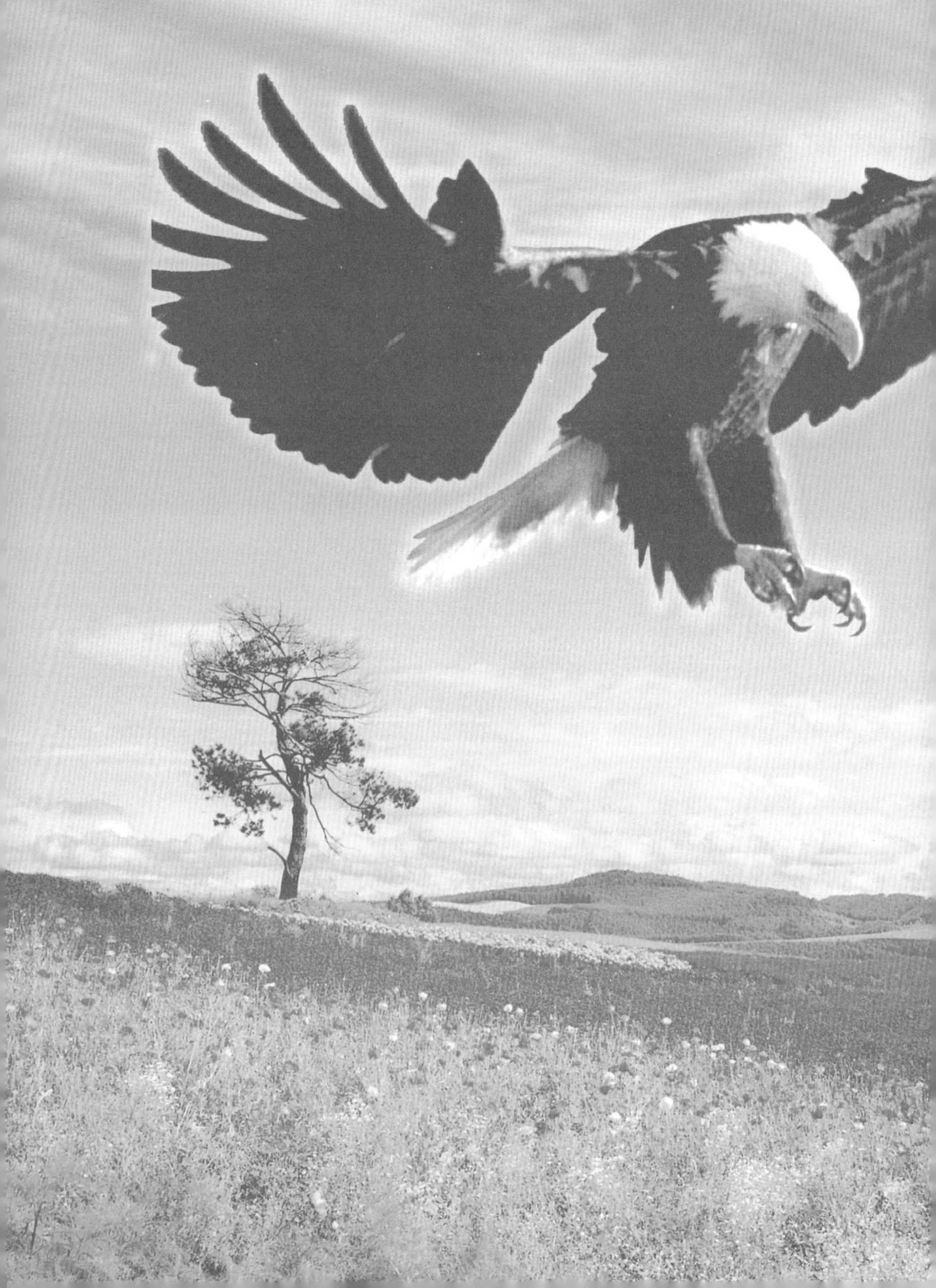